泌尿生殖影像病例点评 239 例
Genitourinary Imaging Case Review

注　意

　　影像诊断领域的知识和最佳临床实践在不断发展。由于新的研究与临床经验不断扩展着我们的知识，我们在遵守标准的安全预防措施的同时，也有必要在治疗和用药方面做出适当的变动。建议读者对每一用药都要核对其生产厂家所提供的最新产品信息，以确定药物的推荐剂量、服用方法、持续时间及相关禁忌证。根据自己的经验和患者的病情，决定每一位病人的服药剂量和最佳治疗方法，是经治医师的责任。不论是出版商还是著者，对于由本出版物引起的任何个人或财产的损伤或损失，均不承担任何责任。

出版者

临床影像病例点评系列
Case Review Series

泌尿生殖影像病例点评 239 例
Genitourinary Imaging Case Review
（第二版）

原 著　Ronald J. Zagoria
　　　　William W. Mayo-Smith
　　　　Julia R. Fielding

主 审　蒋学祥
主 译　王继琛
副主译　郑书刚

北京大学医学出版社
Peking University Medical Press

图书在版编目（CIP）数据

　　泌尿生殖影像病例点评 239 例：第 2 版 /（美）扎戈里亚（Zagoria，R.J.），（美）麦雅-史密斯（Mayo-Smith，W.W），（美）菲尔丁（Fielding，J.R.）著；王继琛等译.—北京：北京大学医学出版社，2009
　　书名原文：Genitourinary Imaging：Case Review
　　ISBN 978-7-8116-630-9

　　Ⅰ．泌… Ⅱ．①扎… ②麦… ③菲… ④王… Ⅲ．泌尿生殖系统—泌尿系统疾病—影象诊断—病案—分析 Ⅵ．R690.4

　　中国版本图书馆 CIP 数据核字（2009）第 168609 号

北京市版权局著作权合同登记号：图字：01-2007-2691

Genitourinary Imaging Case Review, 2nd edition
Ronald J. Zagoria, William W. Mayo-Smith, Julia R. Fielding
ISBN-13: 978-0-323-03714-3
ISBN-10: 0-323-03714-3
Copyright © 2007, 2000 by Mosby, Inc., an affiliate of Elsevier Inc.

Authorized Simplified Chinese translation from English language edition published by the Proprietor.
978-981-259-943-8
981-259-943-6

Elsevier (Singapore) Pte Ltd.
3 Killiney Road, #08-01 Winsland House I, Singapore 239519
Tel: (65) 6349-0200, Fax: (65) 6733-1817
First Published 2009
2009 年初版

Simplified Chinese translation Copyright © 2009 by Elsevier (Singapore) Pte Ltd and Peking University Medical Press. All rights reserved.

Published in China by Peking University Medical Press under special agreement with Elsevier (Singapore) Pte Ltd. This edition is authorized for sale in China only, excluding Hong Kong SAR and Taiwan. Unauthorized export of this edition is a violation of the Copyright Act. Violation of this Law is subject to Civil and Criminal Penalties.

本书简体中文版由北京大学医学出版社与 Elsevier (Singapore) Pte Ltd.在中国境内（不包括香港特别行政区及台湾）协议出版。本版仅限在中国境内（不包括香港特别行政区及台湾）出版及标价销售。未经许可之出口，是为违反著作权法，将受法律之制裁。

泌尿生殖影像病例点评 239 例（第 2 版）

主　　译：王继琛
出版发行：北京大学医学出版社（电话：010-82802230）
地　　址：（100191）北京市海淀区学院路 38 号　北京大学医学部院内
网　　址：http://www.pumpress.com.cn
E - mail：booksale@bjmu.edu.cn
印　　刷：北京佳信达欣艺术印刷有限公司
经　　销：新华书店
责任编辑：李海燕　　　责任校对：杜悦　　　责任印制：郭桂兰
开　　本：889mm×1194mm　1/16　印张：26.5　彩页：1　字数：666 千字
版　　次：2009 年 11 月第 1 版　2009 年 11 月第 1 次印刷
书　　号：ISBN 978-7-81116-630-9
定　　价：109.00 元

主　审：蒋学祥
　　　　北京大学第一医院　医学影像科

主　译：王继琛
　　　　南京明基医院　南京医科大学附属医院　放射科

副主译：郑书刚
　　　　河北省沧洲市人民医院 CT 室

译　者（按姓氏笔画排序）
　　　　高　莉　北京大学第一医院　医学影像科
　　　　秦乃姗　北京大学第一医院　医学影像科
　　　　谢　晟　北京大学第一医院　医学影像科

首先，我们很荣幸拿到《泌尿生殖影像病例点评239例》这本书并把它翻译成中文。

北京大学第一医院泌尿科和泌尿外科研究所是我国相关领域的著名权威机构之一。两代院士吴阶平、郭应禄教授为我国的泌尿外科学做出了巨大贡献。我院妇产科也是卫生部重点学科之一。在这些临床科室的支持下，我院医学影像科多位前辈在泌尿生殖放射学领域也颇有建树。年轻一代也不乏见多识广之士。由于每天我们都会见到大量相关病例，对编著一本"泌尿生殖影像病例分析"的书籍，我们已酝酿多年。但当我在北京大学医学出版社看到这套"临床影像病例点评"系列丛书之一《泌尿生殖影像病例点评239例》时，发现它编写得如此之好，完全与我们的想法相吻合。它包含了大量配有高质量图像的病例，基本涵盖了绝大多数泌尿生殖影像病例。所以，我决定放弃自己编书的打算，立即接受邀请，翻译这本书。

本书包括239例泌尿生殖系统影像病例，根据难易程度，分为"基础篇"、"提高篇"和"挑战篇"三部分。可以说，它正好分别对应我国住院医生第一、第二阶段住院医生和高年专业医生水平。可以帮助接受第一、第二阶段培训的放射科医生提高临床技能。更重要的是，它采用了提问–回答的方式，方便读者进行自我评价，便于自学。

非常感谢高莉、秦乃姗、谢晟三位副教授在百忙之中承担了大部分翻译工作，我想把这本书的中文版献给你们三个人的孩子，毛豆、宁宁和一平。谢谢你们对妈妈们辛勤工作的支持。还要感谢郑书刚主任对整个翻译工作的大力协助。最后，感谢我的夫人和儿子，正是由于你们的一贯理解和支持，才使得本书得以顺利出版发行。

王继琛

现工作单位：南京明基医院　南京医科大学附属医院　放射科

（原工作单位：北京大学第一医院　医学影像科）

2009.09.05

对于病例点评系列深受欢迎和初次出版后得到的正面反馈，我感到异常高兴。期刊中的综述和口头述评受到读者一致喜爱。作者们做了一项非常出色的工作，使之成为基于病例的易于阅读的学习工具，填补了 THE REQUISITES——《必备》丛书的空白。某些学生在非互动的书本学习模式下学习最佳；而其他一些学生则需要问题来刺激学习。认识到这种需求，出版商和我选择了这种病例点评系列形式来模仿查房经历，展示数量有限的几幅图像来形成鉴别诊断，并提出几个临床问题和影像学问题（唯一的不同是病例点评系列会马上给出正确答案和反馈）。病例根据难易程度从易到难分级，来测验读者知识的深度。针对每个病例，作者都做出了简评、提供与《必备》丛书相关的参考文献和近期参考文献。

因为该病例系列的成功，我们开始出版第二版。期望第二版能向读者呈现现状，介绍新方法、新技术，并提供更多新的病理图片。

Ron Zagoria、Bill Mayo-Smith 和 Julia Fielding 已经完成了第二版病例点评系列的任务，提供了不同难易程度的多种检查方法和病理的系列病例。该书包括新病例、新技术、新看法和新疾病。图像质量和对鉴别诊断的全新重点内容增加了第二版的价值。

我很荣幸地欢迎由 Zagoria、Mayo-Smith 和 Fielding 编著的泌尿生殖影像病例点评加入第二版病例点评系列丛书大家族，该系列第二版还包括本人和 Ana Carolina 编著的头颈部影像。第一版病例点评系列包括 Emily F. Conant 和 Cecilia M. Brennecke 编著的乳腺影像；Gautham Reddy 和 Robert Steiner 编著的心脏影像；Suresh Vedantham 和 Jennifer Gould 编著的血管和介入影像；Rob Ward 和 Hans Blickman 编著的儿科影像；Harvey A. Zeissman 和 Patricia Rehm 编著的核医学；William D. Middleton 编著的普通和血管超声；Joseph Yu 编著的骨骼肌肉影像；Al Kurtz 和 Pam Johnson 编著的妇产科超声；rian Bowen 编著的脊柱影像；Phil Boiselle 和 Thresa McLoud 编著的胸部影像；Peter Feczko 和 Robert Halpert 编著的胃肠道影像以及 Laurie Loevner 编著的大脑影像。

David M. Yousem，MD，MBA

当出版商让我引领该项目，而 Glen Tung 退出参与时，修订此书似乎是一棘手的难题。这是在 Bill Mayo-Smith 和我请 Julia Fielding 作为第三主编之前。幸运的是，Fielding 博士热情地接受了该项目。读者很快就能发觉该书有很多新病例，并且就连第一版中的许多病例也予以更新。删除了过时的病例，代之以更为切合当今的病例。我们大量扩充了 MR 病例的数量和妇科病例的数量和广度。这些确实是相当及时的改变。随着影像学技术的提高，从第一版以来，影像学检查对于妇科疾病治疗的影响已显著增加了。因为学生经常使用该书为美国放射学委员会举办的口试做准备，我们认为该书中这些内容的扩充有助于更好地备考，毕竟这些考试总是不断更新、反映实践变化的。此外，自从横断面成像首次用于泌尿生殖系统疾病诊断以来，其重要性日益受到重视。自第一版出版以来，已经增加了多排 CT 和新 MR 序列的应用，这在第二版中得到了反映。

我们三人为这本新书的出版深感自豪。我们认为它提供了一种学习和回顾泌尿生殖影像技术的有效方法。对该书进行细致阅读并消化学习要点，应该能使读者应付即使是最难的泌尿生殖影像病例。对于那些用该书备考的读者，我们有信心，通过与其他学习手段和实践相结合，可以顺利通过考试的泌尿生殖系统部分。

我们三人希望《泌尿生殖影像病例点评 239 例》第二版能够帮助读者学习影像学中这一不断变化的有趣而富有挑战性的亚分支学科。

Ronald J. Zagoria，MD

感谢 William Mayo-Smith 和 Julia Fielding 对本书所做出的卓越贡献。没有他们就不可能完成第二版。Glen Tung 博士是该教科书第一版的首要作者。他提供了大量病例，而且文笔优美，很多材料在第二版继续应用，虽然因为需要，第二版有所更新，但他对于该书仍做出了巨大贡献。感谢他允许我们继续使用这些相关病例。此外，感谢 Wake Forest 医学院放射诊断科同事们和导师的帮助，包括我的长期导师 Ray Dyer 博士和腹部放射学组的其他成员，尤其是 John Leyendecker 博士，他在 MR 成像方面提供了很多帮助。感谢 David 和 Michael Zagoria 在本版组织病例这个高难度任务中给予我们的帮助。许多住院医师和同事对于该书做出了贡献，在此我一并致谢，他们是 Scott Baginski、Noel Berquist、Forrester Carson、Lance Dasher、Andy Deibler、Kathryn Olsen、Joe Pastrano、Alex Pertile、Christian Scales、Grant Thaxton 以及 Chris Whitlow。还要特别感谢我的助手——Maureen Crumley 所做出的贡献，没有她，将会是一片混乱，很难像这样顺利完成项目。最后，感谢我的妻子 Kathy，她的支持和耐心使我毕生难忘。这样的项目需要一个家庭做出牺牲，Kathy 愿意支持我参加这样的学术活动不单单是高尚可以形容的。

RJZ

在该书第一版，我认识到写一本书是件很不容易的事情。而通过第二版，我知道了修订一本书比写一本书容易，但也好不到哪去！因此，我对本版同事深表感激。Baird、Beland、Dubel、Kalinsky、Khan、Lourenco Potter、Prince、Salad 和 Yoo 为该书提供了新奇有趣的病例；特别感谢 Liz Lazarus，她撰写了多个女性影像病例，祝愿她刚开始的事业一帆风顺；同样还要感谢我的主席——John Cronan，他对 Brown 的学术非常支持；Mark Rilden 安排我们的工作日程；还有我的同事，在我因学术活动而缺席时替我履行临床职责；还要感谢办公室同室 Damian Dupuy，他拥有旺盛的精力和幽默感。

Ron Zagoria 负责最终编辑和排版，是该版的资深作者。读者将会注意到第二版作者成员有所改变。我的朋友和同事 Glenn Tung 转入一个不同的学术领域，且业绩卓著。当 Ron 问我谁可以成为新的第三作者时，我毫不犹豫地推荐了 Julia Fielding。她聪明、有极高工作热情，并且能准时完成任务。本书由于她的加入而增强了阵容。

最后，我想感谢我的妻子 Leslie 和我的三个儿子 James、Andrew 和 Chris。写书剥夺了我的部分家庭生活时间，但他们非常支持我的第二轮努力。

衷心希望您能喜欢这本新的《泌尿生殖影像病例点评 239 例》！

WWM-S

基础篇

目　录

提高篇

挑战篇

彩色插图

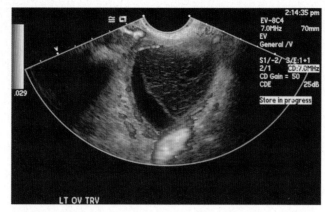

病例 37（第 55 页）

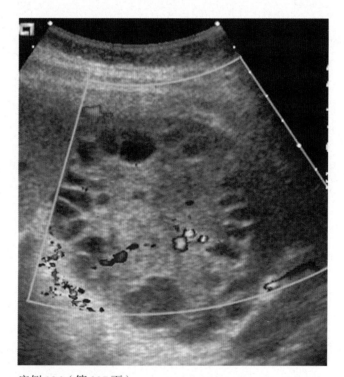

病例 126（第 207 页）

基 础 篇

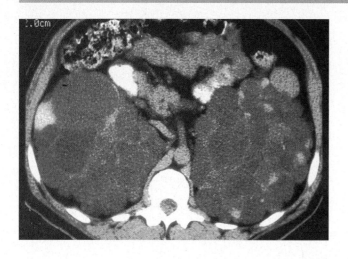
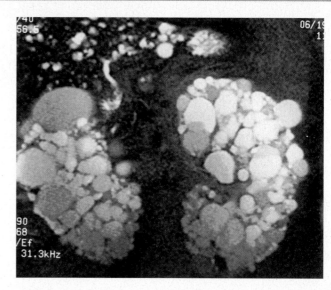

1. 什么病因引起患者 CT 图像上显示多个肾低密度灶?
2. 这两个患有同样疾病的患者最可能的诊断是什么?
3. 冠状 T2 加权 MRI 图像上为什么会有低信号肿块?
4. 这类患者患上肾癌的危险因素是什么?

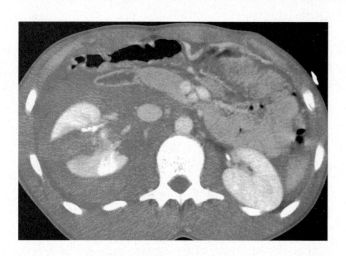

1. 上图显示了什么类型的肾损伤?
2. 在这个 120 秒的延迟扫描图像上,有无尿外漏?
3. 这种类型的损伤是由锐器穿透还是钝器打击造成的?
4. 这种损伤通常如何治疗?

病例 1

肾：常染色体显性遗传性多囊肾

1. 多发性肾囊肿。
2. 常染色体显性遗传性多囊肾。
3. 这些肿块代表囊肿有感染或有出血，导致其液体中含有高蛋白成分，pp1-6。
4. 与普通人群一样。

参考文献

Hartman DS: An overview of renal cystic disease. In Hartman DS, ed: *Renal Cystic Disease*, Philadelphia, 1989, Saunders, pp 1–6.

相关参考文献

Zagoria RJ, *Genitourinary Radiology: THE REQUISITES*, 2nd ed, pp 135, 152.

点　评

　　常染色体显性遗传性多囊肾是一种通过常染色体遗传的遗传性疾病。这种疾病可以以血尿、高血压或肾功能不全起病。高达 15% 的患者在出现动脉瘤引起的蛛网膜下腔出血之后发现该病。虽然在这些患者中并不增加罹患恶性肿瘤的风险，但该病有极高的可能进展为完全性的肾衰竭，从而需要长期透析。随着患者年龄的增长，肾会出现越来越多的囊肿，导致肾实质被囊肿代替，就如我们在 MRI 上所看到的那样。除了肾囊肿，其他脏器也会出现囊肿。肝囊肿出现于高达 75% 的常染色体显性遗传性多囊肾患者。在其他腹部和盆腔脏器中，囊肿也较常见。

病例 2

肾：碎裂肾

1. 右肾有一个较深的撕裂，又称碎裂肾。
2. 有。和对侧肾分泌的尿浓度相同的造影剂在右肾碎裂的两部分之间渗漏。
3. 这类损伤大部分由钝器打击造成，通常缘于车祸碰撞。
4. 肾撕裂通常行保守治疗，仅在有持续肾出血和为摘除非存活肾时才需切除。该患者需行肾切除术。

参考文献

Kawashima A, Sandler CM, Corl FM, et al: Imaging of renal trauma: a comprehensive review, *Radiographics* 21:557–574, 2001.

相关参考文献

Zagoria RJ, *Genitourinary Radiology: THE REQUISITES*, 2nd ed, pp 153–157.

点　评

　　肾损伤评估最好将增强 CT 扫描作为整个腹部和盆腔评估的一部分。最常见的肾损伤是肾挫伤或淤伤。肾挫伤约占肾损伤的 75%。挫裂伤是造成肾影像异常的轻微损伤，包括局灶性造影剂分泌下降，通常不需要额外的支持治疗。其他的肾微小损伤包括包膜下小血肿和无明显血肿的表面微小撕裂。这种损伤按照上述文献所述，分类为 I 类损伤。II 类损伤为较大肾撕裂，包括导致肾分为两半或更多碎块的全长撕裂，即碎裂。伴随这些撕裂的是：肾周血肿和尿肿。活动性出血表现为增强 CT 图像早期血管造影剂外渗。如果要诊断尿液是否外渗，需要延迟扫描，通常在注射造影剂 120 秒之后。II 类损伤的治疗主要取决于患者的病情是否稳定以及随访 CT 的系列变化。

　　III 类和 IV 类损伤非常少见，通常需要手术修复。III 类损伤包括后果严重的损伤（如肾蒂血管撕裂）和多发性严重肾撕裂；IV 类损伤为肾盂输尿管断裂，包括撕裂和撕脱。

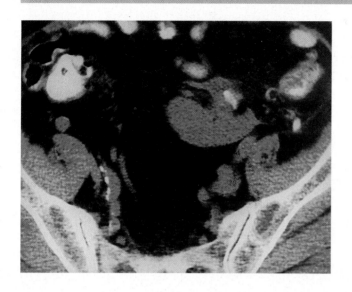 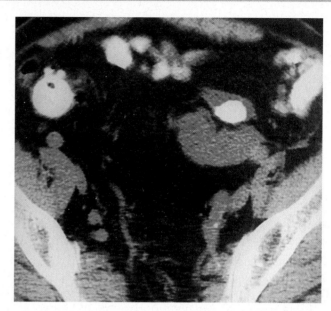

1. 这些图像上有何阳性表现？
2. 肾发育中的正常迁移路径是什么？
3. 这种情况有何并发症？
4. 哪种影像学检查对此类患者术前准备有所帮助？

病例 3

肾：盆腔异位肾合并结石

1. 左侧盆腔异位肾合并肾盂结石。
2. 输尿管芽起源于 S1 水平，向头侧移行至 L2 水平。
3. 梗阻、膀胱输尿管反流和结石形成。
4. CT 或 MR 血管造影，因为盆腔异位肾的血供可能变异很大。

参考文献

Bader AA, Tamussino KF, Winter R: Ectopic (pelvic) kidney mimicking bulky lymph nodes at pelvic lymphadenectomy, *Gynecol Oncol* 96(3):873–875, 2005.

Daneman A, Alton DJ: Radiographic manifestation of renal anomalies, *Radiol Clin North Am* 29:351, 1991.

相关参考文献

Zagoria RJ, *Genitourinary Radiology: THE REQUISITES*, 2nd ed, pp 55–61.

点　评

　　输尿管芽和肾胚都是肾正常发育所必需的。肾在胚胎第 4～8 周时，从肾胚和输尿管芽开始发育。肾大约起源于 S1 水平，向头侧移行至 L2 水平。任何使移行停滞的因素都将导致异位肾。如图所示的盆腔异位肾在新生儿中的发生率约为 1/1000。大多数患者并无症状。但是，部分患者会因为膀胱输尿管反流或梗阻而出现症状，以肾盂输尿管结合部梗阻尤为常见。在这个病例中有一个肾盂结石，因此，推测很可能是由于尿液潴留所致。盆腔异位肾通常转位不良并且体积小于对侧肾。肾功能也可能降低。

　　确认盆腔异位肾从而避免不必要的手术非常重要。发现盆腔肾样肿块时应扫描上腹部，通过显示肾窝空虚来确认异位肾的诊断。如果计划手术，CT 或 MR 血管造影将很有帮助，因为异位肾的血供变异很大。胚胎肾的动脉供应起于髂血管，然后包括远端腹主动脉以及 L1～L2 水平的中段腹主动脉。当新的血管发生时，这些早期的尾侧血管逐渐退化。然而，胚胎血管可以持续保留，双重血供的现象很常见。

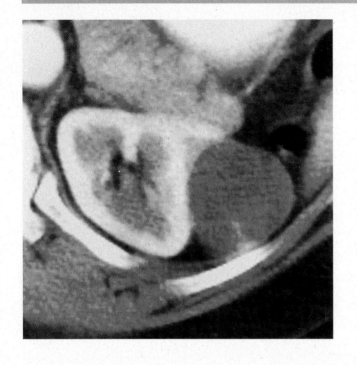 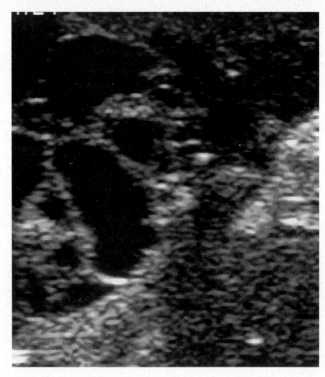

1. 上图所示肾肿块应手术治疗，还是保守治疗？
2. 这类肿块的主要鉴别诊断是什么？
3. 应用 Bosniak 分类，应将其归为哪一类？
4. 多房囊性肾瘤的单个特异性影像学特征是什么？

肾：囊性肾细胞癌

1. 由于肿块可见多房分隔和外缘的轻度增厚，该肿块应为需进行手术的肾肿物。超声图像显示肿块的厚分隔，进一步证实了该诊断。
2. 肾细胞癌、多房囊性肾瘤和合并感染或出血的肾囊肿。
3. 根据 CT 扫描图像，这是一个肿块中有强化组织的 Bosniak IV 类病变。囊性病变伴有可强化的软组织成分被定义为 Bosniak VI 类。
4. 肿块疝入肾盂。

参考文献

Hartman DS, Choyke PL, Hartman MS: From the RSNA Refresher Courses: a practical approach to the cystic renal mass, *Radiographics* 24(Suppl 1):101–115, 2004.

相关参考文献

Zagoria RJ, *Genitourinary Radiology: THE REQUISITES*, 2nd ed, pp 87–89.

点　评

　　任何一个不是单纯囊肿或者不含明显脂肪的球形肾肿块均应被考虑为肾癌。以囊性为主的肿块可以进一步用 Bosniak 分类系统分类。该分类系统将一些有其他特征的复杂囊性肿块，例如有薄的外周钙化或一个、两个分隔的，分类为良性囊肿。然而，Bosniak III 类和 IV 类病变为需要手术治疗的肾肿块，除非其他情况存在，例如转移以及强烈提示非手术性特征的肿块（如脓肿）等。表现为囊肿的肾肿块需仔细观察。如此例所示，强化很细微；多房的分隔在肿块中勉强可见。当诊断有疑问时，超声检查有助于进一步判断肿块的内部结构，它可以清楚地显示此类肾细胞癌肿块的复杂内部结构。

　　多房性囊性肾瘤可以表现为与肾细胞癌相似。有时多房性囊性肾瘤疝入肾盂，这个征像对于该病的诊断有特异性，但缺乏敏感性，大部分多房性囊性肾瘤并不疝入肾盂。

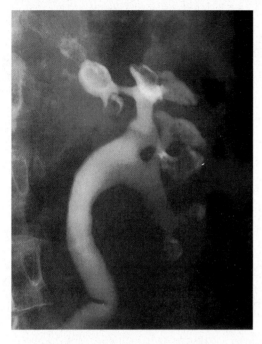

1. 该病例的充盈缺损是位于肾盏内，还是肾髓质内？
2. 这些充盈缺损的最可能诊断是什么？
3. 何种过程会导致单侧乳头坏死？
4. 该部位被造影剂包围的充盈缺损的影像学表现叫什么？

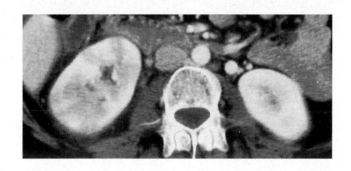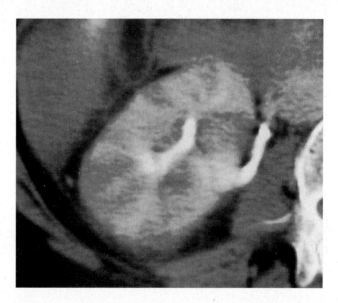

1. 此例发热患者的诊断是什么？
2. 什么原因造成右肾的低强化区域？
3. 在钝挫伤中，哪种类型的肾损伤会有类似的影像学表现？
4. 正确还是错误：当该病中出现肾积水，是由于输尿管梗阻所致。

病例 5

肾: 乳头坏死

1. 髓质。
2. 乳头坏死。
3. 肾盂肾炎、输尿管梗阻、结核和肾静脉血栓形成。
4. 印戒征。

参考文献

Davidson AJ, Hartman DS, eds: In *Radiology of the Kidney and Urinary Tract*, 2nd ed, Philadelphia, 1994, Saunders, pp 177–189.

相关参考文献

Zagoria RJ, *Genitourinary Radiology: THE REQUISITES*, 2nd ed, p 196.

点 评

肾乳头坏死是引起肉眼血尿和慢性肾功能不全的原因之一, 它通常是由于肾髓质缺血引起。乳头坏死的常见原因可以用英文 "POSTCARD" 来记忆, 即下列病症英文首个字母缩略而成: 肾盂肾炎、梗阻、镰状细胞贫血、结核、肝硬化 / 胰腺炎、止痛剂滥用、肾静脉血栓和糖尿病。乳头坏死可以中心为主, 造成与肾盏底部相通的空腔, 在造影对比的影像上形成 "球座置球" 征。相反, 起源于乳头边缘的乳头坏死可引起乳头边缘区域的坏死, 导致肾盏穹窿的显著延长, 形成 "龙虾爪" 征。坏死进一步加重, 可导致乳头尖端的大块完全坏死。造影剂会从肾盏延伸出去包绕髓质的坏死部分。假如坏死组织位于原位, 即造成本例中所见的印戒征。这些影像学所见都是乳头坏死的典型表现。坏死的乳头可以穿过肾盏进入输尿管, 从而引起输尿管梗阻以及类似输尿管结石的表现。有助于诊断坏死脱落乳头的依据包括, 大致三角形的充盈缺损和患侧肾乳头坏死的证据。

病例 6

肾: 急性肾盂肾炎

1. 急性肾盂肾炎。
2. 肾的间质性水肿引起髓质小管的尿液潴留。因此, 这些小管不像含有造影剂的尿液正常充盈区那样高密度。
3. 肾挫伤。
4. 错。有些引起急性肾盂肾炎的细菌会释放内毒素, 导致平滑肌瘫痪和非梗阻性肾积水。

参考文献

Gash JR, Zagoria RJ, Dyer RB: Imaging features of infiltrating renal lesions, *Crit Rev Diagn Imaging* 33:293–310, 1992.

相关参考文献

Zagoria RJ, *Genitourinary Radiology: THE REQUISITES*, 2nd ed, pp 135–138.

点 评

急性肾盂肾炎几乎均是感染的膀胱尿液逆行反流或是感染的膀胱淋巴道引流导致的肾感染的结果。通常为单侧性。影像学上, 急性肾盂肾炎可以是局灶性的或是弥漫性的, 如本例所示。在静脉尿路造影中, 70%的患者无异常表现。然而, CT 对于发现肾盂肾炎引起的异常其敏感性则高得多。典型的 CT 表现包括: 单侧肾增大; 条纹状的肾造影图像以及正常情况下应该强化的肾中出现斑片状楔形低密度区。细菌通常会分泌内毒素, 引起输尿管平滑肌蠕动减弱和松弛, 从而导致肾积水。这种表现不应与输尿管梗阻相混淆。这种肾实质异常的鉴别诊断包括肾挫伤、肾梗死和放疗所致肾损伤。

影像学不是诊断肾盂肾炎所必需的, 因为以临床表现为依据, 可以很容易地予以诊断。偶尔, 肾盂肾炎的影像学表现会早于菌尿和发热前数日出现。可能的合并疾病包括气肿性肾盂肾炎、脓肿形成和黄色肉芽肿性肾盂肾炎, 这些都需要额外治疗。

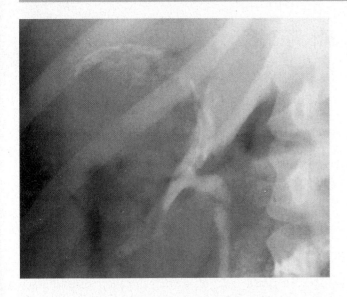

1. 上图所示钙化性肾肿块最可能的诊断是什么?

2. 这类病变恶性的百分比有多大?

3. 不考虑钙化的形式,什么诊断能涵盖大多数肾钙化肿块?

4. 为了进一步评估异常,这类疾病应该如何进行进一步的影像学检查?

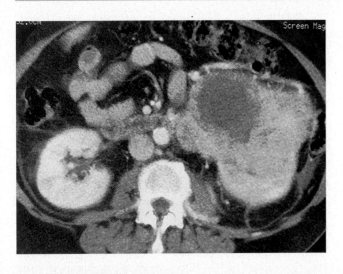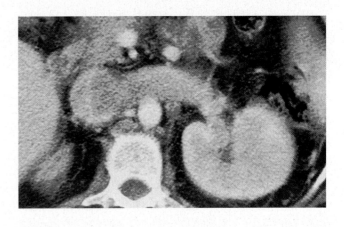

1. 上图最可能的诊断是什么?

2. 显示的是疾病的哪一期?

3. 右肾同时发生相同肿块的风险有多高?

4. 肾肿块前方明显强化的管状结构有何意义?

病例7

肾：钙化性肾肿块

1. 复杂肾囊肿。
2. 20%。
3. 肾细胞癌。
4. CT 或 MRI。

参考文献

Daniel WW Jr, Hartman GW, Witten DM, et al: Calcified renal masses: a review of ten years experience at the Mayo Clinic, *Radiology* 103:503–508, 1972.

相关参考文献

Zagoria RJ, *Genitourinary Radiology: THE REQUISITES*, 2nd ed, pp 83–84.

点　评

此例患者有一个源于右肾中部的球形肿块，该肿块推移肾盏，使其受压分离。在肿块的上半部有环形钙化。

在肾的钙化性肿块中，60%是肾细胞癌。总的说来，20%～30%的肾癌会钙化；肾囊肿仅 1%～2%会钙化。此例患者诊断为肾细胞癌，但显影的环形钙化在复杂性囊肿中更为常见。在仅表现为环形钙化的肿块中，80%为合并出血或者感染的囊肿。此外，20%的这类肿块是肾细胞癌，如图所示。诊断的最低标准是钙化的肾肿块需要进一步影像学评价，因为恶性的风险很高。如果需要，应进一步行影像学评估其诊断和分期。肾超声是评价非钙化性肾肿块的标准检查；CT 平扫和增强扫描是进一步诊断和分期钙化性肾肿块的标准技术。CT 和 MRI 都可以更好地评价肿块的内部结构，它们具有同样的效能。假如外周钙化很纤细，这只是单纯囊肿的一个复杂特征，并不需要进一步检查。相反，多个分隔、强化或者内部有实性成分可能标志着该肿块是需要外科手术的肾肿块，更倾向于恶性。

病例8

肾：肾细胞癌伴肾静脉和下腔静脉侵犯

1. 肾细胞癌。
2. III期。
3. 2%。
4. 它们代表引流或滋养左肾肿块的侧支血管。

参考文献

Catalano C, Fraioli F, Laghi A, et al: High-resolution multidetector CT in the preoperative evaluation of patients with renal cell carcinoma, *Am J Roentgenol* 180:1271–1277, 2003.

Zagoria RJ, Bechtold RE, Dyer RB: Staging of renal adenocarcinoma: role of various imaging procedures, *Am J Roentgenol* 164:363–370, 1995.

相关参考文献

Zagoria RJ, *Genitourinary Radiology: THE REQUISITES*, 2nd ed, pp 96, 97, 99.

点　评

此例患者有一个巨大不均质的外生性肿块，为典型的肾细胞癌（renal cell carcinoma, RCC）。80%的RCC病例存在血管丰富表现，这种肿瘤的高血供常可引起侧支动脉和静脉增粗。肾细胞癌还有长入静脉系统的倾向。肿瘤静脉瘤栓的准确诊断对于术前准备非常重要。在薄层增强 CT 或 MRI 上能更为准确地做出该诊断。在此例患者中，可以很容易地发现增大的左肾静脉中低密度的充盈缺损。肿瘤延伸入下腔静脉，填充了近一半的管腔。该表现证实它属于 Robson III期。肾静脉的瘤栓导致出现静脉侧支，引流肾和肿瘤的静脉血。当类似的肾肿块被发现时，应该明确肿瘤的范围，尤其局部淋巴结、肾静脉、下腔静脉和易发生转移的区域（如肺、骨和肝）。因为手术是治疗肾细胞癌的传统方法，对侧肾也需仔细检查，以除外同样的肿块。双侧肾癌的发生率在非家族性患者中占 1%～2%。

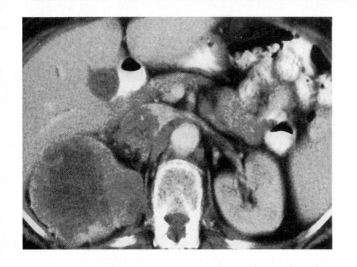 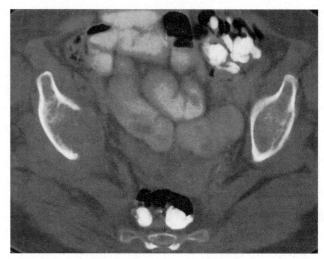

1．上图所示病变最可能的诊断是什么？

2．该疾病的分期？

3．放射学医师怎么鉴别肿瘤的腔静脉侵犯和流入效应？

4．怎样在该患者身上获取组织学诊断？

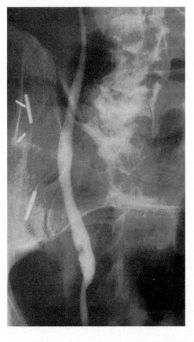 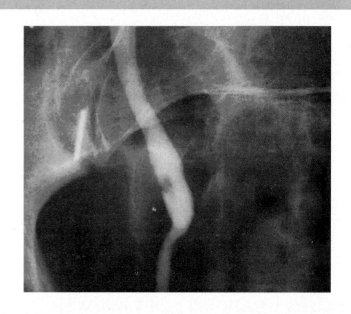

1．此类充盈缺损的主要鉴别诊断是什么？

2．当一个输尿管被发现有移行细胞癌时，尿路的其他部位同发癌或后发移行细胞癌的几率有多大？

3．大多数结石由什么组成？

4．该肿块的什么特征提示它是一个黏膜病变？

病例 9

肾：转移性肾细胞癌

1. 肾细胞癌伴有下腔静脉侵犯和右侧髂骨的溶骨性骨转移。
2. Ⅳ期。
3. 充盈缺损与同侧肾静脉的连续性，下腔静脉是否扩张以及延迟扫描上充盈缺损是否依旧存在。
4. CT引导下髂骨病灶穿刺活检。

参考文献

Zagoria RJ, Bechtold RE, Dyer RB: Staging of renal adenocarcinoma: role of various imaging procedures, *Am J Roentgenol* 164:363–370, 1995.

相关参考文献

Zagoria RJ, *Genitourinary Radiology: THE REQUISITES*, 2nd ed, pp 89–100.

点 评

在美国每年有35 000例新发的肾癌病例被诊断。男性发病率是女性的2倍，并且发病高峰集中在50～70岁。过去之所以用透明细胞癌命名，是因为该病在组织学上与肾上腺皮质的透明细胞非常相似。肾腺癌起源于近端小管的上皮细胞，常发生于肾的上下极。

肾细胞癌在CT上表现多样，取决于病变的大小和造影的时期。大约90%为外生性肿块，且在髓质期与肾相比，强化为低增强。31%的肾细胞癌在CT上显示钙化。典型的钙化为中心性、弥漫性或粗大。大约20%肾细胞癌报道为囊性，实际上该数字有欺骗性。大部分的囊性肾细胞癌有强化的外周结节或增厚、钙化的分隔。

螺旋CT能评价增强不同时期的肝和肾。如果动态扫描皮质期过早，就有可能漏诊细微的肾肿块。分泌期的影像（大约开始注射造影剂后120秒）是发现肾小肿块的最佳选择。

病例 10

肾盂和输尿管：移行细胞癌

1. 移行细胞癌、阴性结石、凝血块、感染碎片和气泡。
2. 40%。
3. 尿酸。
4. 它与输尿管壁成锐角，并且与病变相邻的输尿管间有轻微压迹。

参考文献

Wong-You-Cheong JJ, Wagner BJ, Davis CJ Jr: Transitional cell carcinoma of the urinary tract: radiologic-pathologic correlation, *Radiographics* 18:123–142, 1998.

相关参考文献

Zagoria RJ, *Genitourinary Radiology: THE REQUISITES*, 2nd ed, pp 191–197.

点 评

尿路中透亮的充盈缺损的最常见原因是阴性结石，其次是移行细胞癌（transitional cell carcinoma, TCC）。其他原因包括凝血块、感染碎片、气泡、坏死乳头、外生肿块的压迹，其他尿道上皮肿瘤和黏膜下炎症。这些疾病大部分是由阴性结石和输尿管肿瘤所致，主要是移行细胞癌。仔细观察这些病变的细节有助于诊断。与输尿管壁成锐角的充盈缺损提示腔内或黏膜病变。输尿管壁的回缩，如本例所示，提示这是一个黏膜病变以及移行细胞癌的可能。移行细胞癌中，90%发生于膀胱，约9%起源于肾盂集合系统。当一个移行细胞癌发生于不常见部位时，沿着尿路上皮发生同发癌或后发移行细胞癌的风险大为增加。输尿管是移行细胞癌最不易发生的部位，它的存在使其合并有其他部位同发移行细胞癌的风险可达40%。同发癌的最常见部位是膀胱。吸烟者、暴露于苯化合物的患者、某些接受癌症化疗的患者、Balkan肾病患者以及镇痛药滥用者发生移行细胞癌的风险大大增加。

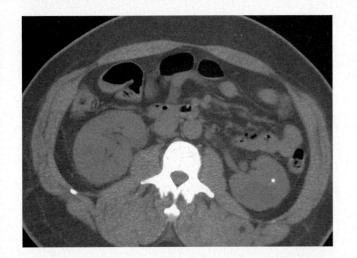
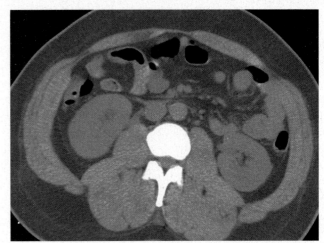
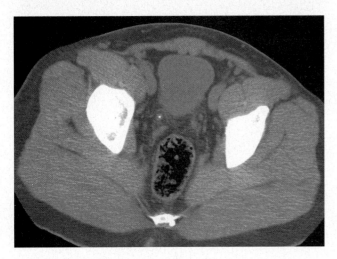

1. 什么原因造成这种急性右腹痛？
2. 哪两种 CT 表现最为支持输尿管结石的诊断？
3. 用来描述结石周围衣领样组织的术语是什么？
4. 正确还是错误：尿酸结石在 CT 上是透亮的。

病例 11

肾盂肾盏和输尿管：输尿管结石

1. 位于右输尿管下段的结石。
2. 单侧输尿管或肾周围的线样影，以及同侧肾积水。
3. 软组织环征。
4. 错。实际上，所有的尿路结石在 CT 上都是高密度的。

参考文献

Dalrymple NC, Casford B, Raiken DP, et al: Pearls and pitfalls in the diagnosis of ureterolithiasis with unenhanced helical CT, *Radiographics* 20:439–447, 2000.

Smith RC, Varanelli M: Diagnosis and management of acute ureterolithiasis: CT is truth. *Am J Roentgenol* 175:3–6, 2000.

相关参考文献

Zagoria RJ, *Genitourinary Radiology: THE REQUISITES*, 2nd ed, pp 187–191.

点　评

本病例显示了轻度肾积水以及右侧输尿管周围的线样影。一个阻塞性小结石位于右侧输尿管下段，输尿管膀胱交界的正上方。

自从 20 世纪 90 年代中期首次被阐述以来，螺旋 CT 成为诊断输尿管结石的标准检查方法。实际上尿路中的所有结石，除了由排泄性化学物（如茚地那韦）组成的以外，都能在平扫 CT 上表现为容易发现的致密影。而与之相比，常规 X 线仅能发现 50% 的尿路结石。CT 是一种快速检查手段，可以不使用静脉造影剂。CT 检查结石时通常不需要任何静脉造影剂或者口服造影剂。

当使用 CT 检查尿路结石时，发现由急性输尿管梗阻引起的征象，即继发征象，对诊断输尿管结石十分有益。单侧输尿管或肾周围线样影以及同侧肾积水的征象同时存在时，对于输尿管结石的阳性预测值大于 90%。同样，两者都不存在时，阴性预测值也大于 90%。线样影和肾积水可能很细微，如本例所示，线样影最明显的部位在上段输尿管周围。其他可以支持输尿管结石存在的依据包括：同侧肾肿大；肾密度下降；受累侧肾肾锥体密度下降。后两者的表现被认为是缘于输尿管梗阻引起的肾水肿。肾结石的存在同样增加了患输尿管结石的可能。

在所有考虑输尿管结石的病例中，应仔细观察两侧输尿管的行程。这在电子监视器上通过滚动图像观察效果最佳。如果发现了钙化，可以通过追踪输尿管的走行来确定其位置。软组织环征的存在也有助于确认钙化是一个输尿管结石，而不是血管的钙化。软组织环是由环绕结石的输尿管壁水肿而引起。

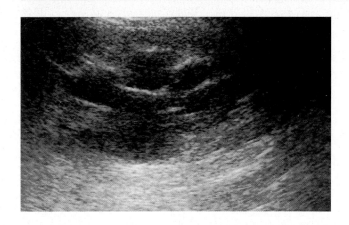

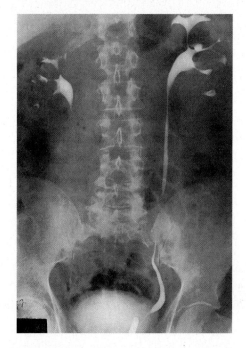

1．该图显示了左肾的矢状位超声图像。其主要表现和鉴别诊断是什么?
2．第二个图像是什么检查?
3．正确诊断是什么?
4．可以采用其他什么检查来明确诊断?

肾盂肾盏和输尿管：肾盂旁囊肿

1. 肾窦内多个无回声和低回声区域。鉴别诊断有梗阻引起的肾盂肾盏扩张和多发肾盂旁囊肿。
2. 逆行性肾盂造影。
3. 多发性肾盂旁囊肿。
4. 造影增强 CT、MRI 或静脉尿路造影。

参考文献

Carrim ZI, Murchison JT: The prevalence of simple renal and hepatic cysts detected by spiral computed tomography, *Clin Radiol* 58:626–629, 2003.

Israel GM, Hindman N, Bosniak MA: Evaluation of cystic renal masses: comparison of CT and MR imaging by using the Bosniak classification system, *Radiology* 231:365–371, 2004.

Minor TX, Yeh BM, Horvai AE, et al: Symptomatic perirenal serous cysts of mullerian origin mimicking renal cysts on CT, *Am J Roentgenol* 183:1393–1396, 2004.

相关参考文献

Zagoria RJ, *Genitourinary Radiology: THE REQUISITES*, 2nd ed, pp 159–161.

点 评

不是所有的肾窦低回声结构都是肾积水。超声图像显示肾窦内多发的低回声区域，这些区域可以代表由于输尿管梗阻或肾盂输尿管连接部梗阻引起的肾盏扩张。集合系统在有严重的膀胱输尿管反流时，也可以出现扩张。然而，当反流引起这种程度的扩张时，可以预期肾变小和上下极的皮质变薄。在此例中，第三个考虑是多发性肾盂旁囊肿。

肾窦囊肿可分为肾盂周囊肿和肾盂旁囊肿，但是两者同是良性，所以将其鉴别开来并不重要。肾盂周囊肿很常见，常为多发。典型的肾盂周囊肿疝入肾盂脂肪，它们被认为是继发于淋巴管的梗阻。相反，肾盂旁囊肿起源于肾实质，延伸入肾窦，它们通常较肾盂周囊肿大，且不常多发。肾盂周囊肿经常使肾盏变形，导致乳头伸长、密度降低，这可在逆行性肾盂造影上清晰显示。

在本例中，患者进行了逆行性肾盂造影。膀胱镜将导管置入远端输尿管。造影剂随后被注入或滴入。这个手术需要膀胱镜，通常要求在手术室施行，患者在镇静的情况下进行。与静脉肾盂造影相反，逆行性肾盂造影时肾实质不显影。逆行性肾盂造影在以下情况时进行：（1）在 CT 分泌期未完全显示输尿管和集合系统时；（2）评价静脉肾盂造影或者 CT 上的充盈缺损；（3）评价其他检查未能发现病因的血尿患者。此外，膀胱镜检查时还可以刷取输尿管进行细胞学分析。

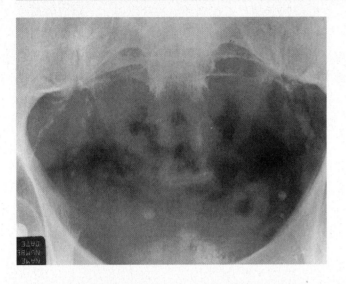 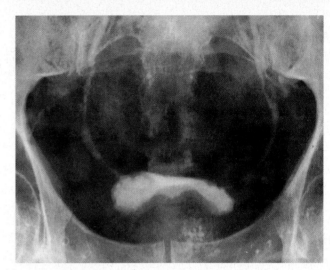

1．举出两种引起非移动、偏心性膀胱结石的病因。

2．什么是假性输尿管囊肿？

3．静脉尿路造影中什么三联征提示双输尿管上输尿管囊肿的诊断？

4．举出三种膀胱内输尿管囊肿的可能并发症。

病例 13

肾盂肾盏和输尿管：输尿管囊肿内结石

1. 被肿块或增大的前列腺、膀胱憩室或输尿管囊肿推挤的膀胱结石。
2. 继发于持续性膀胱疾病的壁内输尿管扩张。
3. 肾上极肿块、膀胱内透亮的充盈缺损以及同侧或双侧的肾积水。
4. 反复发作的泌尿系感染、结石或奶钙化形成、膀胱出口阻塞以及肾积水。

参考文献

Thornbury JR, Silver TM, Vinson RK: Ureteroceles vs. pseudoureteroceles in adults: urographic diagnosis, *Radiology* 122:81–84, 1977.

相关参考文献

Zagoria RJ, *Genitourinary Radiology: THE REQUISITES*, 2nd ed, pp 163–165.

点 评

输尿管囊肿是输尿管末端的局限性扩张，可为膀胱内（简单性的）或异位。当输尿管囊肿及其开口均位于膀胱内时，被称为膀胱内输尿管囊肿。膀胱内输尿管囊肿的开口位置正常，但有狭窄。然而，在输尿管囊肿的上方，远端输尿管通常仅轻度扩张。膀胱内输尿管囊肿可以与单侧或双侧输尿管相关。与在儿童中发现的情况不同，成人的输尿管囊肿通常形成于位置正常的单根输尿管内，因此，被称为成人型输尿管囊肿。在大多数病例中，成人型输尿管囊肿偶尔才被发现，但可能合并：（1）梗阻性症状和体征，尤其多见于大的输尿管囊肿；（2）反复发生的泌尿系感染；（3）结石或奶钙化形成。

因为通常情况下肾功能是正常的，在静脉尿路造影时，膀胱内输尿管囊肿会随着尿液伸长，形似弯曲的洋葱或眼镜蛇头，并突入膀胱腔内。输尿管囊肿壁显示为位于含有造影剂尿液的输尿管和膀胱之间的透亮带或晕。在这种情况下，嵌顿结石相比于输尿管囊肿中的造影剂密度相等。在排尿性膀胱输尿路造影中，输尿管囊肿常显示为充盈缺损，但也可突入远端输尿管，类似膀胱憩室。

与输尿管囊肿薄（1～2mm）的透亮晕相反，假性输尿管囊肿有不规则的结节状厚壁。已报道的形成假性输尿管囊肿的原因包括：膀胱或宫颈癌引起的输尿管开口梗阻；良性膀胱肿瘤；放射性膀胱炎；嵌顿于输尿管膀胱内段结石引起的输尿管膀胱水肿以及经尿道前列腺电切造成的输尿管开口损伤。

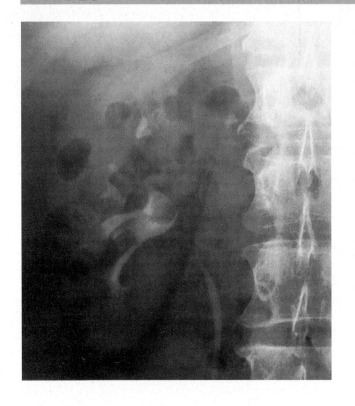 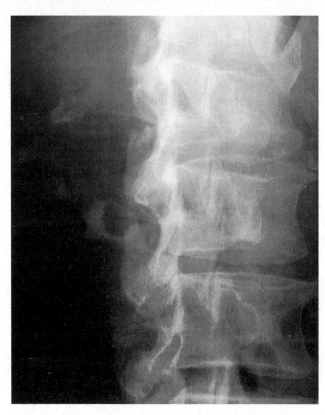

1. 该图显示的充盈缺损最可能的诊断是什么?

2. 在静脉尿路造影中，透亮充盈缺损的主要鉴别诊断是什么?

3. 可以采用其他哪些影像学检查来更好地证明充盈缺损的组成?

4. 最常见的阴性尿路结石的化学成分是什么?

病例 14

肾盂肾盏和输尿管：透亮的充盈缺损

1. 阴性结石。
2. 阴性结石、移行细胞癌、凝血块、感染碎片、气泡和坏死乳头。
3. 平扫 CT 或超声。
4. 尿酸。

参考文献

Fein AB, McClennan BL: Solitary filling defects of the ureter, *Semin Roentgenol* 21:201–213, 1986.

相关参考文献

Zagoria RJ, *Genitourinary Radiology: THE REQUISITES*, 2nd ed, p 180.

点　评

两张静脉尿路造影的图像证实了右肾盂的一个相对光滑的透亮性充盈缺损。在冠状面图像上，很难断定该充盈缺损是否是结肠内的肠气重叠，但是左后斜位证明了它的位置在右肾盂内。放射学医师应该非常熟悉静脉尿路造影中透亮的充盈缺损病变。最常见的原因是阴性结石；其次为尿路上皮肿瘤，其中大多数是移行细胞癌，较少见的病变包括凝血块、感染碎片、坏死乳头和气泡。这些充盈缺损的重要性不可低估。每一个透亮性充盈缺损都应该进一步评价，这种评价可以仅仅加做其他影像学检查（CT、超声或内镜）。在此例有肉眼血尿病史患者的肾盂内，边缘锐利的透亮性充盈缺损病变似乎无伤大雅。但是，发现这个缺损是移行细胞癌，患者被迫进行了右肾切除。

当需要进一步检查透亮的充盈缺损时，CT 和超声非常有用。在 CT 平扫上，所有尿路结石均为高密度。当充盈缺损位于输尿管内时，CT 特别有用，因为超声难以检查这个区域。几乎所有阴性结石都由尿酸组成，另有一小部分是由黄嘌呤或非矿物质组成。

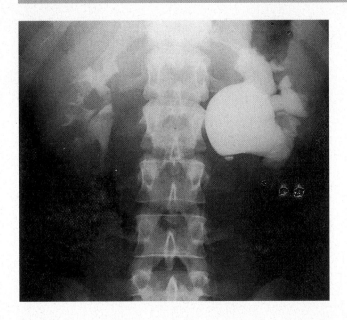
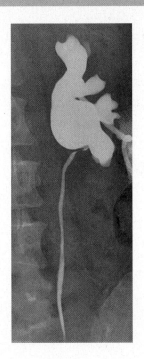

1. 这是新生儿腹部包块最常见病因之一。其诊断是什么？
2. 双肾受累的几率有多大？
3. 哪种先天性尿路畸形与该疾病相关？
4. 这种疾病如何治疗？

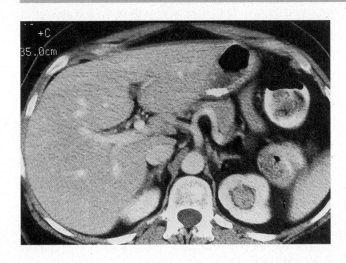
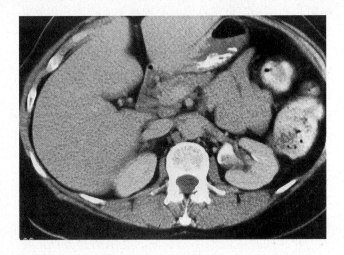

1. 上图显示了一个腹部 CT 扫描的两幅图像。它们所采用的技术有什么区别？
2. 右侧的图像有什么诊断价值？
3. 成人中三种最常见的原发恶性肾肿瘤是什么？
4. 此例患者应如何治疗？

病例 15

肾盂肾盏和输尿管：肾盂输尿管连接部梗阻

1. 先天性肾盂输尿管连接部梗阻。
2. 见于 20% 的病例。
3. 马蹄肾、对侧多囊性肾发育不良、对侧肾不发育、输尿管重复畸形以及膀胱输尿管反流。
4. 顺行或逆行内镜下肾盂切开，或开放式肾盂成形术。

参考文献

Park JM, Bloom DA: The pathophysiology of UPJ obstruction: current concepts, *Urol Clin North Am* 25:161–169, 1998.

相关参考文献

Zagoria RJ, *Genitourinary Radiology: THE REQUISITES*, 2nd ed, pp 74, 75, 372–374.

点　评

　　肾盂输尿管连接部梗阻可以分为功能性或解剖性梗阻。这种情况通常是由于输尿管平滑肌的缺如和排列不良导致受累段正常蠕动障碍。肾盂输尿管连接部梗阻是产前超声最常发现的泌尿系先天畸形，也是儿童中最常见的尿路梗阻原因。

　　当肾盂输尿管连接部梗阻诊断不明确或者症状和影像学表现不一致时，输尿管灌注试验（顺行性动态尿路肾盂造影或 Whitaker 压力 - 流量试验）或利尿剂肾造影可用来评价梗阻的功能学改变。输尿管灌注试验用来测量肾盂和膀胱之间的压差。做这个试验时，要在肾内集合系统置入一个 21G 的针，在膀胱内放置一个 Foley 导管。通过压差不同提示轻度（14～20cmH$_2$O）、中度（21～34cmH$_2$O）和重度（大于34cmH$_2$O）的梗阻。

　　开放性肾盂成形术是标准的梗阻治疗方法。然而，随着经皮内镜技术的发展，例如内镜下肾盂切开，创伤性治疗的应用减少了。内镜治疗的最大危险因素是跨越输尿管肾盂连接部的血管，它可以通过术前 CT 血管造影、MR 血管造影和腔内超声来显示。

病例 16

肾盂肾盏和输尿管：肾盂移行细胞癌

1. 左侧图像是在造影的静脉期采集，大约是注射造影剂后 70～90s。右侧图像是在造影的分泌期采集，大约在注射造影剂后 120～180s。
2. 可以评价造影剂充盈的肾集合系统。
3. 肾细胞癌、移行细胞癌和鳞状细胞癌。
4. 肾输尿管切除术。

参考文献

Wong-You-Cheong JJ, Wagner BJ, Davis CJ Jr: Transitional cell carcinoma of the urinary tract: radiologic-pathologic correlation, *Radiographics* 18:123–142, 1998.

相关参考文献

Zagoria RJ, *Genitourinary Radiology: THE REQUISITES*, 2nd ed, pp 115–118, 180–188.

点　评

　　这是一例典型的左肾集合系统的移行细胞癌（TCC）。超过 90% 的尿道上皮肿瘤为移行细胞癌；剩下的 10% 为鳞状细胞癌。移行细胞癌发生于尿路上皮，发生率与上皮面积成正比，所以最常见的部位是膀胱，其次是肾盂，再就是输尿管。在肾上，移行细胞癌表现为单侧的肾窦软组织肿块，如本例所示。假如浸润性肿块累及肾实质，会引起肾窦脂肪中断消失，即所谓的"没脸肾"，它是进展性疾病的表现。

　　随着螺旋扫描和多排 CT 的应用，上腹的扫描变得更加快速，肾的病变由于缺乏肾和输尿管的充分强化而可能被漏诊。因此，在分泌期对肾进行延时扫描是必要的。如右图所示，左肾集合系统内的软组织肿块由高密度的造影剂勾勒出来。

　　在肾盂移行细胞癌患者中，30% 为多中心病灶。移行细胞癌的治疗方法是肾输尿管切除，而不是肾癌所需的单纯肾切除。

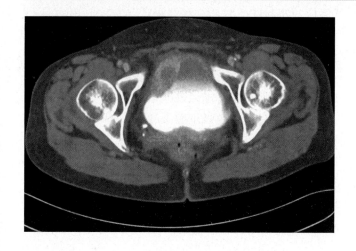 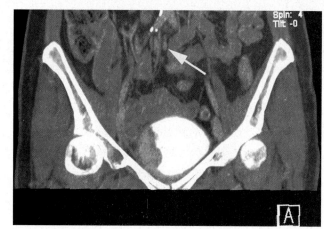

1. 左图这种异常的鉴别诊断是什么？
2. 正确还是错误：膀胱癌大多数有排尿困难。
3. 正确还是错误：右图中箭头所示改变表明其有远处转移。
4. 举出三种血尿的原因。

膀胱：移行细胞癌

1. 膀胱癌、良性肿瘤、膀胱炎、纤维化、粘连性血块。
2. 错。膀胱癌大多数有血尿。
3. 错。髂动脉淋巴结肿大代表膀胱癌 N4，M0 期。
4. 病因包括：尿路癌、尿路感染、结石、肾病（如肾小球肾炎、血管炎、小管间质性疾病等）和前列腺增生。

参考文献

Webb, JA: Imaging in hematuria, *Clin Radiol* 52:167–171, 1997.

Yazgan C, Fitoz S, Atasoy C, et al: Virtual cystoscopy in the evaluation of bladder tumors, *Clin Imaging* 28:138–142, 2004.

相关参考文献

Zagoria RJ, *Genitourinary Radiology: THE REQUISITES*, 2nd ed, pp 206–211.

点 评

对血尿患者的评价包括临床评价和对整个尿路进行的影像学评价。可选择的影像学检查有静脉尿路造影、CT 尿路造影、MRI、泌尿系超声。CT 尿路造影具有优势，因为它可以显示尿路之外的疾病，包括远处转移。评价膀胱的标准检查是膀胱镜，但这是有创检查，并且有并发症的危险（包括医源性膀胱损伤和泌尿系败血症）。CT 虚拟膀胱镜随着技术的发展在不断提高其敏感性，可能在不久的将来起到更大的诊断作用。

膀胱是尿路肿瘤最好发的部位，移行细胞癌在西方国家中占膀胱肿瘤的 85% 以上。膀胱恶性肿瘤的发生率上升，可能与在致癌因素中的暴露日益增加有关。肿瘤的发生率随年龄增加而增加，患者通常表现有肉眼血尿，与结石相比更多为无痛性血尿。在发现时，70% 的肿瘤位于膀胱内。移行细胞癌可以分为低级别的或高级别的，肿瘤的分期反映了它的扩散路径。两种非浸润性癌、乳头状或扁平原位癌，分别称为 Ta 期和 Tis 期。肿瘤的侵犯沿着膀胱壁逐渐加深：固有层（T1）、肌层（T2）、膀胱外脂肪（T3）和侵犯周围器官（T4）。局部淋巴结转移被归为单侧局部（髂内/外 N1）、对侧/双侧局部（N2-3）和远隔性（髂总或主动脉，N4）。需要注意的是，主动脉分叉以上的淋巴结被归为远处转移（M1）。

少见一些的尿道上皮肿瘤包括鳞状细胞癌和腺癌。鳞状细胞癌在美国以外非常常见，这是因为它与血吸虫感染有关，血吸虫感染导致了鳞状细胞化生的癌前病灶。腺癌很少见，虽然可以发生于任何部位，但被认为是起源于残余脐尿管。膀胱非尿路上皮原发肿瘤很少见，包括肉瘤和淋巴瘤。这些肿瘤病变在影像学上与膀胱炎、纤维化等炎性疾病很相似，所以需要组织学证实。

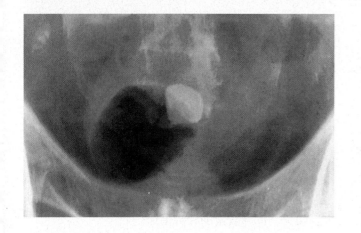 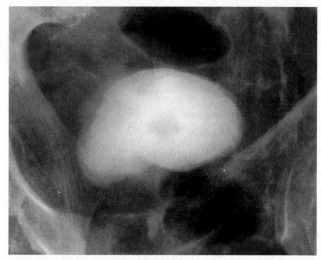

1. 举出三种膀胱结石的危险因素。哪一种最常见？
2. 哪种细菌性尿路感染最容易合并膀胱结石？
3. 什么是"悬挂"膀胱结石？
4. 在患者的仰卧位平片上，膀胱结石不在中线上的意义是什么？

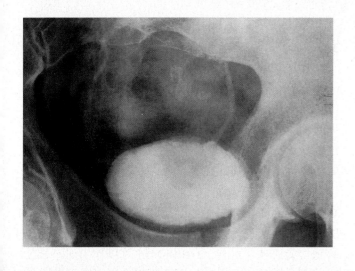 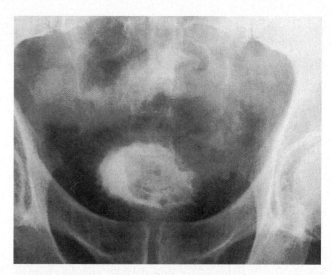

1. 采集第二张 X 线片的目的是什么？
2. 在排空后的 X 线片上出现大量残余尿是否意味着膀胱功能失常？
3. 该表现的鉴别诊断是什么？
4. 可以采用其他什么检查来进一步评价？

病例 18

膀胱：膀胱结石

1. 尿液潴留、尿路感染、异物、尿路上皮肠化生。膀胱出口梗阻可能是最常见的危险因素。
2. 变形杆菌。
3. 在未吸收的缝合物质上形成的可以悬挂在膀胱壁上的结石。
4. 结石可以在憩室内或输尿管囊肿内，或者也可以被膀胱肿块或增大的前列腺推移。

参考文献

Trevino R, Goldstein AMB, Vartanian NL, et al: Vesical bladder stones formed around nonabsorbable sutures and possible explanation for their delayed appearance, *J Urol* 122:849–853, 1979.

相关参考文献

Zagoria RJ, *Genitourinary Radiology: THE REQUISITES*, 2nd ed, pp 226–227.

点 评

引起膀胱结石的病因主要有三种：（1）尿液潴留或异物的存在；（2）原发性地方性结石病；（3）从肾迁徙来的结石。在儿童和成人中，最严重的危险因素是膀胱出口梗阻引起的尿液潴留，要么是机械性的，要么是神经源性的。大多数从肾迁徙来的结石可以通过尿道排出，除非膀胱出口较小，比如儿童，或是有梗阻。要注意本例的前列腺为中度增大。

异物，例如长期放置的导管、未吸收的缝线、耻骨毛发或骨折碎片，可以形成结石的核心，并使其长大。非吸收缝线可以随时间的迁移穿过膀胱壁，穿透黏膜，形成核心。这样形成的结石可能不会改变其位置。相反，其他膀胱结石是活动性的。活动性是膀胱结石的一项重要的判别特征，因为肿瘤性钙化、炎症性钙化和膀胱壁的代谢性钙化不会移动。

在分泌期尿路造影上，大多数膀胱钙化结石造成充满造影剂的膀胱内的充盈缺损。就像输尿管结石一样，所有膀胱结石在 CT 上均显示高密度。膀胱结石的治疗可经内镜取出，碎石，化学溶解，如果结石巨大，可行耻骨上膀胱切开取石。

病例 19

膀胱：膀胱移行细胞癌

1. 排空后的 X 线片用来评价膀胱黏膜并且可以粗略评估膀胱功能。
2. 不一定。排空后的 X 线片上膀胱内的大量造影剂同样可以由初始片和排空后片间的时间间隔过长造成。
3. 这种表现是膀胱内的局灶性充盈缺损。鉴别诊断是肿瘤、大结石、血块或可能性较小的局灶性膀胱炎、输尿管囊肿和真菌球。
4. 膀胱镜、CT、超声或 MRI。

参考文献

Hillman BJ, Silvert M, Cook G, et al: Recognition of bladder tumors by excretory urography, *Radiology* 138:319–323, 1981.

相关参考文献

Zagoria RJ, *Genitourinary Radiology: THE REQUISITES*, 2nd ed, pp 6, 228–230.

点 评

膀胱癌占所有恶性肿瘤的 4%，在 60～70 岁时有一个发作高峰。男女比例为 3：1。在膀胱恶性肿瘤中，95% 是癌（88% 为移行细胞癌，5% 为鳞状细胞癌，2% 为腺癌）。75% 是表浅的乳头状病变；25% 是侵袭性的。在 2% 的患者中有上尿路的同发病灶，7% 的患者会出现后发的病变。

静脉尿路造影对于发现膀胱肿瘤的敏感性有限，小病变在 40% 已知有膀胱肿瘤的患者中被漏诊。早期的膀胱充盈相和排空后图像有助于诊断，因为高密度膀胱可能遮住小肿块。CT 和 MRI 可以作为对已知膀胱肿瘤分期的检查方法，因为它们在发现壁外侵犯和淋巴结转移方面十分敏感。

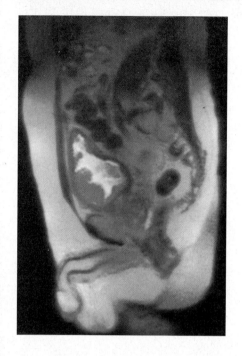

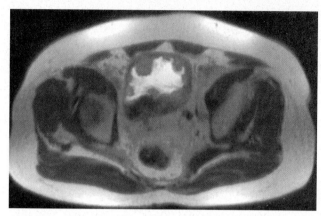

Both images reprinted with permission from Lee JKT, Sagel SS, Stanley RJ, Heiken P, *Computed Body Tomography with MRI Correlation*, ed 4, Philadelphia: Lippincott Williams and Wilkins, 2006.

1．患者有血尿病史，如何鉴别诊断？

2．膀胱癌最常见的组织学亚型是什么？

3．哪种组织学亚型的膀胱癌和残余脐尿管有关？

4．膀胱肿瘤的哪种影像学特征在治疗和预后中最为重要？

病例 20

膀胱：MR 显示的膀胱癌

1. 鉴别诊断包括多灶性的膀胱癌、真菌感染或局灶性增生性膀胱炎。

2. 移行细胞癌，占原发性膀胱恶性肿瘤的 85%。

3. 腺癌。

4. 沿着膀胱壁的扩散。

参考文献

Tekes A, Kamel I, Imam K, et al: Dynamic MRI of bladder cancer: evaluation of staging accuracy, *Am J Roentgenol* 184:121–127, 2005.

相关参考文献

Zagoria RJ, *Genitourinary Radiology: THE REQUISITES*, 2nd ed, pp 213–214.

点　评

MRI 显示无膀胱壁肌层侵犯的多发息肉样膀胱肿块。

膀胱癌是最常见的泌尿生殖系的恶性肿瘤。危险因素包括：烟草、人工甜味素、咖啡、环磷酰胺和芳香胺。最常发病的年龄为 51～70 岁，男性患病率为女性的 3 倍。组织学亚型包括移行细胞癌、鳞状细胞癌、腺癌和梭状细胞癌。

移行细胞癌是至今最常见的亚型，占所有膀胱恶性肿瘤的 88%。膀胱的移行细胞癌比肾盂或输尿管移行细胞癌多 50 多倍，并且，虽然位于输尿管的移行细胞癌经常会发生膀胱移行细胞癌，但仅 2%～4% 的膀胱癌患者会发生输尿管的移行细胞癌。

T1 和 T2 加权像均有助于评价膀胱癌。T1 加权像推荐用于证实膀胱周围脂肪和邻近器官（前列腺除外）的侵犯，评估淋巴结和骨髓病变。T2 加权像在评价肌肉受累和前列腺的直接受侵方面有帮助。原发性膀胱恶性肿瘤在钆后增强影像上有强化，且强化早于正常的周围膀胱壁（即在注射后 5～15s）。

评价膀胱癌的关键是把浅表疾病和膀胱肌层的深层侵犯（T3a 期）区别开来，因为它们的治疗选择不同，相应预后也不同。T2 加权像上膀胱肌层清楚地显示为低信号带。Tis、T1 和 T2 期的疾病显示完整的肌层，而突破肌层的疾病最少是 T3a 期。

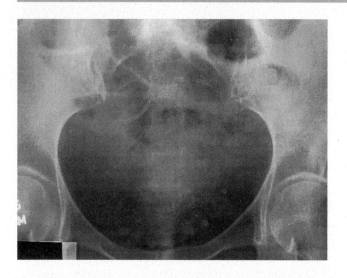
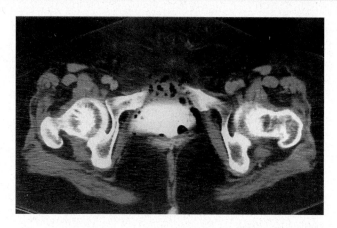

1. 正确还是错误：膀胱壁气肿等同于坏疽性膀胱炎，因此，在所有病例中应该作为威胁生命的疾病来治疗。
2. 举出两种该疾病的主要危险因素。
3. 该如何治疗该病？
4. 正确还是错误：最常见的致病菌是产气荚膜梭菌。

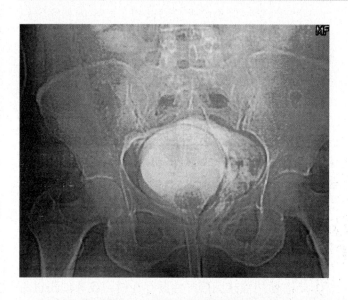
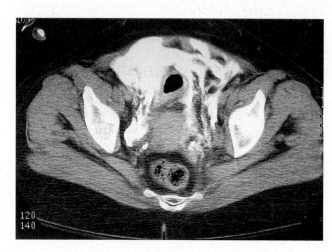

1. 什么影像学检查经常被用来评价膀胱创伤？
2. 什么类型的膀胱破裂与造影剂在 Retzius 间隙聚集有关？
3. 常规膀胱造影时，造影剂的云雾状表现与什么类型的膀胱破裂有关？
4. 假如 CT 膀胱造影之后，腹膜内和腹膜外膀胱破裂的鉴别依旧有疑问，可以进一步做什么检查？

病例 21

膀胱：气肿性膀胱炎

1. 错。
2. 糖尿病和膀胱出口梗阻。
3. 一线治疗包括抗生素治疗、充分膀胱引流以及高血糖的治疗（假如有的话）。
4. 错。

参考文献

Quint EJ, Drach GW, Rappaport WD, Hoffman CJ: Emphysematous cystitis: a review of the spectrum of disease, *J Urol* 147:134–137, 1992.

相关参考文献

Zagoria RJ, *Genitourinary Radiology: THE REQUISITES*, 2nd ed, pp 224–225.

点评

气肿性膀胱炎（EC），或膀胱气肿，是一种膀胱壁内袋状气体形成的少见感染。危险因素包括控制差的糖尿病和尿液潴留（由神经源性膀胱和膀胱出口梗阻引起）。稍少见的相关情况有皮下气肿、出血性膀胱炎以及酒精性肝硬化。大肠杆菌和肠杆菌属是最常分离出来的病菌，但是其他细菌，包括产气荚膜梭菌、诺卡菌属和念珠菌属，也与气肿性膀胱炎有关。当感染的微生物分解葡萄糖时，二氧化碳气泡在膀胱壁或腔内形成。因为在此过程中葡萄糖被消耗，尿中的葡萄糖为阴性。这种少见的膀胱炎其临床过程变异很大，难以预测。病程可以是良性的，也可是可逆性的，但也有死亡的报道。气肿性输尿管炎、肾炎和肾上腺炎可以合并存在，引起一种致命的感染。

气肿性膀胱炎的影像学表现可能与直肠内气体、肠壁囊样积气、气肿性阴道炎和子宫内气性坏疽混淆。CT上膀胱壁内的环状或卵圆形成群气泡可以提供诊断依据。膀胱壁可以增厚或成结节状。治疗包括正确的抗生素治疗和充分的膀胱引流。感染病菌的清除使得二氧化碳逐步被吸收。膀胱壁内没有而仅腔内有气体，即所谓的原发性气尿或膀胱气肿，不是气肿性膀胱炎的别称。

病例 22

膀胱：膀胱破裂的放射性诊断

1. 常规膀胱造影和CT膀胱造影。
2. 腹膜外。
3. 腹膜内。
4. 除手术探查外，可以在膀胱直接滴注造影剂后进行延迟CT扫描或重复扫描。

参考文献

Sivit CJ, Cutting JP, Eichelberger MR: CT diagnosis and location of rupture of the bladder in children with blunt abdominal trauma: significance of contrast material extravasation in the pelvis, *Am J Roentgenol* 164:1243–1246, 1995.

相关参考文献

Zagoria RJ, *Genitourinary Radiology: THE REQUISITES*, 2nd ed, pp 231–234.

点评

此病例是一例腹膜外膀胱破裂。腹膜内和腹膜外膀胱破裂的区别有重要的手术意义。虽然常规膀胱造影是经久不衰的检查方法，但CT膀胱造影更为快捷，并且可以在评价其他腹部盆腔损伤的同时进行。

外漏的造影剂或尿的分布对于全层膀胱破裂的分类十分重要。在孤立性腹膜外破裂的病例，如本例所示，外漏的液体或造影剂被描述为火焰状，可聚集在膀胱周围、膀胱前间隙（Retzius 间隙）或直肠后间隙。请记住膀胱前间隙可以向上延伸到脐的水平。外漏的腹膜内造影剂被描述为云雾状；造影剂或尿液可以聚集在直肠子宫陷凹；或直肠膀胱陷凹内；或者勾勒出小肠袢。假如腹膜内漏出量大，则外漏的造影剂可以延伸至结肠间沟或外侧盆腔隐窝。

当有灌洗液或腹膜外血肿存在时，或者创伤扭曲了腹部盆腔的解剖，CT膀胱造影在评价外漏的尿液或造影剂方面会有困难。在诊断困难的病例，静脉内或膀胱内额外给予造影剂后延迟CT扫描（15～30min）或者重复扫描会有帮助。

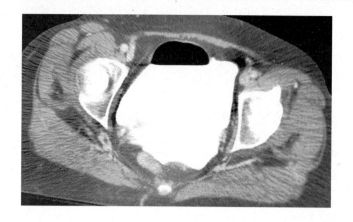
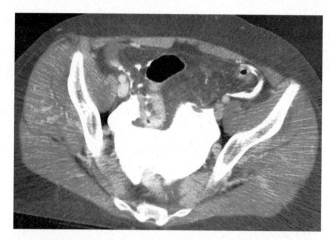
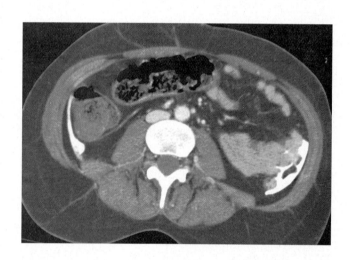
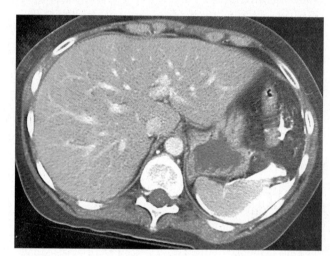

1. 正确还是错误：CT 膀胱造影可以通过夹闭膀胱导尿管，使膀胱由肾分泌的静脉造影剂充盈后进行。
2. 此 CT 膀胱造影显示了哪种类型的膀胱破裂？
3. 一个阳性的膀胱造影结果是否意味着不再需要尿道造影，因为尿道撕裂可以通过插管很好地治疗？
4. 哪种类型的膀胱破裂通常需要急诊手术修复？

膀胱破裂患者同时合并尿道撕裂。尿道撕裂通常需要手术来彻底修复。

膀胱：腹膜内膀胱破裂

1. 错。要除外膀胱破裂，必须充盈胀大膀胱。这需要低压注入大约 300ml 造影剂。
2. 腹膜内。
3. 否。
4. 腹膜内。

参考文献

Peng MY, Parisky YR, Cornwell EE, et al: CT cystography versus conventional cystography in evaluation of bladder injury, *Am J Roentgenol* 173:1269–1272, 1999.

相关参考文献

Zagoria RJ, *Genitourinary Radiology: THE REQUISITES*, 2nd ed, pp 231–234.

点　评

　　本例患者车祸外伤后进行 CT 膀胱造影。造影剂从膀胱漏出至腹膜间隙。图像显示造影剂分布在道格拉斯窝、结肠旁沟和脾周围。腹膜外间隙未见造影剂。根据这些表现可以诊断为膀胱腹膜内破裂。这通常需要开腹手术急诊治疗和修复。腹膜内膀胱撕裂占膀胱撕裂的 1/3，腹膜外撕裂占 2/3。为取得最高的敏感性，标准的膀胱造影或 CT 膀胱造影在这种类型损伤的患者中是必须进行的。外漏的造影剂仅仅显示膀胱破裂。一旦发现，就需要对破裂进行准确分类：腹膜内、腹膜外，还是混合的。这个信息将指导治疗，因为腹膜外撕裂一般不需要急诊手术，只要膀胱通过导尿管持续保持空虚状态就能自动愈合。

　　遭遇盆腔创伤的男性患者也有可能合并尿道损伤。在膀胱造影的导管置入之前，需要进行尿道造影来评价尿道是否撕裂和断裂，因为这些损伤可能会因为试图插管而加重。假如在膀胱造影时导管已经到位，就不要移动导管，直至评估尿道之后。此时，尿道评估可以通过导管周围的造影剂来进行。约 5% 的

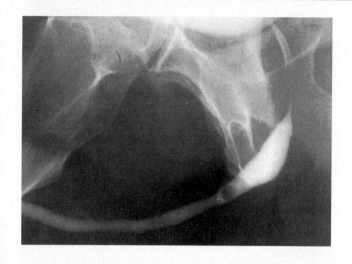
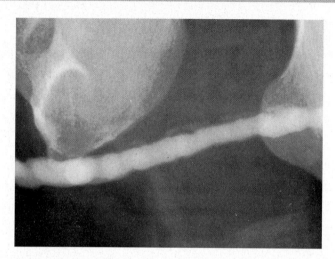

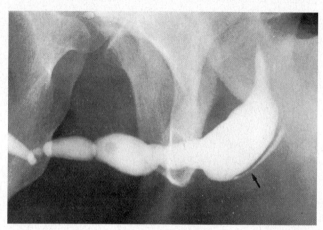

1. 在上面的两幅图中，什么引起男性前尿道背侧轻度不规则轮廓影？
2. 在下图中，箭头所示的结构是什么？
3. 箭头所指的结构的腺体在哪儿？
4. 正确还是错误：箭头所指的结构正常情况下可以在排空性膀胱尿道造影或逆行性尿道造影中呈高密度。

尿道：男性前尿道的腺体和导管

1. 造影剂充盈了 Littre 腺。
2. Cowper 管。
3. 它埋在尿道膜部外侧的尿生殖膈中。
4. 正确。

参考文献

Yaffe D, Zissin R: Cowper's glands duct: radiographic findings, *Urol Radiol* 13:123–125, 1991.

相关参考文献

Zagoria RJ, *Genitourinary Radiology: THE REQUISITES*, 2nd ed, pp 203–204.

点　评

　　阴茎尿道海绵体部的黏膜显示出许多隐窝，它们与深部分支的管状黏膜腺体相连续。这种管状黏膜腺体在背侧数量众多。这些黏膜腺体最初由法国外科医师 Alexis Littre（1654—1725）命名。虽然 Littre 腺有时会正常显示为高密度，但它们更多时候在急性或慢性尿道炎时被造影剂充盈。

　　尿道球部腺体以英国外科医师 William Cowper（1666—1709）的名字命名。Cowper 腺体直径大约 1cm（像其他器官一样，会随着年龄增长而萎缩），埋在尿道平滑肌内，并且刚好在尿道膜部后外侧。每个腺体的分泌导管（Cowper 导管）约有 3cm 长，斜向前经过，开口于尿道球部的底部。该病例的第三幅图像显示 Cowper 导管由于系列的尿道狭窄而被造影剂充盈。逆行性或排空性尿道造影上轻微扩张的导管被充盈并无临床意义，但偶也见于导管狭窄引起的更近端导管或 Cowper 腺的扩张（闭锁的空洞性脊髓突出或潴留囊肿）。

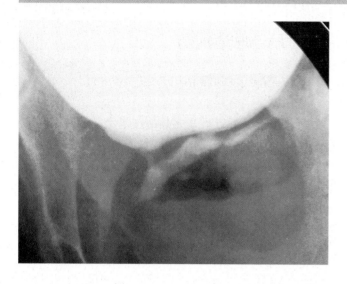 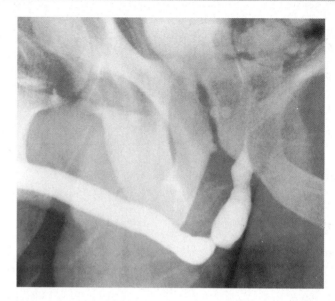

1. 此例膀胱颈狭窄、试图膀胱插管失败的患者进行了膀胱尿道造影（左图）。它的异常表现是什么，什么导致了该表现？
2. 在右图另一例患者中，有哪些原因可以引起逆行性尿道造影上所示的病变？
3. 什么引起"浇水罐"腹膜？
4. 尿道球部的鳞状细胞癌应该被包括在逆行性尿道造影所示病变的鉴别诊断中吗？

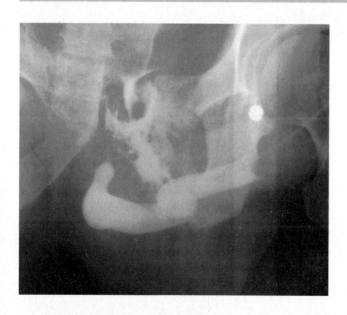

1. 说出男性后部尿道两段的名称。
2. 尿道膜部包含在哪个重要的解剖结构内？
3. 男性尿道后部损伤的最常见机制是什么？
4. 正确还是错误：尿道造影上的尿道后部损伤是创伤中最常见的类型。

病例 25

尿道：医源性尿道损伤

1. 由于多次尝试经尿道插管引起的"假通道"。
2. 局灶性尿道狭窄可以由感染、非感染性尿道炎、医源性损伤或创伤引起。
3. 腹膜的慢性感染可导致尿道梗阻、尿道周围脓肿和窦道形成。
4. 否。

参考文献

Shaver WA, Richter PH, Orandi A: Changes in the male urethra produced by instrumentation or transurethral resection of the prostate, *Radiology* 116:623–628, 1975.

相关参考文献

Zagoria RJ, *Genitourinary Radiology: THE REQUISITES*, 2nd ed, pp 246–247.

点　评

　　尿道的医源性损伤可以由开放性手术、仪器操作或插管引起。造影剂漏出提示有尿道撕裂。据报道，尿道狭窄出现于 3%～17% 的经尿道前列腺电切患者中。大多数儿童的尿道狭窄为医源性的，在逆行性尿路造影显示尿道狭窄的患者中，儿童时期有反复膀胱镜检查病史。任何经尿道置入的导管都易引起尿道炎的发生，从而增加狭窄的危险。医源性狭窄在阴茎阴囊连接部和尿道膜部最常见；尿道口和膀胱颈部也是常见部位。医源性损伤通常局限且范围小。其他原因的尿道狭窄包括：非淋菌性和淋菌性感染（在尿道球部或尿道口近侧）；非感染性炎症（化学刺激或 Reiter 综合征）；创伤（比炎性狭窄发生更快的孤立性狭窄）或肿瘤（通常引起长而不规则的狭窄）。

　　导管或其他仪器置入失败可以造成假通道。导管置入失败可能造成前列腺膜部或尿道球部后方的一个通道，该通道可以进入前列腺或穿入膀胱。一种更加严重的损伤在 Foley 导管球囊置入尿道膜部并且扩张时发生，这种错误操作在脊髓损伤患者会阴部感觉障碍的情况下容易发生。

病例 26

尿道：后部尿道钝伤

1. 尿道膜部和前列腺部。
2. 尿生殖膈。
3. 钝伤引起盆腔骨折，尤其那些累及前弓的病例。
4. 错。

参考文献

Goldman SM, Sandler CM, Corriere JN Jr, McGuire EJ: Blunt urethral trauma: a unified, anatomical mechanical classification, *J Urol* 157:85–89, 1997.

相关参考文献

Zagoria RJ, *Genitourinary Radiology: THE REQUISITES*, 2nd ed, pp 246–247, 328.

点　评

　　创伤性尿道损伤（TUI）曾经有数种分类方法。在 1977 年以前，创伤性尿道损伤被分为前尿道和后尿道损伤。后尿道撕裂实际上总是继发于盆腔骨折并且经常发生于车祸。男性前部尿道的钝伤通常累及尿道球部，发生于骑跨伤；盆腔通常无骨折。

　　1977 年，Colapinto 和 McCallum 提出一种分类方法，将尿道损伤分为 3 型。I 型损伤，尿道伸长，但是完整；II 型损伤，尿道膜部在尿生殖膈上方破裂；更加广泛的尿道膜部和球部损伤和尿生殖膈损伤被归为 III 型损伤。

　　最近的分类方法在本书的文献中可以查到。Goldman 等将创伤性尿道损伤分为 5 型。I、II 和 III 型损伤与 Colapinto 和 McCallum 的分类一致；IV 型损伤累及膀胱颈部，延伸入前列腺尿道膜部；IVA 型损伤累及膀胱底部，但是尿道完好。IVA 型损伤之所以被加入这个分类系统中是因为在尿道造影上，漏出的造影剂可能聚集在尿道周围间隙里，从而类似 IV 型撕裂。部分或全部的前尿道撕裂被归为 V 型损伤。

　　此病例显示了 II 型尿道损伤。数个研究表明仅 15% 的尿道损伤为 I 型或 II 型，大多数尿道损伤不只是局限于后部尿道，而是延伸入邻近的尿道球部。

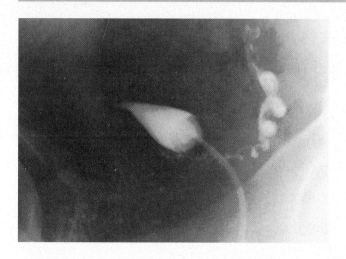
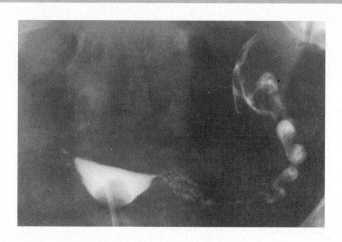

1. 该图显示的子宫输卵管造影的鉴别诊断是什么？显示输卵管通畅的几率如何？
2. 这种疾病的主要临床并发症是什么？
3. 假如患者有原发性不孕，举出至少两个不能行子宫输卵管造影的原因。
4. 水溶性和油溶性造影剂用于子宫输卵管造影时的主要差异是什么？

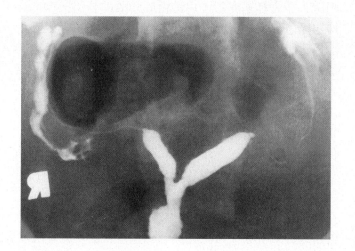
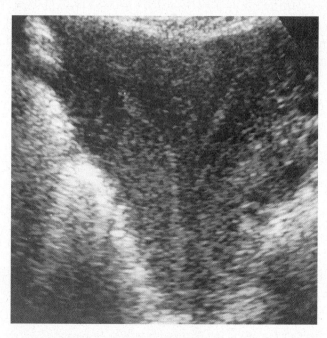

1. 这个病例最可能的诊断是什么？
2. 该病代表了哪个胚胎生殖管系统的畸形？
3. 在男性，什么会造成这个管系统的退化？
4. 子宫输卵管造影上该畸形的诊断标准是什么？

病例 27

产科 / 妇科学：结节性输卵管峡炎

1. 峡部结节性输卵管炎，输卵管结核和输卵管腺肌症。"自由流出"可见 1/4 的病例。
2. 不育和异位妊娠。
3. 活动性经期出血、急性盆腔炎、扩张和刮宫 4 天内以及妊娠。
4. 图像的细节和腹膜吸收。

参考文献

Creasy JL, Clark RL, Cuttino JT, Groff TR: Salpingitis isthmica nodosa: radiologic and clinical correlates, *Radiology* 154:597–600, 1985.

相关参考文献

Zagoria RJ, *Genitourinary Radiology: THE REQUISITES*, 2nd ed, pp 13–15, 285–286.

点　评

结节性输卵管峡炎（SIN）是 1887 年由德国病理学家 Hans Chiari 命名的，用来描述一种疾病的主要位置、病理学表现和原因，该病的特征是输卵管壁内含有上皮细胞。峡部结节性输卵管炎在子宫输卵管造影（HSG）上的典型表现为单侧或双侧输卵管峡部多发性憩室样小龛影。25%的病例输卵管通畅。关于该病病因仍有争论，但是患者常有生殖系统感染病史，并且曾有报道暴露于淋球菌后发生结节性输卵管峡炎的病例。

该疾病的临床意义与不育和宫外孕相关。在早先的报道中，因为不孕而行子宫输卵管造影的病例中，4%存在结节性输卵管峡炎。作者还报道了高达 9.4% 的异位妊娠。

结核性输卵管炎和输卵管腺肌症需要与结节性输卵管峡炎进行鉴别诊断。

作者推荐在子宫输卵管造影中使用水溶性造影剂，因为它比油性造影剂能提供更好的黏膜细节，并且更易被腹膜吸收。在最初有报道称油溶性造影剂使用与子宫输卵管造影后受孕有关后，它受到普遍应用。然而，这些油性造影剂不易吸收，因而易导致纤维化和肉芽肿形成。

病例 28

产科 / 妇科学：超声和子宫输卵管造影上的分隔子宫

1. 纵隔子宫。
2. Müller 管或副中肾管。
3. Müller 管抑制因子（由睾丸产生）。
4. 双角间的距离小于 4cm 并且双角间角度小于或等于 75°。

参考文献

Troiano RN, McCarthy SM: Müllerian duct anomalies: imaging and clinical issues, *Radiology* 233:19–34, 2004.

相关参考文献

Zagoria RJ, *Genitourinary Radiology: THE REQUISITES*, 2nd ed, pp 263–264.

点　评

通过融合，Müller 或副中肾管形成女性胚胎的上阴道、子宫和输卵管。一种由胚胎睾丸分泌的 Müller 抑制因子可以抑制副中肾管的发育。这样，合并睾丸女性化综合征（由于睾酮受体异常，从而对雄激素不敏感）表型的女性无女性内生殖道，因为正常但是没有下降的睾丸制造 Müller 抑制因子和雄激素。相反，合并性腺发育不全（睾丸分化失败）表型的女性通常具有女性内生殖道，因为异常的性腺没有能力分泌这种因子。

此病例为一个超声和子宫输卵管造影上显示的纵隔子宫。纵隔子宫代表最常见的 Müller 管融合畸形，在美国生育学会系统中被定义为 V 类畸形。不同程度的中线分隔吸收失败在这类畸形上均可见。完全吸收失败导致完全的纵隔子宫；分隔可以从子宫底延伸至宫颈管。部分吸收失败导致子宫内膜腔内分隔（部分分隔子宫）。90%的纵隔子宫患者发生自然流产，因为妊娠时受精卵会很快长大，纵隔子宫的血供不足以维持其生长。在超声和子宫输卵管造影上该畸形的特征包括一个突起、扁平或轻度凹陷的宫底轮廓；子宫角间的距离小于或等于 4cm；双角间角度小于或等于 75°。

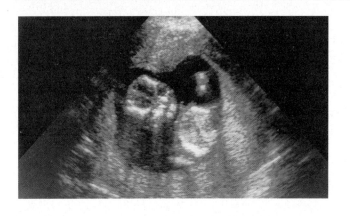
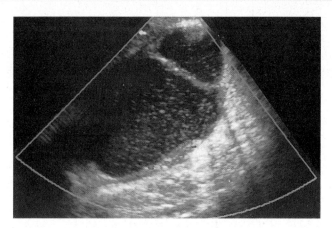

1. 妊娠后何时（孕龄周数）黄体囊肿会消退？
2. 一般来说，妊娠时发现的单纯卵巢囊肿其大小的阈值（直径）低于多少可以保守治疗？
3. 假如需要切除，在哪个孕期推荐进行选择性卵巢肿块切除？
4. 正确还是错误：妊娠时发现的大多数复杂卵巢囊肿是恶性的。

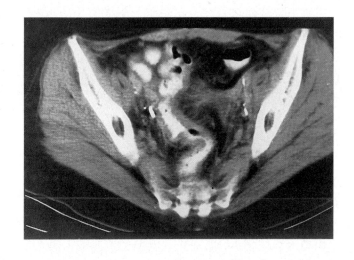
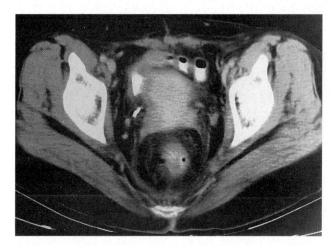

1. 该患者因为 ⅡB 期宫颈癌进行了放疗。最可能的诊断是什么？
2. 扩张的直肠壁多厚被认为是异常的？
3. 正确还是错误：放疗相关并发症发生率在宫颈癌患者远高于子宫内膜癌患者。
4. 正确还是错误：宫颈癌放疗造成的升结肠损伤很普遍。

病例 29

产科 / 妇科学：妊娠时的卵巢囊腺瘤

1. 大约孕龄 16 周。
2. 5cm。
3. 孕中期。
4. 错。妊娠时切除的附件肿块只有 2%～5% 是恶性的。

参考文献

Hill LM, Connors-Beatty MA, Norwak A, Tush B: The role of ultrasonography in the detection and management of adnexal masses during the second and third trimesters of pregnancy, *Am J Obstet Gynecol* 179: 703–707, 1998.

相关参考文献

Zagoria RJ, *Genitourinary Radiology: THE REQUISITES,* 2nd ed, pp 287–297.

点　评

囊腺瘤是最为常见的良性卵巢肿瘤之一。浆液性肿瘤通常是单房的，并且包含"单纯"的液体。相反，黏液性囊腺瘤是多房的，且有均匀的薄（小于 3mm）分隔。个别囊中的液体可能"复杂"，因为含有蛋白质残渣、出血，或两者均有。乳头状突起不常见，如出现提示恶性倾向或囊腺癌。

妊娠时发现的直径小于 5cm 的囊肿有在 13～30 周消退的倾向；所有直径大于 10cm 的囊肿应行切除术；然而，对直径 5～10cm 囊肿的处理目前还存在争论。16 周以后仍然存在的卵巢肿块可以进行选择性切除（出现症状之前），应避免在孕早期和晚期进行手术，以降低终止妊娠和早产的危险。

浆液性囊腺瘤应该与功能性卵巢囊肿、输卵管积水、输卵管旁囊肿、腹膜假性囊肿和输卵管卵巢脓肿区别开来。功能性卵巢囊肿在育龄期女性常见，可以为滤泡囊肿、黄体囊肿或白体囊肿。输卵管积水表现为扭曲的、充满液体且包含黏膜皱襞的肿块。输卵管旁囊肿通常很小，是最易与卵巢囊肿混淆的情况。腹膜假性囊肿是腹水在内皮排列的囊腔内的聚集。这些液体聚集通常与子宫内膜异位或手术史相关。

病例 30

产科 / 妇科学：宫颈癌放疗后结肠炎

1. 继发于放疗的结肠炎。
2. 4mm 或更厚。
3. 正确。
4. 错。

参考文献

Blomlie V, Rofstad EK, Trope C, Lien HH: Critical soft tissues of the female pelvis: serial MR imaging before, during, and after radiation therapy, *Radiology* 203: 391–397, 1997.

相关参考文献

Zagoria RJ, *Genitourinary Radiology: THE REQUISITES,* 2nd ed, pp 307–309.

点　评

对于宫颈癌累及了宫旁组织、阴道下 1/3 或者盆腔侧壁的患者，放疗是最佳选择。但放疗损伤直肠乙状结肠或者下尿道，可能与肿瘤复发的影像学表现相似。这种副作用在宫颈癌患者中比子宫内膜癌患者放疗中更常见，因为直肠从腔内放射源接受了更多放射剂量。直肠壁的损伤经常早于膀胱发生；中位时间是放疗后 20～24 个月。

虽然直肠阴道瘘是最严重的并发症，但放射性小肠结肠炎更常发生，但只影响不到 5% 的患者。患者可能主诉腹部或直肠绞痛、腹泻或直肠出血。放射性小肠炎比直肠乙状结肠炎略为少见，但在手术粘连或其他病理因素导致小肠被固定在盆腔的情况下，患者发生放射性小肠炎的几率增加。CT 上的几种征像可以提示放射性直肠乙状结肠炎的诊断。结肠壁厚度大于 4mm 被认为异常，是放射性结肠炎最常见的征像。与缺血性结肠炎一样，其与闭塞性动脉病变常见的病理生理基础相同，放射性结肠炎也与气肿症相关。罕见情况下，它有直肠周围的纤维脂肪增生。

因为宫旁蜂窝织炎、三角区溃疡或输尿管周围纤维化，盆腔输尿管积水可以发生，但在半数病例中仅为一过性。膀胱内气体是膀胱瘘的先兆，但是膀胱镜术后因为膀胱排空很差，气体可以停留在受照膀胱内达 1 周以上。

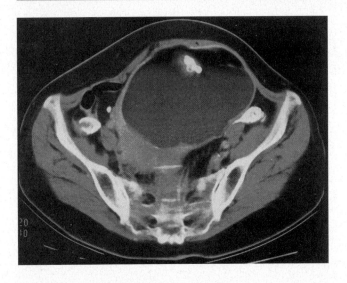 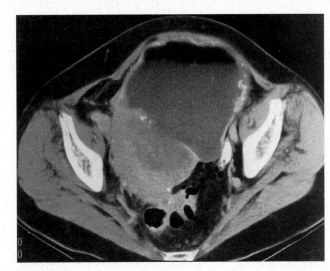

1. 什么是皮样囊肿最常见的并发症?
2. 举出三种其他并发症。
3. 皮样囊肿相关最常见的恶性肿瘤是什么?
4. CT 或 MRI 上的什么表现提示恶性变?

产科／妇科学：成熟囊性畸胎瘤恶性变

1. 扭转。
2. 创伤、感染、破裂或慢性漏出、自身免疫性溶血性贫血、破入空腔脏器和恶性变。
3. 鳞状细胞癌。
4. 快速生长、侵入邻近器官、广泛粘连以及腹膜种植。

参考文献

Case records of the Massachusetts General Hospital, *N Engl J Med* 332:1631–1636, 1995.

Rha SE, Byun JY, Jung SE, et al: Atypical CT and MRI manifestations of mature ovarian cystic teratomas, *Am J Roentgenol* 183:743–750, 2004.

相关参考文献

Zagoria RJ, *Genitourinary Radiology: THE REQUISITES,* 2nd ed, p 289.

点　评

单纯皮样囊肿总是良性的。然而，少数（2%的病例）会发生恶性变。这种转变只有在直径大于5cm的病变中才会发生。该病例显示的是一例卵巢鳞状细胞癌，是从皮样囊肿呼吸道上皮表皮发育异常或鳞状细胞化生起源的最常见恶性肿瘤（占病例的80%）。然而，任何皮样囊肿里的成熟组织都可以发生恶性变，这从关于该肿瘤的各种报道中可以看出（即肠上皮的腺癌、类癌、甲状腺癌、基底细胞癌、恶性黑色素瘤、平滑肌肉瘤和软骨肉瘤）。

虽然皮样囊肿在育龄女性中最为常见，恶性变却通常发生在绝经后女性。恶性变的临床证据有疼痛、体重下降和肿瘤快速生长。当影像学或腹腔镜发现肿瘤侵犯到邻近器官、广泛粘连或腹膜种植的依据时，就应该怀疑恶性变。注意本例患者为沿着囊性畸胎瘤右侧壁的偏心性坏死。偶尔，主动脉旁和盆腔淋巴结转移被报道，但血源性转移少见。预后差的因素包括腹水、破裂和皮样囊肿壁的恶性侵犯。总的来说，5年生存率为15%～31%。

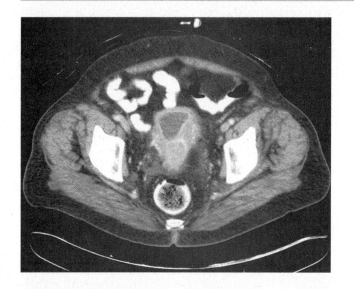
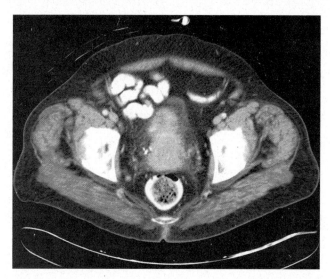

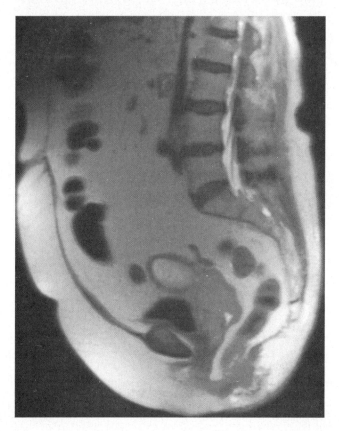

1. CT 图像上，肾积水的存在表明了病变是临床 T 几期？
2. MRI 图像上，该病侵犯至黑色的宫颈基质以外，说明该病侵犯至什么结构？
3. 在宫颈癌、卵巢癌和子宫内膜癌中，美国哪种病的发生率最低？
4. 为什么 MRI 是观察局部侵犯的最佳检查？

产科/妇科学：宫颈癌

1. T3A——通常由于输尿管或输尿管膀胱结合部受侵。

2. 宫旁——供应和引流宫颈的静脉、动脉和神经。

3. 宫颈癌。

4. 高空间分辨率使得易于确认疾病超出宫颈基质。这点决定治疗和预后。

参考文献

Scheidler J, Heuck AF: Imaging of cancer of the cervix, *Radiol Clin North Am* 40:577–590, 2002.

相关参考文献

Zagoria RJ, *Genitourinary Radiology: THE REQUISITES*, 2nd ed, pp 307–309.

点　评

在美国女性中，宫颈癌通常发生于绝经前，平台期为 40 岁。每年大约新报告 13 000 例。社会对人乳头状瘤病毒的致病性已经取得了普遍认可，大多数肿瘤为鳞状细胞起源。患者通常无症状，发现主要通过巴氏涂片。宫颈癌被发现时大多数局限于宫颈管，为疾病的 1 期。任何大于 1.5cm 的宫颈肿块，需要用 MRI 检查来决定患者是否需要手术。CT 扫描对体积较小的肿瘤分期时，缺乏足够的对比度，其总的分期准确性为 60%～80%。疾病晚期可以先考虑 CT 检查，因为其易于进行，且比 MRI 有更高的空间分辨率。

MRI 的 T2 加权像上，与宫颈基质的黑色环相比，宫颈癌通常为高信号。宫颈基质黑色环的保留，不管它有多薄，都可以除外宫旁侵犯。这些患者可以手术治愈（T2A）。那些黑色环被破坏、肿块延伸至宫颈之外的病例有 85% 的几率有宫旁侵犯，对他们通常首先采用近程放射治疗（T2B）。目前一致认为：静脉内注射 Gd–DTPA 有助于提高分期的准确性至 85%～90%。在疾病晚期，矢状位 T2 加权像和（或）Gd–DTPA 增强 T1 加权像可以显示直肠、膀胱和阴道穹隆的侵犯（T4）。本例临床分期为ⅡA，由于疾病局限在宫颈，可以手术治疗。

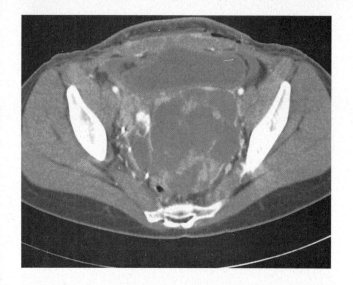

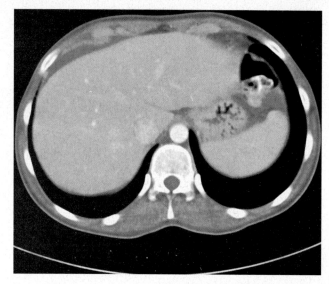

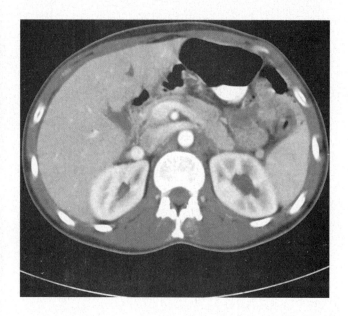

上右图和下左图：reprinted with permission from Lee JKT, Sagel SS, Stanley RJ, Heiken P, *Computed body tomography with MRI correlation*, ed 4, Philadelphia: Lippincott Williams and Wilkins, 2006.

1. 卵巢囊腺癌最常见的 CT 表现是什么？
2. 它如何与低度恶性倾向的肿瘤（例如囊腺瘤）相鉴别？
3. 确定腹膜种植为什么重要？
4. 肾积水对于治疗意味着什么？

病例 33

产科 / 妇科学：卵巢癌

1. 液体和软组织混杂密度的卵巢肿块，伴有强化结节，通常合并腹水。

2. 低度恶性倾向的肿瘤有纤细分隔，壁上无强化结节。

3. 盆腔外肿瘤实性部分越多，该患者需要术前化疗或以化疗代替手术的可能性越大。

4. 大多数肿瘤科医师愿意对双肾有功能的患者开始化疗；可能需要支架植入。

参考文献

Kurtz AB Tsimikas JV, Tempany CMC, et al: Diagnosis and staging of ovarian cancer: comparative values of Doppler and conventional US, CT, and MR imaging correlated with surgery and histopathologic analysis— report of the Radiology Diagnostic Oncology Group, *Radiology* 212:19–27, 1999.

相关参考文献

Zagoria RJ, *Genitourinary Radiology: THE REQUISITES*, 2nd ed, pp 287–288.

点　评

卵巢癌是女性在绝经时发生的疾病，高峰年龄为45～55 岁。每年大约新发 23 000 例。危险因素包括卵巢癌的家族史，某些病例有乳癌病史。肿瘤大多数为上皮细胞起源，为浆液性或黏液性囊腺癌。不幸的是，目前尚无有效的筛查方法，大多数患者（60%）发现疾病时已经处于晚期，肿瘤超出了盆腔。如本例所示，囊腺癌通常在增强 CT 上表现为大的肿块，以囊性成分为主，壁上有强化结节，囊内有厚的强化分隔。腹水、肾积水、网膜和腹膜种植是常见的并发症。淋巴结肿大虽不常见，但可以出现。有腹水但种植灶不多的囊腺癌可以行扩大手术。手术包括子宫切除术；双侧输卵管、卵巢切除；淋巴结切除术；腹水和腹膜取样；网膜切除术以及肝表面的术中检查。影像学检查对于术前确定实性种植转移灶很重要，因为大的实性肿瘤最好使用化疗，而不是首先实施减瘤手术。

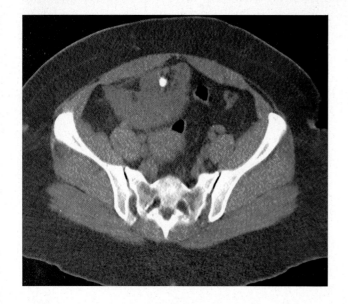 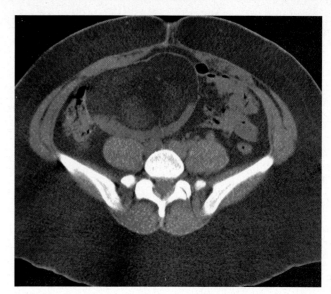

Lee JKT, Sagel SS, Stanley RJ, Heiken P, *Computed body tomography with MRI correlation*, ed 4, Philadelphia: Lippincott Williams and Wilkins, 2006.

1．何谓 Rokitansky 结节？
2．成熟囊性畸胎瘤最敏感和特异的 CT 特征是什么？
3．成熟囊性畸胎瘤中百分之多少含有钙？
4．为什么推荐对良性病变进行手术切除？

产科 / 妇科学：卵巢皮样囊肿

1. 含有实性畸胎瘤成分的壁结节。
2. 囊里的脂肪成分。
3. 55%～60%。
4. 卵巢扭转的危险性增加和偶发的恶性变。

参考文献

Jabra AA, Fishman EK, Taylor GA: Primary ovarian tumors in the pediatric patient: CT evaluation, *Clin Imaging* 17:199–203, 1993.

Outwater EK, Siegelman ES, Hunt JL: Ovarian teratomas: tumor types and imaging characteristics, *Radiographics* 21:475–490, 2001.

相关参考文献

Zagoria RJ, *Genitourinary Radiology: THE REQUISITES,* 2nd ed, p 290.

点 评

　　成熟的囊性畸胎瘤是卵巢最常见的肿瘤。畸胎瘤这个名称暗示着肿块内部包含所有三层胚胎细胞层，而皮样囊肿描述的是囊性肿块上排列着皮肤和皮肤附件。这些肿瘤通常没有症状，在年轻女性和中年女性中偶然发现。15%～25%的患者肿瘤为双侧性。

　　皮样囊肿有特征性的病理表现。它们在85%的患者中为单叶，被覆鳞状上皮。毛发球、皮脂腺、肌肉和其他组织排列在壁上。囊性成分代表着皮脂腺油脂物质，在体温下为液性。常有突起伸入囊腔，被称为 Rokitansky 结节。大多数毛发、骨头或牙齿倾向位于此结节内。

　　这些病变的超声表现多样，但是最常见的表现是囊性病灶内有致密的回声结节（Rokitansky 结节）突入囊腔。CT 上，囊肿内的脂肪密度，壁上有或无钙化，具有诊断意义。这种脂肪 / 液体平面有效地除外了其他少见脂肪性盆腔肿瘤（如脂肪瘤和脂肪肉瘤）。93%的病例中报道有脂肪存在；56%的病例报道有牙齿或其他钙化存在。

　　皮样囊肿生长缓慢，平均每年长 1.8mm。因为可引起卵巢扭转，少数情况下会恶性变成为鳞状细胞癌或其他癌，所以通常需切除治疗。

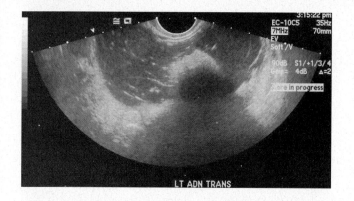
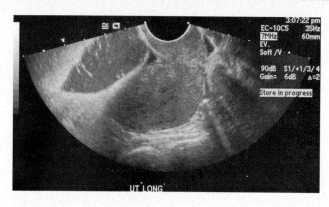
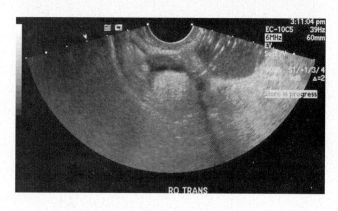

1. 本图所见"冰山尖征"是什么？
2. 该病出现于双侧的几率有多大？
3. 正确还是错误：大多数患者有与该病相关的症状。
4. 与该囊性肿块相关的壁结节叫什么？

产科／妇科学：双侧卵巢皮样囊肿

1. 一个因声波吸收而融入声影的回声肿块。
2. 10%。
3. 错。
4. Rokitansky 结节，也是皮样囊肿栓。

参考文献

Kim KA, Park CM, Lee JH, et al: Benign ovarian tumors with solid and cystic components that mimic malignancy, *Am J Roentgenol* 182:1259–1265, 2004.

Outwater EK, Siegelman ES, Hunt JL: Ovarian teratomas: tumor types and imaging characteristics, *Radiographics* 21:475–490, 2001.

相关参考文献

Zagoria RJ, *Genitourinary Radiology: THE REQUISITES*, 2nd ed, pp 289, 290.

点　评

　　成熟的囊性畸胎瘤，经常被称为皮样囊肿，是由三层胚胎层细胞（外胚层、中胚层和内胚层）中的至少两种组成的。它们一般发生于年轻人，中位年龄30 岁。成熟的囊性畸胎瘤为最常见的生殖细胞肿瘤。成熟的囊性畸胎瘤通常无症状，但可能出现腹痛和其他非特异性症状。在 10%的病例中，成熟的囊性畸胎瘤是双侧性的。对于需要去除的肿瘤只需简单切除即可。

　　鳞状上皮排列在囊壁上。毛发、肌肉和其他组织可以位于壁内。骨和牙齿也可以见于囊内。有时可见突起突入囊腔，称为 Rokitansky 结节。在一些文章中，也被称为皮样囊肿栓。

　　超声检查的特征性表现是囊性肿块合并复杂液体和壁结节。液平面很常见。另一典型表现是"冰山尖征"，即一个因声波吸收而融入强声影中的回声肿块。CT 对于发现脂肪更加敏感和直观。在卵巢囊肿内发现脂肪密度对于成熟畸胎瘤有诊断意义。

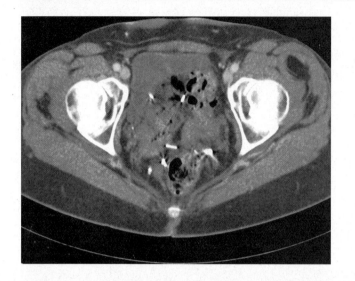
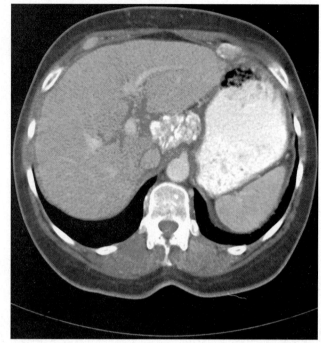
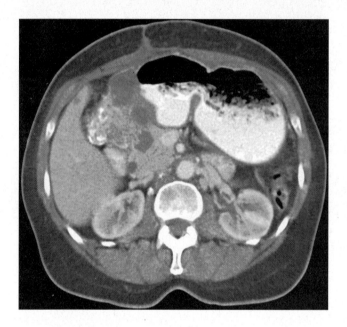

1. 根据 FIGO 的推荐，对该病初始阶段应采取何种方法治疗？
2. 该肿瘤扩散的最常见路径是什么？
3. 转移种植灶会钙化吗？
4. CT 发现腹膜种植灶的敏感性如何？

病例 36

产科 / 妇科学：复发的卵巢癌

1. 开腹，经腹全子宫切除术，双侧输卵管、卵巢切除，网膜切除，腹腔冲洗和腹壁取样，淋巴结取样活检。
2. 经腹水腹腔内播散。
3. 会。
4. 在大多数新近的研究中，其敏感性为 85%～93%。

参考文献

Coakley FV, Choi PH, Gougoutas CA, et al: Peritoneal metastases: detection with spiral CT in patients with ovarian cancer, *Radiology* 223:495–499, 2002.

相关参考文献

Zagoira RJ, *Genitourinary Radiology: THE REQUISITES,* 2nd ed, pp 47–48, 297.

点 评

卵巢癌是妇产科恶性肿瘤中第二位好发的肿瘤，它引起的死亡超过其他任何一种女性生殖系统肿瘤。分期主要通过手术，按照妇产科学国际联盟（FIGO）的推荐来进行。CT 在手术计划和治疗后随访中有用。I 期，肿瘤局限于卵巢。II 期肿瘤局限于真骨盆。盆腔外腹膜种植或腹盆腔淋巴结转移为III期。IV期肿瘤血行播散至远处器官。卵巢癌可以采用肿瘤切除手术，假如肿瘤局限于卵巢就可治愈。播散病变可以行缩减术，使残余灶不大于1cm，因为化疗对小肿瘤更为有效。

经腹水的腹腔内播散是卵巢癌转移的最常见路径。网膜、膈下间隙、肠系膜和结肠旁沟最常受累。大多数卵巢转移至腹膜的病变呈低密度，有些可以是囊性。它们在注射造影剂后有强化。肝周的浆液性种植灶可以钙化，如本例所示。近来的研究中，多排CT 发现腹膜种植转移的敏感性为85%～93%。然而，对于小于1cm 的病灶，敏感性骤降至50%以下。

卵巢癌也可以通过后腹膜、闭孔、髂内、髂外和腹股沟淋巴结从淋巴系统扩散。CT 发现淋巴结转移的敏感性约为50%。淋巴结肿大的定义为其短径大于1cm。

IV期卵巢癌有血行转移且大多数累及肝。鉴别肝周腹膜种植灶和肝内实质转移灶非常重要，因为二者在预后意义和治疗手段上有差异。卵巢癌也可转移至胸膜、肺、肾上腺、骨和脑。

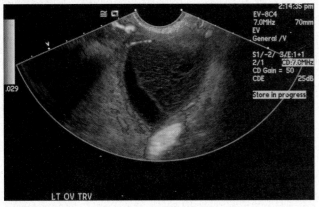 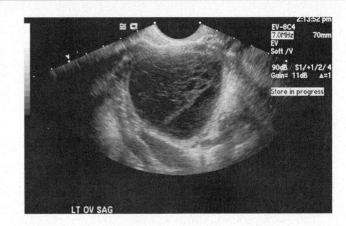

亦见彩色插图

1. 有此超声表现的患者其典型症状是什么？

2. 上图病变可以类似其他哪些病变？

3. 超声上的典型表现是什么？

4. 正确还是错误：这种疾病通常合并发热和白细胞增多。

别开来。在 CT 上，出血性卵巢囊肿表现为薄壁，内部密度接近于水或略高，取决于血液产物的物理状态。

产科 / 妇科学：出血性卵巢囊肿

1. 能使患者从睡眠中醒来的盆腔或腹部疼痛。
2. 输卵管卵巢脓肿和异位妊娠。
3. 蕾丝样表现，分隔内无血流。
4. 错。

参考文献

Jain KA: Sonographic spectrum of hemorrhagic ovarian cysts, *J Ultrasound Med* 21:879–886, 2002.

Swire MN, Castro-Aragon I, Levine D: Various sonographic appearances of the hemorrhagic corpus luteum cyst, *Ultrasound Q* 20:45–58, 2004.

相关参考文献

Zagoria RJ, *Genitourinary Radiology: THE REQUISITES,* 2nd ed, pp 282–284.

点 评

　　患有出血性卵巢囊肿的患者可以有或无症状。典型病史为能使患者从睡眠中醒来的突发性盆腔或下腹部疼痛。假如盆腔疼痛来源于出血性卵巢囊肿，那么施行经阴道超声时动作要轻柔。如果不是，则需考虑其他病因。出血性卵巢囊肿不伴有发热或白细胞增多。假如患者表现有急性盆腔疼痛，影像学表现符合典型的出血性卵巢囊肿，则无需进一步随访。假如囊肿不典型或大于 3cm，则建议 6 周之后复查超声。

　　经阴道超声是诊断方法之一。出血性卵巢囊肿可以类似输卵管卵巢脓肿和异位妊娠。这种情况下，临床症状和表现以及尿妊娠试验有助于鉴别。出血性囊肿可以慢慢演化，经历各个阶段：急性出血、凝血块形成和血块收缩。该演变过程导致了超声表现上的多样性。新鲜血液是无回声的。在血块形成的亚急性期，开始有回声。随着红细胞分解，出血性卵巢囊肿的回声又消失。出血性卵巢囊肿的典型超声表现是一个有良好声学穿透性的附件旁肿物。肿块内有细小交错的分隔，使之有海绵样或蕾丝样表现。如本例所示，在多普勒超声上显示分隔无血流，这种表现对于出血性卵巢囊肿有诊断意义。另一常见表现为收缩性血块。当血块收缩时，它会形成锐角，从而与肿瘤区

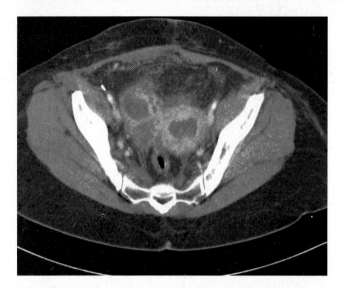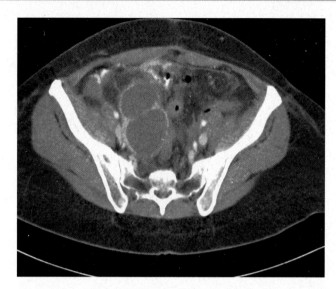

两图：reprinted with permission from Lee JKT, Sagel SS, Stanley RJ, Heiken P, *Computed Body Tomography with MRI Correlation*, ed 4, Philadelphia: Lippincott Williams and Wilkins, 2006.

1．可疑输卵管卵巢脓肿的首要影像学检查是什么？

2．正确还是错误：在 CT 上常见内部气泡。

3．举出最少三种输卵管卵巢脓肿 CT 表现的鉴别诊断。

4．描述输卵管卵巢脓肿的发病机制。

产科 / 妇科学：输卵管卵巢脓肿

1. 超声。
2. 错。
3. 子宫内膜异位症、卵巢肿瘤和囊肿、腹部和盆腔其他来源的脓肿。
4. 输卵管卵巢脓肿是盆腔炎症性疾病的并发症，通常继发于宫颈或阴道的沙眼衣原体或淋球菌感染，然后扩散至子宫内膜、输卵管、卵巢和邻近结构。

参考文献

Hiller N, Sella T, et al: Computed tomographic features of tuboovarian abscess, *J Repro Med* 50:203–208, 2005.

Wilbur AC, Aizenstein RI, Napp TE: CT findings in tuboovarian abscess, *Am J Roentgenol* 158:575–579, 1992.

相关参考文献

Zagoria RJ, *Genitourinary Radiology: THE REQUISITES*, 2nd ed, pp 273–275.

点　评

输卵管卵巢脓肿（tuboovarian abscess，TOA）是盆腔炎症性疾病的常见并发症，源于上行性阴道上部或宫颈感染，进展为子宫内膜炎和输卵管炎，即导致该病。有报道称有 1/3 的因输卵管卵巢炎住院的患者发生输卵管卵巢脓肿。这种感染通常是多微生物的，好发于 21～40 岁女性。少见病因有盆腔手术后遗症和腹腔内炎症的并发症，如阑尾炎或憩室炎。

超声是首选的影像学方法，可以确诊输卵管卵巢脓肿。典型超声表现为一个复杂的囊性肿块，其内有碎片、分隔；外周有不规则的厚壁。当输卵管卵巢脓肿的临床诊断不确定或超声结果不明确时，可以进行 CT 检查。就如本例所示，最常见的 CT 特征包括附件区多房的液体密度肿块。壁通常均匀增厚，且有强化。辅助性表现有周围脂肪模糊以及输卵管系膜增厚。位置靠前的脓肿会将输卵管系膜推向前方；位置靠后的输卵管卵巢脓肿的特点为宫骶韧带增厚，骶骨旁异位直肠周围脂肪密度增加。鉴别诊断包括子宫内膜异位症、卵巢肿瘤和囊肿、腹部和盆腔其他来源的脓肿。内部气泡虽然是脓肿最特异的影像学特征，但在输卵管卵巢脓肿罕有报道。

虽然这些脓肿一般位于卵巢和输卵管，但是它们的破裂会导致致命性的弥漫性腹膜炎。输卵管卵巢脓肿的治疗包括抗生素、影像引导下引流和手术。

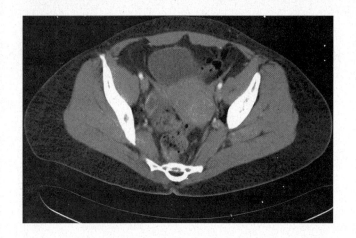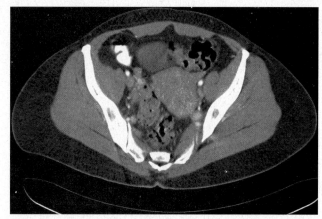

两图：reprinted with permission from Lee JKT, Sagel SS, Stanley RJ, Heiken P, *Computed Body Tomography with MRI Correlation*, ed 4, Philadelphia: Lippincott Williams and Wilkins, 2006.

1. 从部位和强化两方面描述子宫的异常。
2. 根据病变部位，对这些原发性子宫病变的不同类型命名。
3. 哪种影像学检查对于该类病变的发现和定性最敏感？
4. 正确还是错误：MRI 可以轻易判别该病变的恶性变。

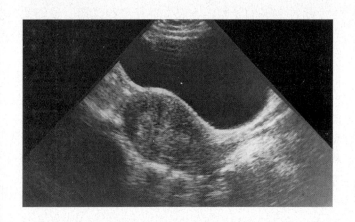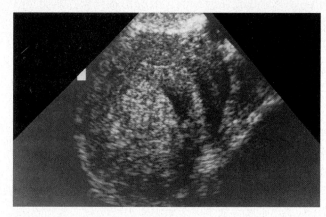

1. 子宫内膜癌的危险因素是什么？
2. 正确还是错误：小于 4mm 厚的子宫内膜，即使在经期女性，也与子宫内膜萎缩有关。
3. 正确还是错误：对于绝经期女性，如果有阴道出血和子宫内膜厚度大于 7mm，就应该进行急性子宫内膜活检。
4. 进行周期性激素替代疗法的绝经后女性，应该在周期的哪个时间进行盆腔超声检查？

病例 39

产科 / 妇科学：子宫肌瘤

1. 壁内轻度强化的子宫肿块。
2. 黏膜下、壁内、浆膜下、韧带内、管内和带蒂肌瘤。
3. MRI。
4. 错。退行性肌瘤会类似平滑肌肉瘤。

参考文献

Murase E, Siegelman ES, Outwater EK, et al: Uterine leiomyomas: histopathologic features, MR imaging findings, differential diagnosis and treatment, *Radiographics* 19:1179–1197, 1999.

相关参考文献

Zagoria RJ, *Genitourinary Radiology: THE REQUISITES,* 2nd ed, pp 276–278.

点　评

　　子宫肌瘤（类纤维瘤）是平滑肌的良性肿瘤。它们是最常见的女性盆腔肿瘤，好发于育龄期。

　　子宫肌瘤使子宫增大，引起形态异常。黏膜下、壁内和浆膜下是最常见的类型，但宫外类型，例如带蒂型、韧带内（阔韧带）、管内型（输卵管）也可以发生。

　　子宫肌瘤随着激素水平的升高而增大，绝经后萎缩。如果它们生长过快，超出其血供，就可能钙化并且发展为多种类型的退变（红色、囊性和玻璃样变）。外生型（浆膜下）或者带蒂的子宫肌瘤可能扭转，然后退变。

　　盆腔检查通常能做出诊断，影像学检查可以确诊。子宫肌瘤在超声上主要表现为低回声。超声在发现小的（小于 2cm）或者非常大的病变时有局限性。CT 同样也有局限性，因为子宫肌瘤同子宫等密度，并且强化程度不一。

　　MRI 是发现和定性子宫肌瘤最为敏感的方法。单纯的子宫肌瘤表现为边界清晰的肿块，T1 和 T2 图像上呈与子宫肌层一致的均匀低信号。它有轻度延迟、均匀强化。退变的子宫肌瘤表现不一，T2 可呈不均匀的高信号，强化不规则。因此，难以与更为恶性的平滑肌肉瘤相鉴别。

病例 40

产科 / 妇科学：绝经后女性子宫内膜厚度的超声测量

1. 未育，晚绝经，超重 20 磅，糖尿病，高血压，雌激素替代，他莫昔芬治疗，口服避孕药。
2. 正确。
3. 正确。
4. 理想状态下，超声应在子宫内膜最薄时进行，要么在出血后周期的末尾或早期。

参考文献

Davidson KG: Ultrasonographic evaluation of the endometrium in postmenopausal vaginal bleeding, *Radiol Clin North Am* 41:769–780, 2003.

Gull B: Can ultrasound replace dilation and curettage? *Am J Obstet Gynecol* 23:137–150, 2003.

相关参考文献

Zagoria RJ, *Genitourinary Radiology: THE REQUISITES,* 2nd ed, pp 257–258, 298–302.

点　评

　　超过 70% 的子宫内膜癌女性处于绝经期，她们大多数（大于 75%）伴有出血症状。绝大多数患者曾经雌激素过量，该因素导致子宫内膜增生。

　　绝经后出血的患者如果子宫内膜厚度等于或小于 4mm，即患有子宫内膜萎缩，这是绝经后出血最常见的原因。在绝经后出血的患者，不管有没有使用激素替代疗法（HRT），子宫内膜厚度超过 5mm，就应活检。对于绝经后使用激素替代疗法的无出血女性，只要子宫内膜厚度小于 8mm，则无需活检，因为激素本身就可以引起子宫内膜增生。在周期的早期（先于第 13 天）或者晚期（晚于第 23 天）是对使用激素替代疗法患者进行超声检查的最佳时段，因为子宫内膜在此期间最薄，并且此时子宫内膜厚度超过 8mm 往往意味着病理改变。子宫内膜活检可能出现假阴性，需要进一步评价。

　　子宫内膜厚度大于 4mm 的女性绝经后出血的原因包括子宫内膜增生、息肉、子宫肌瘤、子宫内膜癌和雌激素撤退。

　　子宫超声可以更加细致地评价子宫内膜，更好地显示可能引起出血的息肉或黏膜下子宫肌瘤。

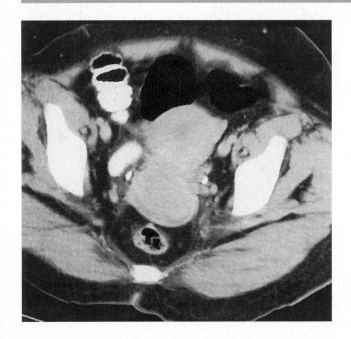 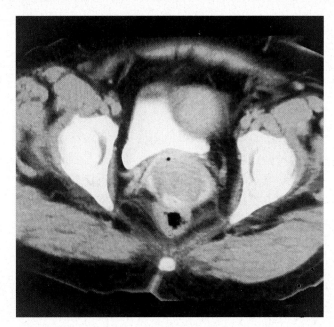

1. 该肿瘤最可能是哪种类型、在哪一期？
2. 国际妇产科学联盟指南对该肿瘤是如何分期的？
3. 在过去的 30 年中，该疾病的发生率是上升了还是下降了？
4. 该病的危险因素是什么？

病例 41

产科 / 妇科学：宫颈癌

1. Ⅱa 期。
2. 宫颈癌的临床分期需要盆腔双合诊检查、胸片、静脉尿路造影、膀胱镜以及肺和骨骼的影像学检查。
3. 这种侵袭性癌的发生率在下降，这是因于人们对子宫颈癌的日渐重视和常规巴氏涂片筛查的应用。然而，总的宫颈异常增生的发生率在提高，可能是因为性传播疾病的发生率的上升。
4. 社会经济状况差，多个性伙伴，免疫抑制以及人类乳头状病毒的感染。

参考文献

Kaur H, Silverman PM, Iyer RB, et al: Diagnosis, staging, and surveillance of cervical carcinoma, *Am J Roentgenol* 180:1621–1631, 2003.

Okamoto Y, Tanaka YO, Nishida M, et al: MR imaging of the uterine cervix: imaging-pathologic correlation, *Radiographics* 23:425–445, 2003.

相关参考文献

Zagoria RJ, *Genitourinary Radiology: THE REQUISITES*, 2nd ed, pp 305–310.

点 评

宫颈癌位于女性妇产科恶性肿瘤的第三位，居于子宫内膜癌和卵巢癌之后。临床上，晚期宫颈癌患者会有异常的阴道分泌物或阴道出血，但是浸润前期患者通常无症状。该病最常通过宫颈活检或巴氏试验来确定诊断。原位癌（0 期）不需要影像学检查。活检证实的浸润性疾病需要分期。影像学的目的是准确分期并指导治疗。Ⅰ期宫颈癌局限于宫颈；Ⅱ期宫颈癌生长至宫颈以外；Ⅲ期宫颈癌扩散至盆腔侧壁或者引起输尿管梗阻；Ⅳ期宫颈癌直接侵犯膀胱或直肠或者延伸至真骨盆之外。

表浅宫颈癌患者可以进行经阴道宫颈锥形切除术（切除肿瘤而子宫原位保留）。Ⅰb 和Ⅱa 期患者通常需要根治性子宫切除，术前行放疗。有宫旁侵犯（Ⅱb 或更高期）的患者进行联合放化疗。对宫颈癌的分期让我们想起了莎士比亚的名言："是还是不是，这是个问题"。关于治疗的选择，Ⅱb 期是个重要的转折点。对于分期，重要的临床观察要点包括：宫旁侵犯、盆腔淋巴结转移、输尿管积水和盆腔外转移性病灶。上述的任何一项有阳性发现，就意味着晚期疾病并排除了手术治疗。肾积水是一重要诊断，因为它使分期达到Ⅲb 期。不管 CT，还是 MRI，都可以对宫颈癌进行分期。

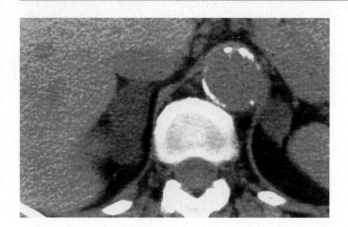

1. 最可能的诊断是什么?
2. 这种影像学表现的生理学基础是什么?
3. MRI 在评价这些表现方面起什么作用?
4. 肿块的大小和密度有何意义?

病例 42

肾上腺：肾上腺肿块的评价：体积和密度

1. 双侧肾上腺肿块。
2. 细胞内脂肪几乎总是出现于肾上腺腺瘤内，而从不出现于转移灶、癌和嗜铬细胞瘤内。
3. 当 CT 诊断不明确时，化学位移 MRI 对于鉴别腺瘤和转移具有很好的特异性。MRI 的作用随着静脉 CT 造影剂廓清率计算的引入而减弱。当非造影增强 CT 上 CT 测量值（Hounsfield u-nit，HU）处于临界状态时，MRI 特别有用。
4. 低密度比起肾上腺的体积来说更加重要。

参考文献

Israel GM, Korobkin M, Wang C, et al: Comparison of unenhanced CT and chemical shift MRI in evaluating lipid-rich adrenal adenomas, *Am J Roentgenol* 183: 215–219, 2004.

Mayo-Smith WW, Boland GW, Noto RB, Lee MJ: State of the art adrenal imaging, *Radiographics* 21:995–1012, 2001.

相关参考文献

Zagoria RJ, *Genitourinary Radiology: THE REQUISITES,* 2nd ed, pp 355–356.

点　评

肾上腺腺瘤常偶尔发现，这些良性肿瘤出现于 1%～8% 尸检病例中和 1% 的腹部 CT 检查中。腺瘤直径通常小于 3cm，可以是双侧的。双侧肾上腺肿块的鉴别诊断包括：双侧腺瘤、转移、出血（在 10% 的新生儿和 20% 的成人中为双侧性）、肉芽肿性肾上腺炎和嗜铬细胞瘤（10% 为双侧性）。

此病例显示了双侧肾上腺腺瘤的典型表现（双侧性，边界清楚，低密度肿块且无其他转移的证据）。低密度（小于 10Hu）由胞浆脂肪引起，这也是在化学位移 MRI 上引起反相位图像上信号丢失的原因。虽然细胞质内脂肪的存在被认为对腺瘤有诊断意义，但透明细胞肾腺癌同样也含有胞浆内脂肪。腺瘤在注射造影剂后明显强化，然后造影剂在延迟扫描时流出腺体，这种流出效应在腺瘤中比在转移中明显。在 15min 延迟 CT 扫描上，造影剂绝对廓清率大于 60%，或在 10min 延迟 CT 扫描上，造影剂绝对廓清率大于 50%，曾被用于鉴别腺瘤和转移。其他流出参数在本书其他部分已有讨论。对于不明确的病变表现，进行 MRI 或 CT 随访均可。假如需要即刻的病理学诊断，在 CT 引导下行肾上腺穿刺活检安全而准确。

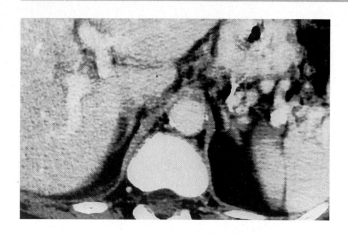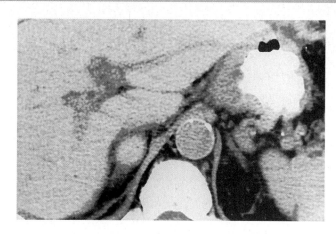

1. 右图（在左图采集后 1 周再次 CT 扫描所得）上的表现是什么？

2. 这种病变双侧性的几率有多大？

3. 哪种检查方法对于诊断有特异性：超声，CT，还是 MRI？

4. 注射造影剂后强化的程度如何？

病例 43

肾上腺：CT 上的急性肾上腺出血

1. 急性肾上腺出血。
2. 高达 20% 的病例。
3. MRI。
4. 无强化。

参考文献

Mayo-Smith WW, Boland GW, Noto RB, Lee MJ: State-of-the-art adrenal imaging [Review], *Radiographics* 21:995–1012, 2001.

Kawashima A, Sandler CM, Ernst RD, et al: Imaging of nontraumatic hemorrhage of the adrenal gland [Review], *Radiographics* 19:949–963, 1999.

相关参考文献

Zagoria RJ, *Genitourinary Radiology: THE REQUISITES*, 2nd ed, pp 366, 369.

点　评

　　肾上腺出血可以是腹部钝器伤、败血症、凝血病、抗凝治疗、手术或肾上腺静脉造影的并发症。自发的肾上腺出血略为少见。与自发出血相关的临床情况有败血症（Waterhouse-Friderichsen 综合征）、严重的生理应激状态、低血压、手术和肾上腺肿瘤。转移性黑色素瘤也可以有肾上腺出血。肾上腺出血通常无症状，但是可以有腹痛和低血压症状。高达 20% 的病例为双侧。

　　放射学医师应该认识横断面图像上急性肾上腺出血的表现。在超声上，肾上腺出血可以表现为高回声肿块。回声可随血肿的演化而逐渐消退，最后的表现类似一个囊肿。在平扫 CT 上肾上腺增大，且由于急性出血而密度增加（如本例所示）。MRI 是发现和定性肾上腺出血最为准确的影像学方法，因为图像的特征对于诊断血液成分有很好的敏感性和特异性。由于血红蛋白的存在，T1 加权像上急性肾上腺出血信号增高；T2 加权像上可见不均匀信号区域内迂曲的线样低信号，该信号的出现取决于出血的时间。在陈旧性出血中，可见一 T2 高信号囊性区域被黑色环包绕，这是巨噬细胞内含铁血黄素沉积的结果。

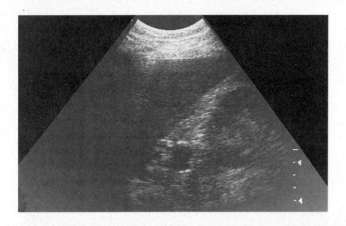

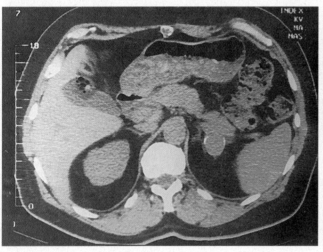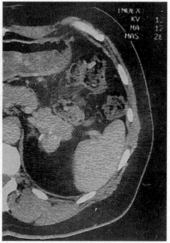

1. 该图显示了左肾的矢状位超声和两幅平扫 CT 的图像。鉴别诊断有哪些？

2. CT 上表现为肾上腺假性肿瘤的最常见病变是什么？

3. 正确还是错误：大多数肾上腺假性肿瘤发生在右侧。

4. 正确还是错误：许多肾上腺假性肿瘤是血管性病变。

肾上腺：肾上腺假性肿瘤

1. 脾动脉瘤或假性动脉瘤。
2. 外生性肾囊肿。
3. 错。
4. 正确。

参考文献

Brady TM, Gross BH, Glazer GM, Williams DM: Adrenal pseudomasses due to varices: angiographic-CT-MRI-pathologic correlations, *Am J Roentgenol* 145:301–304, 1985.

Lawler LP, Horton KM, Fishman EK: Peripancreatic masses that simulate pancreatic disease: spectrum of disease and role of CT, *Radiographics* 23:1117–1131, 2003.

相关参考文献

Zagoria RJ, *Genitourinary Radiology: THE REQUISITES*, 2nd ed, pp 77–78, 369–374.

点　评

正常的肾上腺周围脏器或血管性病变可能类似一个肾上腺肿块。肾上腺假性肿瘤更多发于左侧。左侧肾上腺假性肿瘤的原因有：血管、副脾、左侧肾肿物（多为外生性肾上极囊肿）、胰腺体部或尾部肿块、邻近小肠、胃憩室和冗余胃底。由小肠造成的假性肿瘤可通过口服造影剂后重复放射学或超声检查来诊断。血管性肾上腺假性肿瘤包括：迂曲的脾动脉、脾动脉瘤或假性动脉瘤以及门静脉高压时肾上腺周围的静脉侧支。右侧肾上腺假性肿瘤略为少见，可以由迂曲的肾血管或外生性的肾和肝肿块造成。

本例显示，腹部超声上的一个脾动脉瘤类似左侧肾上腺肿块。脾动脉瘤是最常见的脏器动脉瘤，在女性中的发生率是男性的 2 倍，并且 90% 合并脾假性动脉瘤的女性至少怀孕过 2 次。脾动脉瘤最常见的并发症是破裂，会引起很高的死亡率。在动脉瘤直径到达或大于 2cm 时，应采用支架植入、栓塞或切除的方法进行治疗。注意超声和平扫 CT 中动脉瘤壁上的线样钙化。

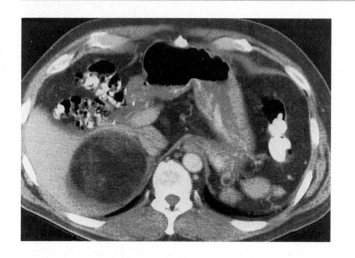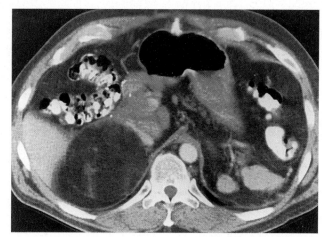

1. 哪种肾上方病变含有成熟的脂肪组织?
2. 髓样脂肪瘤最常见的临床表现是什么?
3. 肿瘤的体积和症状之间有关系吗?
4. 正确还是错误:大多数髓样脂肪瘤随着时间延长,体积增加。

肾上腺：髓样脂肪瘤的自然病程

1. 髓样脂肪瘤、外生性肾血管平滑肌脂肪瘤、腹膜后脂肪瘤和腹膜后脂肪肉瘤。
2. 偶尔发现的无症状的肾上方肿块。
3. 通常没有。然而，非常大的髓样脂肪瘤出血可以引起疼痛。
4. 错。

参考文献

Elsayes KM, Mukundan G, Narra VR, et al: Adrenal masses: MR imaging features with pathologic correlation, *Radiographics* 24(Suppl 1):73–86, 2004.

Han M, Burnett AL, Fishman EK, Marshall FF: The natural history and treatment of adrenal myelolipoma, *J Urol* 157:1213–1216, 1997.

相关参考文献

Zagoria RJ, *Genitourinary Radiology: THE REQUISITES*, 2nd ed, pp 360–361.

点　评

　　肾上腺髓样脂肪瘤是一种少见的良性肿瘤，本例显示的是一例由成熟的脂肪和造血组织组成的肿瘤。虽然关于肿瘤的病因尚无定论，但最被广泛接受的理论是——它由非特异性刺激引起的网状上皮细胞的肾上腺皮质化生而形成。

　　虽然这些肿瘤可以引起腹部疼痛，但大多数肾上腺髓样脂肪瘤无症状，并且绝大多数无激素活性。被发现时肿瘤直径在几厘米至大于 30cm 之间。肿瘤的大小与机械压迫、腹膜后出血、肿瘤坏死相关症状之间无关联。随访 10 年以上的话，肿瘤可能增大，但其生长缓慢，并且与其症状和出血的发生无必然关系。因此，生长本身并不是手术指征。

　　肾上腺髓样脂肪瘤应采取保守治疗；只有当患者有症状时才考虑切除。

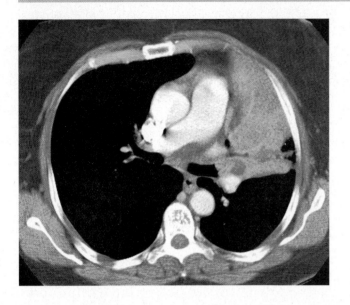
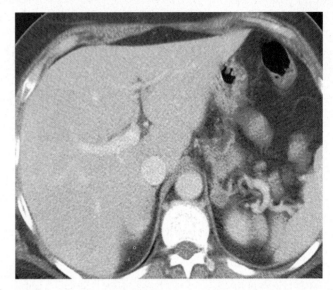
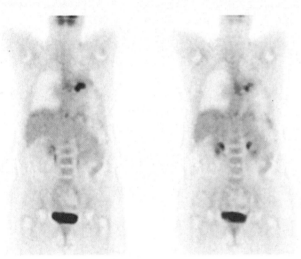
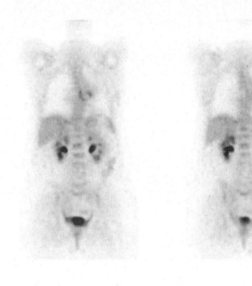

1. CT 和 PET 图像上的表现是什么?

2. 基于 PET 图像,该左侧肾上腺肿块是良性还是恶性?

3. 还需要做其他影像学检查来评价左侧肾上腺肿块吗?

4. PET 代替 CT 或 MRI 对评价肺癌患者的肾上腺肿块主要优势是什么?

肾上腺增大，但 PET 上的低活性和无其他转移灶有助于手术指征的选择。

肾上腺：PET 上的肺癌和左侧肾上腺良性肿块

1. CT：左侧远端主支气管内的肿块导致左上叶肺不张。性质待定的左侧肾上腺肿块。PET：左侧远端主支气管内的强摄取和不张肺的弱摄取。左侧肾上腺无摄取。
2. 良性。
3. 否。
4. 发现额外的转移灶。

参考文献

Gupta N, Graeber GM, Tamim WJ, et al: Clinical utility of PET-FDG imaging in differentiation of benign from malignant adrenal masses in lung cancer, *Clin Lung Cancer* 3:59–64, 2001.

Kumar R, Xiu Y, Yu JQ, et al: 18F-FDG PET in evaluation of adrenal lesions in patients with lung cancer, *J Nucl Med* 45: 2058–2062, 2004.

相关参考文献

Zagoria RJ, *Genitourinary Radiology: THE REQUISITES*, 2nd ed, pp 354–358.

点　评

本例中，CT 上显示的肺癌在 PET 上表现为 FDG 强摄取。此外，还可见左上肺因不张而产生的弱摄取。左侧肾上腺肿块无摄取，说明其为良性病变。

PET 的出现改变了肺癌患者肾上腺肿块的评价方式。PET 较 CT 或 MRI 的优势在于可发现额外转移灶和评价原发肿瘤的生物学活性。当 PET 上肾上腺肿块的摄取大于背景肝活性时，即被认为阳性。

已发表的关于肺癌患者合并肾上腺肿块的 PET 研究显示，该方法对于肾上腺转移有 93%～100% 的敏感性和 80%～100% 的特异性。但在嗜铬细胞瘤和肾上腺腺瘤，有报道称 PET 可出现假阳性结果。对于神经内分泌肿瘤和细支气管肺泡癌的坏死性肾上腺转移肿块，也有 PET 假阴性的报道。CT 和 MRI 对于评价无肿瘤史患者偶然发现的不易定性的肾上腺肿块仍有重要作用，但已经证明 PET 对于肺癌患者肾上腺肿块的定性有用。该例患者中，虽然 CT 上显示

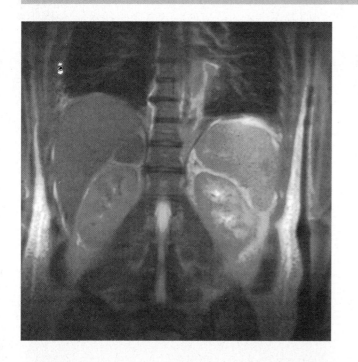
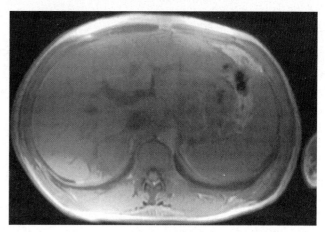
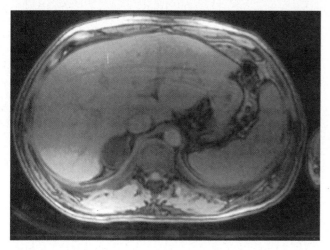

1. 诊断是什么？

2. 用什么样的 MR 技术做出该诊断？

3. 应用 CT 流出技术诊断良性腺瘤时，什么程度的密度下降被认为具有诊断意义？

4. 病变内的什么物质造成了化学位移 MRI 上的信号下降？

肾上腺：肾上腺腺瘤

1. 肾上腺腺瘤。
2. MR 化学位移成像。
3. 10min 时大于或等于 50%。
4. 细胞内脂肪。

参考文献

Elsayes KM, Mukundan G, Narra VR, et al: Adrenal masses: MR imaging features with pathologic correlation, *Radiographics* 24(Suppl):73–86, 2004.

相关参考文献

Zagoria RJ, *Genitourinary Radiology: THE REQUISITES*, 2nd ed, pp 355–357.

点　评

　　该病例显示了一个累及右侧肾上腺的肿块，该肿块在 T1 和 T2 加权像上呈与肝相当的均匀信号。最具有特征性的表现是反相位上信号下降。这些表现是肾上腺腺瘤的典型特点。

　　对于可疑肾上腺功能亢进性肿块（如嗜铬细胞瘤或醛固酮瘤）的评价应从合适的生化试验开始。CT 或 MRI 可用于进一步评价此类或其他肾上腺肿块。CT 对肾上腺腺瘤的诊断标准包括：组织学参数和生理学参数；平扫 CT 上密度小于 10HU 具有诊断意义。假如不满足这个条件，那么可以进行增强 CT 计算流出系数，这是一种扫描技术，在造影剂注射后约 1min 和 10min 各采集一次图像。相对流出系数可由以下公式得出：[（初始 HU－延时 HU）/ 初始 HU]×100%。大于或等于 50%对于诊断腺瘤有特异性。MRI 是定性肾上腺不明肿块的另一强有力工具，其可靠性部分源于与平扫 CT 评价一致的原则。这个原则就是大多数肾上腺腺瘤含有胞浆内脂肪，但是转移灶没有。通过对比正反相位的 T1 加权像可以看出，肾上腺腺瘤在反相位上信号下降。信号下降的程度通常与脾进行比较，因为肝可能是由于脂肪浸润，也可显示为信号下降。这种信号下降之所以存在是因为脂肪和水分子中氢质子的化学环境不同，造成弛豫时间的差异。这种差异通过选择不同的 TE 周期而显现出来，造成同时含有脂肪和水的体素内信号丢失。在性质不明的病例，需进行 PET 检查和活检。

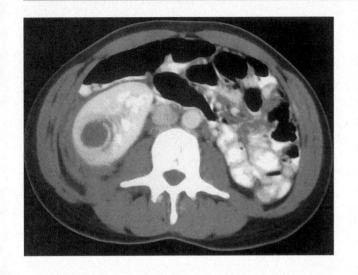
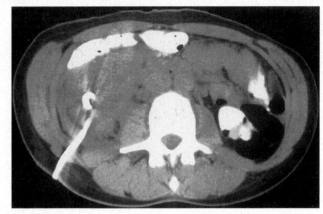

1. 这个右侧腹痛、发热 1 周的患者最可能的诊断是什么?

2. 这种肾病通常有症状吗?

3. 对该病患者的最佳治疗是什么?

4. 该病变的可能原因是什么?

血管和介入：肾脓肿经皮穿刺引流

1. 肾脓肿。
2. 是。
3. 系统抗生素治疗和经皮穿刺引流的联合应用。
4. 急性肾盂肾炎。

参考文献

Siegel JF, Smith A, Moldwin R: Minimally invasive treatment of renal abscess, *J Urol* 155:52–55, 1996.

相关参考文献

Zagoria RJ, *Genitourinary Radiology: THE REQUISITES*, 2nd ed, p 399.

点　评

　　对有急性肾盂肾炎的体征和症状以及肾内有复杂液体聚集的患者，应做出肾脓肿诊断。此例患者右肾有复杂的厚壁囊性肿块；吉氏筋膜增厚；肾周液体和纤维条索。右肾的不均匀强化提示有肾盂肾炎的可能。肾脓肿通常在肾盂肾炎患者中发生，而肾盂肾炎又多继发于膀胱的上行性感染。在少数病例，肾脓肿继发于感染的血行性播散。肾脓肿和身体其他部位的脓肿一样，一般不会随简单的抗生素应用而消退。经皮穿刺引流肾脓肿联合应用系统性抗生素成为目前治疗的标准方法。

　　第二幅图像显示了置入肾脓肿的猪尾管。一般而言，在 CT 或超声引导下，放射学医师经皮将针刺入液体聚集的部位。液体吸出来后，即证实了脓肿的诊断。然后，应用 Trocar 或 Seldinger 技术，置入一根引流管，脓肿可在引流时被排空。脓肿通常在开始经皮穿刺引流联合应用系统性抗生素 1 周以内缓解。症状缓解和引流物排空以后，经皮引流即可停止。

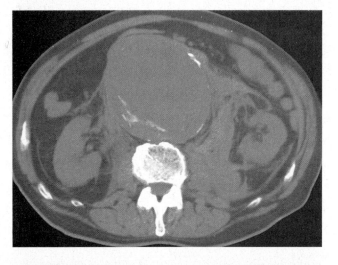
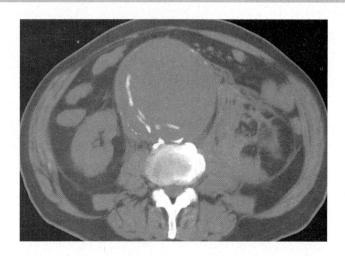
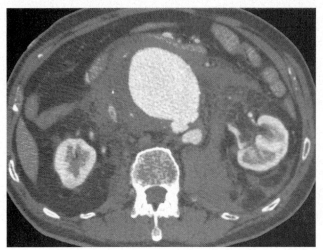
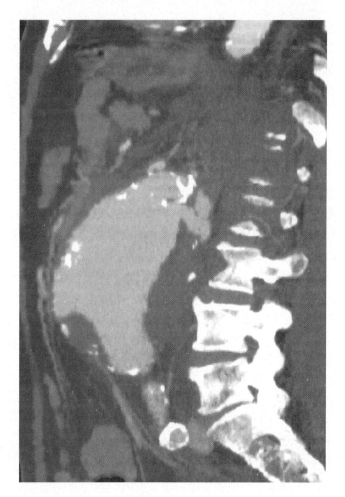

1. 双侧肾旁和肾周间隙内高密度物质的意义是什么？
2. 主动脉管腔里的新月形高密度影的意义是什么？
3. 该老年背痛患者的诊断是什么？
4. 出血部位能确定吗？

腹膜后：破裂的腹主动脉瘤

1. 它代表急性出血。
2. 这是腹主动脉瘤急性破裂或即将破裂的征像。
3. 破裂的腹主动脉瘤。
4. 是的，在增强扫描的矢状位上可见造影剂从动脉瘤的后外侧延伸出来。

参考文献

Mehard WB, Heiken JP, Sicard GA: High-attenuating crescent in abdominal aortic aneurysm wall at CT: a sign of acute or impending rupture, *Radiology* 192:359–362, 1994.

相关参考文献

Zagoria RJ, *Genitourinary Radiology: THE REQUISITES*, 2nd ed, pp 74–79.

点　评

这些图像显示了一个周围被高密度液体包绕的巨大腹主动脉瘤（AAA）。平扫 CT 显示的高密度液体意味着血液、高蛋白含量的液体或造影剂。该病例未口服造影剂，因此，对该液体唯一合理的解释是腹主动脉瘤的出血。当寻找急性腹膜后出血时，平扫 CT 通常就足够了。增强 CT 可以用来寻找其他病理情况。重建的增强扫描显示了腹主动脉瘤壁上的破裂口。这对手术修复该动脉瘤有帮助。

大多数破裂的腹主动脉瘤患者在到达医院之前即死亡，且进行手术修复的死亡率也非常高。当腹主动脉瘤直径大于 5cm 时，破裂可能性很大，需要预防性手术修复。约 40% 的直径大约 5cm 的腹主动脉瘤会在 5 年内破裂。除动脉瘤的大小，腔内高密度新月形影的存在与腹主动脉瘤的破裂和即将破裂有关。此征像出现于本例中。这个新月形影被认为是代表了壁内或动脉瘤血栓中的急性出血，有时与急性背痛的发生有关。这种新月形影在已破裂的病例中也可见到。

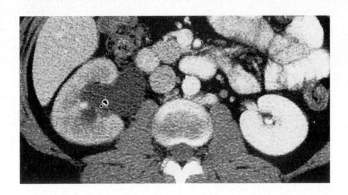
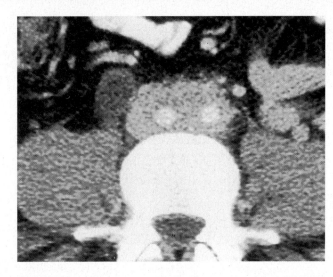

1. 什么造成了右肾延时扫描上的表现和肾肿大?
2. 主动脉和髂动脉旁软组织的可能病因是什么?
3. 右侧异常软组织旁含液体的结构是什么?
4. 该类型的肾积水应如何治疗?

病例 50

腹膜后：腹膜后纤维化

1. 输尿管梗阻。
2. 腹膜后纤维化。
3. 输尿管积水。
4. 这种情况可以暂时置入支架。确切治疗需要手术切除该输尿管。

参考文献

Amis ES: Retroperitoneal fibrosis, *Am J Roentgenol* 157:321–329, 1991.

相关参考文献

Zagoria RJ, *Genitourinary Radiology: THE REQUISITES*, 2nd ed, pp 170, 183, 186.

点　评

　　腹膜后纤维化（RPF）包括非肿瘤性纤维组织的特发性（Ormond 病）和继发性增生。腹膜后纤维化倾向于以主动脉为中心，但随着病变进展，包绕下腔静脉和输尿管。腹膜后纤维化通常以脊柱的 L4–L5 水平为中心，但可上升或延伸至腹膜后的全长，包括肾窦。大约 50%的腹膜后纤维化累及双侧输尿管。腹膜后纤维化是双侧输尿管积水最常见的原因之一。输尿管梗阻是由其周围的纤维化组织包绕造成。这种包绕造成输尿管狭窄和无蠕动，进而引起肾积水。全身应用激素和化疗药物在逆转腹膜后纤维化方面疗效有限，肾积水的确定治疗通常需手术切除，去除纤维化中的输尿管，用腹膜或网膜保护性地予以隔离，从而防止纤维化的进展。

　　继发性腹膜后纤维化与许多其他疾病相关，包括主动脉瘤、主动脉和髂动脉假体移植物手术、腹膜后血肿、尿瘤、感染、小肠炎症性疾病、硬化性胆管炎和纤维性纵隔炎以及某些药物，最有名的是麦角生物碱。

　　淋巴瘤表现可以类似或相同。通常需要手术活检来除外淋巴瘤。尽管主动脉后方的弥漫性软组织增生更加提示淋巴瘤，但无绝对的影像学特征可以区别腹膜后纤维化和淋巴瘤。

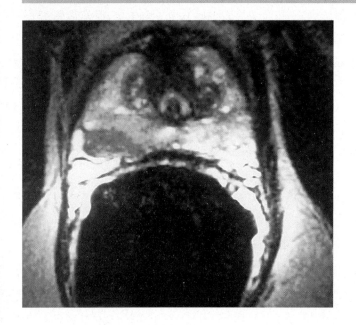 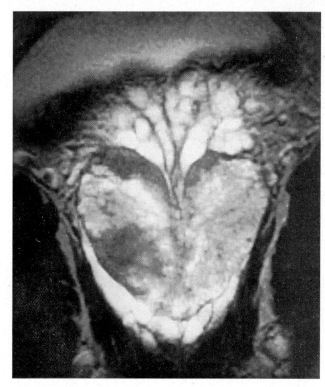

1. 正确还是错误：大多数前列腺腺癌从外周带发生。
2. 良性前列腺增生的结节从前列腺的哪个带发生？
3. 神经血管束的临床病理学意义是什么？
4. 射精管位于前列腺的哪个带？

病例 51

前列腺和精囊：MRI 上前列腺各个带的解剖

1. 正确。
2. 移行带。
3. 这是前列腺癌侵犯前列腺包膜的常见部位。
4. 中央带。

参考文献

Claus FG, Hricak H, Hattery RR: Pretreatment evaluation of prostate cancer: role of MR imaging and 1H MR spectroscopy, *Radiographics* 24(Suppl):167–180, 2004.

McNeal JE: Normal anatomy of the prostate and changes in benign prostatic hypertrophy and carcinoma, *Semin Ultrasound CT MR* 9:329–334, 1988.

相关参考文献

Zagoria RJ, *Genitourinary Radiology: THE REQUISITES*, 2nd ed, pp 337–339.

点　评

在这些快速自旋回波 T2 加权像上，肿瘤是前列腺中部层面上外周带右侧的一个低信号区域。手术中，有腺癌穿过包膜进入右侧神经血管束的镜下扩散改变。

10 多年前，通过对腺体和导管结构进行显微镜下细致分析，前列腺解剖被重新定义。我们定义了前列腺的各个带，这对于前列腺癌和良性前列腺增生（BPH）的理解有重要影响。中央带由腺体导管系统组成，引流入射精管开口附近的精阜。它的分支集中在前列腺底部（如接近膀胱颈），围绕射精管。其他主要腺体带，即外周带，与精阜无直接接触，但分布更为广泛；它从下方的前列腺尖延伸至上方的前列腺底部。外周带和中央带的腺体合起来组成前列腺腺体组织的 95%。腺体内的黏液包含水分，引起 MRI 长 TR / TE 图像上外周带和中央带高信号。尿道的前列腺前段接近精阜，被称为移行带的小腺体系统包围。移行带几乎与前列腺功能无关。

良性前列腺增生不累及前列腺前部区域，结节要么起源于移行带，要么起源于尿道周围的黏膜下组织。起源于中央带的疾病相对较少，但外周带为慢性炎症性疾病、不典型增生和多数前列腺癌的发生部位。较少见的移行带癌起源于良性前列腺增生结节。

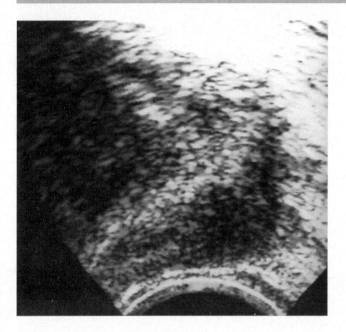 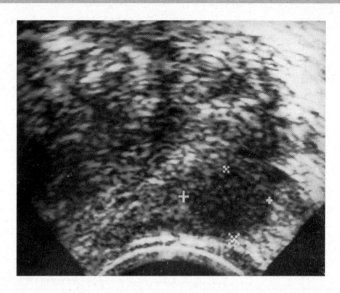

1. 该异常的鉴别诊断是什么？

2. 在经直肠前列腺超声上，百分之几的前列腺癌是低回声的？

3. 癌发生于前列腺的哪个部位？

4. 前列腺癌恶性生物学行为的重要预测因素是什么？

病例 52

前列腺和精囊：前列腺超声上的低回声病变

1. 前列腺外周带上的低回声结节的鉴别诊断包括：前列腺癌、不典型增生、局灶性前列腺炎、良性前列腺增生结节、局灶性萎缩和前列腺囊肿。

2. 大约 70%（30% 等回声，1% 高回声）。

3. 在前列腺癌中，有 85% 位于外周带；10% 位于移行带（通常在经尿道切除的前列腺组织标本上）；5% 位于射精管周围的中央带上。

4. Gleason 分期（期越高，预后越差）、肿瘤体积和前列腺特异性抗原水平的升高。

参考文献

Hittelman AB, Purohit RS, Kane CJ: Update of staging and risk assessment for prostate cancer patients [Review], *Curr Opin Urol* 14:163–170, 2004.

Kuligowska E, Barish MA, Fenlon HM, Blake M: Predictors of prostate carcinoma: accuracy of gray-scale and color Doppler US and serum markers, *Radiology* 220:757–764, 2001.

相关参考文献

Zagoria RJ, *Genitourinary Radiology: THE REQUISITES*, 2nd ed, pp 329–332.

点　评

在美国，前列腺癌是最常见的男性恶性肿瘤，是仅次于肺癌的第二位引起癌症相关死亡的肿瘤。前列腺特异性抗原（PSA）、直肠指诊（DRE）以及经直肠前列腺超声在前列腺癌的诊断中起着重要作用。现代化的高频超声探头提高了解剖的分辨率，设备的改善使得超声引导下穿刺活检成为可能。超声引导下的活检比指诊引导下的活检有更高的阳性率。

经直肠超声的一个限制为低回声外周带结节的特异性低。虽然前列腺癌可表现为低回声，但还有其他良性病变也可有此表现，包括不典型增生、局灶性前列腺炎和前列腺囊肿。此外，约 30% 的前列腺癌在经直肠超声上与正常前列腺腺体等回声，因此，除非前列腺外形改变，否则无法可靠地发现肿瘤。虽然40% 的低回声病变为恶性，但如果指诊时有相应的结节，那么阳性预测值就增至 60%。当指诊异常，血清 PSA 水平升高，阳性预测值将增至 70%。前列腺超声的主要作用是在有可触及的结节和 PSA 水平升高时，为前列腺穿刺活检提供影像学引导。

通过计算血清 PSA 水平和临床前列腺体积（根据超声计算）的商得到 PSA 密度。PSA 密度可用于提高 PSA 水平的特异性，它校正了前列腺的体积。当前列腺 PSA 密度为 0.1～0.14 时，即应活检。

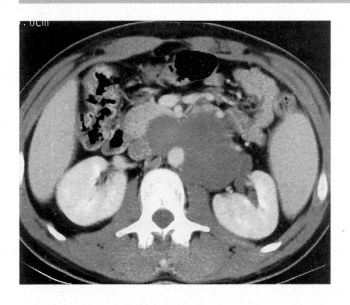
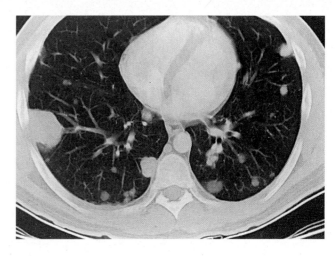

1. 睾丸癌最常通过哪条路径扩散?
2. 左侧睾丸原发恶性肿瘤的前哨淋巴结在哪儿? 右侧睾丸的又在哪儿?
3. 侵犯附睾或阴囊壁的睾丸癌的分期含义是什么?
4. 哪种睾丸癌和甲胎蛋白水平相关? 哪种与人绒毛膜促性腺激素水平相关?

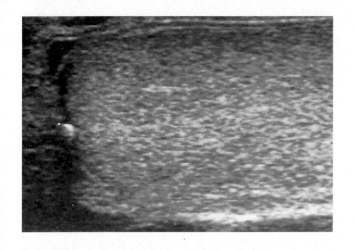
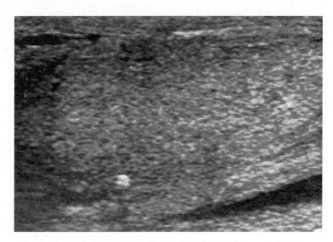

1. 最可能的诊断是什么?
2. 病变在睾丸内, 还是在睾丸外? 鉴别它们的意义是什么?
3. 这是良性病变, 还是癌前病变?
4. 经常伴发的情况是什么?

病例 53

阴囊：睾丸癌的分期

1. 首先通过淋巴转移至腹膜后淋巴结，然后血行转移至肺、肝、骨和脑。
2. 左侧：肾门周围，肾静脉正下方；右侧：腔静脉旁，右肾动脉下方。
3. 淋巴结引流方式的改变。
4. 甲胎蛋白：卵黄囊瘤、胚胎细胞癌和混合细胞肿瘤（畸胎癌）。人绒毛膜促性腺激素：纯精原细胞瘤、胚胎细胞癌和绒毛膜癌。

参考文献

Sheinfeld J: Nonseminomatous germ cell tumors of the testis: current concepts and controversies, *Urology* 44:2–10, 1994.

相关参考文献

Zagoria RJ, *Genitourinary Radiology: THE REQUISITES*, 2nd ed, pp 322–325.

点　评

睾丸生殖细胞肿瘤的分期是基于这些肿瘤首先向腹膜后淋巴结转移，然后向纵隔淋巴结和肺实质转移的基础上。晚期，血行转移将扩散至肺、肝、骨和脑。除了甲胎蛋白（AFP）、人绒毛膜促性腺激素（hCG）和乳酸脱氢酶的血清学实验检查，分期通常还包括胸片、胸部、腹部、盆腔 CT 以及核素骨扫描。腔静脉旁、腔静脉主动脉间以及右侧髂总淋巴结群被认为是右侧肿瘤扩散的首站（前哨淋巴结）。对于左侧肿瘤，腔静脉主动脉间、左侧主动脉旁和左侧髂总淋巴结是前哨淋巴结。睾丸肿瘤局部扩散至附睾可以导致髂外淋巴结转移，而扩散至阴囊壁会导致腹股沟淋巴结转移。

鉴别纯精原细胞瘤和混合瘤或非精原细胞的生殖细胞瘤（即胚胎细胞癌、畸胎瘤、卵黄囊瘤和绒毛膜癌）非常重要，因为它极大地影响治疗最佳方案。血清学标志物对于睾丸癌根治性切除术后的治疗非常重要。甲胎蛋白是由卵黄囊内胚窦细胞产生的，半衰期为 5 天；人绒毛膜促性腺激素由胎盘细胞分泌，半衰期为 30 小时。治疗的半衰期后，这些血清学指标不能恢复正常，往往提示患者可能有转移灶。

病例 54

阴囊：阴囊内珍珠

1. 阴囊结石或阴囊珍珠。
2. 睾丸外。它不可能是恶性的。
3. 良性。
4. 鞘膜积液。

参考文献

Linkowski GD, Avvelone A, Gooding GAW: Scrotal calculi: sonographic detection, *Radiology* 156:484, 1985.

相关参考文献

Zagoria RJ, *Genitourinary Radiology: THE REQUISITES*, 2nd ed, p 325.

点　评

阴囊结石，也称为阴囊珍珠或疏松纤维素体，是鞘膜膜间的良性、能移动的分泌物。病理上，该结石由羟基磷灰石的核心被纤维素物质包裹。结石可以单发或多发，直径可以大于 4mm（甚至可达 10mm）。阴囊结石可能是鞘膜非特异性炎症或睾丸扭转所致。非特异性阴囊炎症可引起脱落的阴囊上皮细胞形成肉芽肿组织。随时间延长，纤维素核心形成，然后逐渐钙化。而阴囊珍珠可以由扭转梗死的睾丸蒂或附睾钙化而形成。任何一种情况下，继发的鞘膜积液常与阴囊珍珠有关。

阴囊鞘膜较大的钙化必须与外周睾丸内钙化鉴别开来。睾丸微结石通常多发，并且直径小于 3mm。大的实质钙化可以与陈旧性睾丸创伤或睾丸肿瘤有关。例如，在原发性睾丸肿瘤完全坏死的病例和大细胞钙化性睾丸支持细胞癌的病例中报道有大的局灶性钙化。大细胞钙化性睾丸支持细胞癌是一种少见肿瘤，它与男子乳腺发育、性早熟和 Carney 综合征（心脏黏液瘤、皮肤色素斑、皮肤肌瘤、黏液性乳腺纤维腺瘤、原发性色素沉着性肾上腺功能不全和垂体腺瘤）有关。

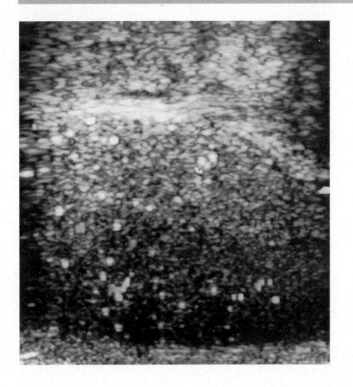 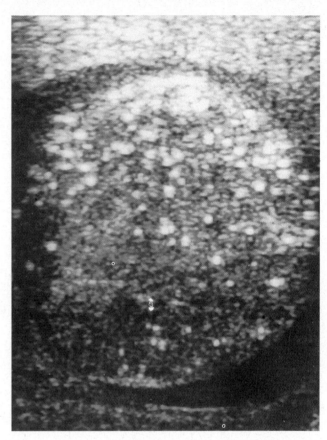

1. 这显示了睾丸超声的两幅图像。最可能的诊断是什么？
2. 该病变的临床意义是什么？
3. 举出睾丸钙化的三种原因。
4. 正确还是错误：睾丸微结石的钙化总有声影。

病例 55

者已有肿瘤标志物的升高，则可用这些值来评价肿瘤切除术后的复发。

阴囊：睾丸微结石

1. 睾丸微结石。
2. 与原发睾丸的关系。
3. 睾丸肿瘤、感染好转、血肿和梗死。
4. 错。

参考文献

Backus ML, Mack LA, Middleton WD, et al: Testicular microlithiasis: imaging appearances and pathologic correlation, *Radiology* 192:781–785, 1994.

Rashid HH, Cos LR, Weinberg E, Messing EM: Testicular microlithiasis: a review and its association with testicular cancer [Review], *Urol Oncol* 22:285–289, 2004.

相关参考文献

Zagoria RJ, *Genitourinary Radiology: THE REQUISITES*, 2nd ed, p 325.

点 评

　　睾丸微结石是一种良性疾病，典型表现为多发（5～60多个）的睾丸内点状小钙化。这些钙化直径为1～3mm，位于输精管内。该病通常影响双侧睾丸，可不对称。钙化在超声上并不是全有声影。

　　睾丸微结石与一系列疾病有关，包括隐睾、睾丸萎缩和不育。某一研究发现在20%～45%的患者中，超声探及的睾丸微结石与生殖细胞瘤相关，此发现导致了偶然发现的微结石患者接受长期随访。在那个研究中，相关的睾丸肿块与微结石患者被分开。单独的微结石患者最终的肿瘤发生率低于预期，提示两种疾病可以共存，但微结石未必就是肿瘤的前期。对未发现肿块的无症状微结石患者进行随访的建议目前尚有争议。一些泌尿科医师对患者每年行超声检查随访，直至40岁（此时睾丸癌总体发生率下降）。通常对未发现肿块的无症状微结石患者，不要求进行肿瘤标志物测查。肿瘤标志物在患者已知有睾丸肿块的情况下才检查，进行术前基础值的测定。如果诊断肿瘤时患

提高篇

病例 56

病例情景：你在一个门诊影像中心任职，一位技术员来向你咨询，请求帮助。

1. 如果患者曾有发生造影剂副作用的病史，那么做增强 CT 之前应该先做什么？
2. 患者正在服用二甲双胍，进行增强 CT 前应该做什么？
3. 进行增强 CT 时造影剂渗漏入患者手臂，应该如何处理？
4. 如果患者在增强 CT 后突发不适，应该怎么办？

病例 56

造影剂问题

1. 首先应该询问以前造影剂副作用的类型和严重程度。如果严重的话，患者不应在未准备的情况下注射静脉内造影剂，除非紧急情况。即使进行了前期准备工作，也要求该类患者准备入院。
2. 患者应停用二甲双胍至少 48 小时，并且通过血液实验室检查排除造影剂导致的肾功能不全。
3. 对患者应该进行组织损伤和神经肌肉功能的评价。抬高肢体并加压冷敷。进一步的治疗取决于所渗漏造影剂的类型和量。
4. 应该即刻评估患者。只要发生稍严重的副作用，即需治疗。

参考文献

Committee on Drugs and Contrast Media of the American College of Radiology: *Manual on Contrast Media*, 5th ed, Reston, VA, 2004, American College of Radiology.

相关参考文献

Zagoria RJ, *Genitourinary Radiology: THE REQUISITES*, 2nd ed, pp 4–6.

点　评

　　预防和治疗造影剂相关的副作用对于放射学医师十分重要。无治疗作用的含碘放射学造影剂也可以像其他药物一样，引起意外的副作用。放射学医师必须知晓怎样预防和避免该类药物的副作用。

　　在注射含碘造影剂之前，首先应了解患者发生副作用的风险是否增高。以往的副作用病史会大为增加患者再发副作用的风险。如果以前的副作用轻微（如热感、头痛），则无需预先性采取措施。然而，如果以前的副作用严重，那么在注射含碘造影剂之前，需提前给予预防性治疗。一个被证明有效的方法是，推迟扫描时间，在注射含碘造影剂至少 13 小时前，患者开始每 6 小时服用 50mg 泼尼松。此外，注射含碘造影剂前 30min 至 1 小时给予 50mg 苯海拉明口服，或 10min 前静脉内注射。对于此类患者，只能用血管内低渗性造影剂，最好入院。

病例 56 （续）

　　肾功能不全患者因发生造影剂所致肾毒性的风险增加，故还应采取其他预防性措施。假如患者的肾功能下降，则应尽可能避免使用造影剂。如果必须用的话，应该在注射含碘造影剂之前和之后静脉输液，这是预防肾毒性发生的最好措施。

　　假如患者正在服用含有二甲双胍的药物，则需其他的提前准备。二甲双胍的分泌需要肾功能正常，且如果二甲双胍不断摄入、肾排泄下降使其血液浓度超过治疗水平的话，就会发生致命的乳酸性酸中毒。由于含碘造影剂可能造成肾衰竭，故二甲双胍和含碘造影剂联用会有严重副作用的轻微风险。即使可以安全服用二甲双胍至含碘造影剂注射前，之后也应该停用，直至排除了含碘造影剂导致的肾功能不全。可以要求患者在注射含碘造影剂后至少 48 小时内停用二甲双胍。这段时间足够用于观察含碘造影剂引起的肾毒性的发生。在重新服用二甲双胍前，患者必须先行肌酐血清学分析来证明其肾功能正常。

　　一旦注射含碘造影剂以后，副作用的发生并不罕见。最常见的副作用事件是造影剂渗漏至注射部位的软组织内。虽然大部分渗漏事件不会引起明显损伤，但有些损伤会引发较高的死亡率。治疗渗漏损伤的关键包括即刻评估和随访。低渗性造影剂相对高渗性造影剂而言，大量渗漏亦不会造成损伤。我们的原则是在放射科内监测有明显含碘造影剂渗漏的患者至少 1 小时。在观察期间，可以的话，进行冷压迫和抬高肢体。假如观察期间症状稳定或症状消失，无组织坏死的证据，患侧肢体的神经肌肉功能正常，患者即可离开，并告知在症状恶化时的联系方法。含碘造影剂渗漏后软组织损伤的严重程度在 48 小时达高峰，这使得渗漏后即刻评价损伤程度不太现实。如果发生了大量渗漏（低渗性造影剂超过 100ml），患者出现神经肌肉缺陷，症状加重或有明显组织坏死，就立即将患者转诊到软组织损伤的外科，由专家会诊。

　　当患者注射含碘造影剂后感觉不适，必须马上评估。应询问患者的症状，测查重要体征。如果有广泛的荨麻疹、低血压、呼吸困难，应即刻治疗。要保持静脉通道开放。泛发性荨麻疹疹通常静脉注射苯海拉明有效，但西咪替丁和肾上腺素可用于难治的病例。如果有低血压，应快速经静脉给予生理盐水。对于低血压和呼吸困难，在静脉补液之外还需吸氧。需要进一步治疗的呼吸困难可通过吸入 β 激动剂治疗。如果症状恶化或吸入治疗无效，应该给予肾上腺素。某些情况下可能会需要用药物来控制低血压，放射学医师必须准备应对这种危及生命的情况。除了给予静脉液体和氧气，将患者置于头低脚高位可能有帮助。进一步治疗将取决于患者的重要生命体征和症状。低血压合并心动过缓意味着血管迷走反应，这种情况的一线治疗药物是静脉用阿托品。假如低血压伴心动过速，那么就应静脉内注射肾上腺素。放射学医师必须十分熟悉这些药物的剂量和给药途径。这些细节详见教科书和上面列出的参考文献。

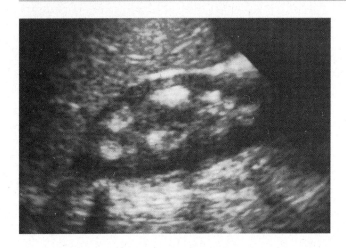

1. 这种表现的最常见原因是什么？如果另一个肾是正常的，那么最可能的诊断是什么？
2. 这种情况最常见的并发症是什么？
3. 正确还是错误：患者如果患有该病，肾功能通常是受损的。
4. 该病如何治疗？

肾：肾髓质钙化

1. 甲状旁腺功能亢进、远端肾小管性酸中毒和髓质海绵肾。假如另一个肾正常，那么髓质海绵肾是最可能的诊断。
2. 尿路结石。
3. 错。然而，肾功能不全也可见于严重的长期高钙血症和肾小管性酸中毒患者。
4. 治疗要针对肾钙化的原因。

参考文献

Shultz PK, Strife JL, Strife CF, McDaniel JD: Hyperechoic renal medullary pyramids in infants and children, *Radiology* 181:163–167, 1991.

相关参考文献

Zagoria RJ, *Genitourinary Radiology: THE REQUISITES*, 2nd ed, pp 70, 147–151.

点　评

　　肾髓质钙化是髓质锥体中小管的钙化，约占肾钙化病例的95%。它的典型特点是双侧性和对称性的，因为它通常是代谢异常所致，但在髓质海绵肾中表现为单侧或节段性的。在超声上锥体表现为强回声，可有或无声影，这取决于钙化的大小。

　　肾髓质钙化的最常见原因是甲状旁腺功能亢进、肾小管扩张（髓质海绵肾）、远端肾小管酸中毒（RTA）。其他病因包括不同原因的高钙血症和高钙尿症、肾乳头坏死、某些药物的使用（如呋塞米和两性霉素）以及引起高草酸尿症和高尿酸尿症的疾病。与肾皮质钙化不一样，肾髓质钙化是可逆的。尿路结石是最常见的并发症。在严重的长期高钙血症和肾小管性酸中毒患者中，可见进行性肾功能不全。

　　髓质海绵肾常见（在一项研究的静脉尿路造影中，有0.5%发现其征像），在某些病例中有常染色体显性遗传模式。该病被认为是内髓质和乳头集合管的特发性钙化造成。双侧肾受累占70%，但并非所有乳头均同等受累。

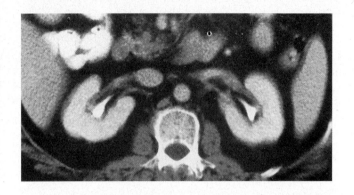
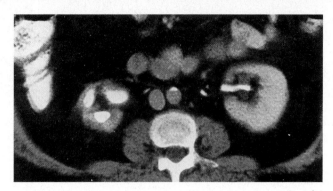
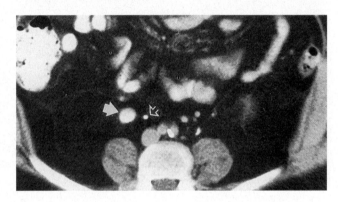

1. 此处所示为一例腹部 CT 检查的三幅连续图像。在第三幅图像中，实心和空心箭头所指是什么结构？
2. 箭头指示的大小不一致有何意义？
3. 右肾的表现怎么解释？
4. 可以做其他什么检查来明确诊断？

肾：重复集合系统的反流性肾病

1. 右侧双输尿管。
2. 一根输尿管因为输尿管膀胱反流或梗阻而扩张。
3. 重复系统的下极有反流性肾病（nubbin 征）。
4. 排泄性膀胱输尿管造影。

参考文献

Claudon M, Ben-Sira L, Lebowitz RL: Lower pole reflux in children: uroradiologic appearances and pitfalls, *Am J Roentgenol* 172:795–801, 1999.

Curtis JA, Pollack HM: Renal duplication with a diminutive lower pole: the Nubbin sign, *Radiology* 131: 327–331, 1979.

相关参考文献

Zagoria RJ, *Genitourinary Radiology: THE REQUISITES*, 2nd ed, pp 126–128.

点　评

　　输尿管重复畸形是常见的先天性畸形，在人群中的发病率为 1%～10%，女性的发病率为男性的 2 倍。当输尿管在行程中合二为一，重复畸形被称为"部分性"；输尿管各自开口于膀胱，则被称为"完全性"。在 30% 的病例中，输尿管重复畸形与其他的生殖泌尿道畸形相关。这些畸形包括输尿管肾盂连接部梗阻；输尿管囊肿；肾积水以及输尿管膀胱反流。下极的萎缩可以类似一实性肾肿块，因此为避免诊断错误，识别输尿管重复畸形非常重要。

　　Weigert-Meyer 规则阐述上极输尿管末端进入膀胱时位于下极输尿管的下方和内侧。上极输尿管容易梗阻，在尿路造影中呈现"下垂百合征"（即下极集合系统被一个不显影的扩张的上部实质向下推移）。上极输尿管在外括约肌的下方异位进入膀胱，可表现为尿失禁，进入阴道可导致持续漏尿、反复感染和最终的梗阻。上极输尿管在外括约肌之下进入膀胱在男性中异常少见，但它可以异位进入输精管或精囊。在上极异位输尿管进入膀胱的部位，输尿管囊肿的发生率增加。

　　输尿管膀胱反流可发生于肾下极，且多半是输尿管异位进入膀胱所致。反流导致下极输尿管扩张和下极肾皮质萎缩，形成 nubbin 征的肾组织构成瘢痕化

的下极。如果输尿管重复畸形为部分性，即可发生回旋现象，即上极产生的尿液反流入下极输尿管，造成下极肾的反流性肾病。反流性肾病的诊断要点是以扩张肾小盏为中心的广泛肾实质瘢痕。

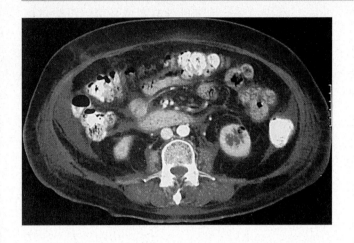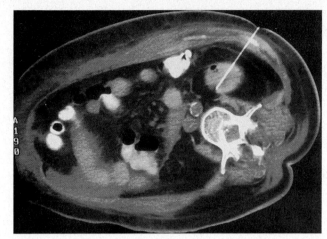

1. 该图显示了一例尿路败血症老年患者的增强 CT。最可能的诊断是什么?
2. 受累部位局限还是广泛?
3. 什么样的系统疾病经常导致患者易患这种类型的泌尿系统感染?
4. 什么类型的细菌经常导致该病?

病例 59

肾：局灶性气肿性肾盂肾炎

1. 气肿性肾盂肾炎。
2. 局限。
3. 糖尿病。
4. 大肠杆菌。

参考文献

Cardinael AS, De Blay V, Gilbeau JP: Emphysematous pyelonephritis: successful treatment with percutaneous drainage, *Am J Roentgenol* 164:1554–1555, 1995.

Wan YL, Lee TY, Bullard MJ, Tsai CC: Acute gas-producing bacterial renal infection: correlation between imaging findings and clinical outcome, *Radiology* 198: 433–438, 1996.

相关参考文献

Zagoria RJ, *Genitourinary Radiology: THE REQUISITES*, 2nd ed, pp 136–139, 399.

点　评

此例糖尿病老年患者有败血症和泌尿系感染。增强 CT 显示慢性充血性心力衰竭引起的腹水。更重要的是，左肾下极的不均质表现。肾实质中间的积液内可见小气泡。在泌尿系感染的患者，肾实质内的气泡对气肿性肾盂肾炎有诊断意义。这种感染是急性肾盂肾炎进一步恶化的变异类型，几乎总见于糖尿病患者。它通常由一种大肠杆菌引起。然而，变形杆菌和克雷伯菌属和一些真菌也可以引起肾实质内的气体产生。直至目前，在美国对于气肿性肾盂肾炎的常规治疗是根治性肾切除。根治性肾切除可以去除感染源，因为肾由于严重感染通常已经发生不可逆性损伤。由于横断影像技术的广泛应用，对该病的诊断和治疗趋于完善。当这种感染过程仅累及肾的一个区域时，可称为局灶性气肿性肾盂肾炎。在不少病例中，这种情况可通过联合皮下引流和系统应用抗生素得以成功治疗。因为这些患者通常有影响另一侧肾的其他疾病（如糖尿病），因此，最好避免肾切除。当应用皮下引流治疗肾感染时，临床医师必须保证尿路通畅。如并存有输尿管梗阻，必须将其解决，以利于联合抗生素治疗和感染引流。

未经治疗的局灶性气肿性肾盂肾炎可以极快进展为泛发性肾感染。泛发性气肿性肾盂肾炎的病例几乎都需要根治性肾切除，这种手术会给这些病情严重的患者带来巨大的死亡风险。

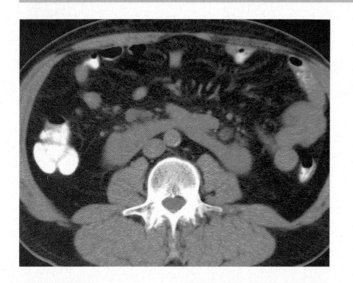
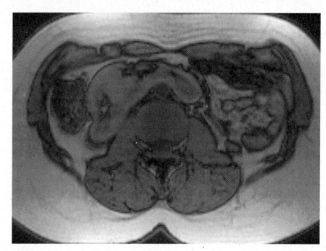

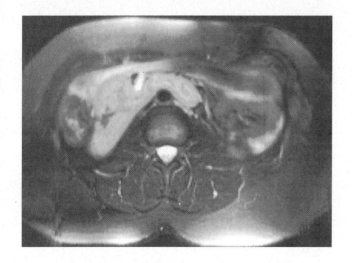

1. 这是两个诊断相同的不同患者。该诊断是什么?
2. 该胚胎畸形是什么?
3. 该表现的意义是什么?
4. 该中线融合的典型水平在哪儿?

肾：马蹄肾

1. 越过中线的肾实质：马蹄肾。
2. 发育中后肾胚基的异常接触。
3. 确定良性诊断（如不与肿块或肿瘤混淆）。马蹄肾患者患肾结石和感染的风险增加，并且由于融合部分接近椎体，因而顿挫伤时更易发生肾损伤。
4. 肠系膜下动脉。

参考文献

Bauer SB, Perlmutter AD, Retik AB: Anomalies of the upper urinary tract. In Walsh PC, Retik AB, Vaughan ED Jr, Wein AJ, eds: *Campbell's Urology*, Vol 2, 6th ed, Philadelphia, 1992, Saunders, pp 1376–1381.

Gay SB, Armistead JP, Weber ME, Williamson BR: Left infrarenal region: anatomic variants, pathologic conditions, and diagnostic pitfalls [Review], *Radiographics* 11:549–570, 1991.

相关参考文献

Zagoria RJ, *Genitourinary Radiology: THE REQUISITES*, 2nd ed, pp 60–61.

点 评

马蹄肾在男性的发生率是女性的2倍，它是最常见的肾融合畸形，每400例新生儿中就有1例发生。马蹄肾在胚胎早期发生，是发育中的后肾组织异常接触的结果。在90%的病例中，融合的部分为肾下极，可以是有功能的肾实质或是无功能的纤维组织带。马蹄肾峡部通常位于中线，肠系膜下动脉内下方，认为是肠系膜下动脉阻止了肾向头侧的移行。大多数马蹄肾有多根双侧的肾动脉供血。血液供应多变，可有从肠系膜上动脉或髂动脉发出的迷走动脉。这种畸形与肾盂输尿管连接部梗阻、重复畸形、反复感染、结石形成和继发于顿挫伤的损伤的发生率增高有关。发生移行细胞癌的几率也轻度上升，这可能继发于尿液潴留。在大多数病例，马蹄肾是被偶然发现的，患者无症状，且不需要治疗。

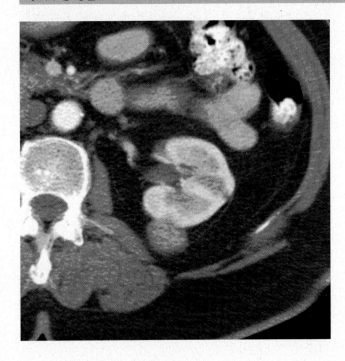

1. 描述表现并给出鉴别诊断。
2. 这可能是哪期的肾细胞癌？
3. 讨论实性肾肿块经皮穿刺活检的作用。
4. 百分之几的血管平滑肌脂肪瘤 CT 上不包含可见的脂肪？

益，包括不宜手术的患者、进行影像学引导下肿瘤切除的患者以及已有原发恶性肿瘤需排除转移的患者。

肾：缺乏脂肪的血管平滑肌脂肪瘤

1. 左肾的实性强化肿块。肾细胞癌、肾嗜酸粒细胞瘤、缺乏脂肪的血管平滑肌脂肪瘤和转移（从这张增强 CT 图像上，此外生性病灶可能代表一个出血性囊肿，但它有强化）。

2. Ⅰ期。

3. 组织学上，活检对于实性肾肿块诊断的作用有限，并且其作用还存在争议。然而，随着组织学技术的提高，多发性原发性肿瘤患者数目增加和影像学引导下肿瘤切除治疗的进步，活检的作用可能增加。

4. 5%。

参考文献

Israel GM, Bosniak MA: How I do it: evaluating renal masses, *Radiology* 236:441–450, 2005.

Jinzaki M, Tanimoto A, Narimatsu Y, et al: Angiomyolipoma: imaging findings in lesions with minimal fat, *Radiology* 205:497–502, 1997.

相关参考文献

Zagoria RJ, *Genitourinary Radiology: THE REQUISITES*, 2nd ed, pp 105–108, 400–401.

点 评

横断面成像的广泛应用使得偶尔发现实性肾肿块的数量大为增加。除发现率增加，多时相增强 CT 和 MRI 还大大提高了定性实性肾肿块的能力。并非所有实性强化肾肿块都是肾细胞癌。CT 上单个肉眼可见的脂肪和对脂肪敏感的 MRI 序列能可靠地确立血管平滑肌脂肪瘤的诊断。相反，腹膜后淋巴结病或延伸入肾静脉的栓子使肾细胞癌的诊断更为可能。

一些偶尔发现的小的（小于 1.5cm）强化肾肿块一直是诊断的难点。即使用较窄的层厚可能也难以显示微小血管平滑肌脂肪瘤中的脂肪，如本例所示。此外，大约 5% 的血管平滑肌脂肪瘤无 CT 或 MRI 可见的脂肪。微小肾嗜酸粒细胞瘤在影像学上也难以与肾细胞癌相鉴别。

某些患病人群可以从术前的皮下穿刺活检中获

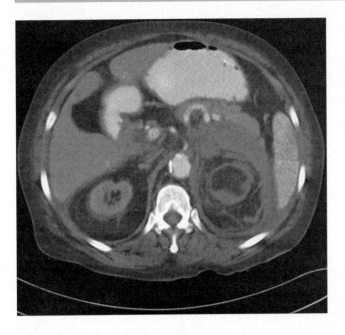 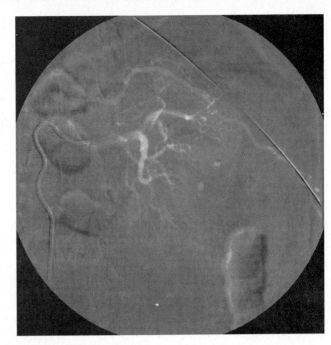

1. 百分之几的血管平滑肌脂肪瘤是散发的? 百分之几与结节性硬化相关?

2. 在多大的时候血管平滑肌脂肪瘤容易出血, 因而要考虑手术切除或栓塞?

3. 有哪些主要症状?

4. 哪些肾肿块会有内部脂肪表现?

肾：伴有自发性肾周出血的血管平滑肌脂肪瘤

1. 80%，20%。
2. 4cm。
3. 小肿瘤通常无症状，大肿块可以表现为急性腹痛或腰痛、腹膜后出血伴休克倾向、血尿和可触及的肿块。
4. 肾细胞癌（通常在包绕附近肾门脂肪时）、脂肪肉瘤、Wilms 瘤和脂肪瘤。

参考文献

Kim J, Park S, Shon J, Cho K: Angiomyolipoma with minimal fat: differentiation from renal cell carcinoma at biphasic helical CT, *Radiology* 230:677–684, 2004.

Zhang JQ, Fielding JR, Zou KH: Etiology of spontaneous perirenal hemorrhage: a meta-analysis, *J Urol* 167:1593–1596, 2002.

相关参考文献

Zagoria RJ, *Genitourinary Radiology: THE REQUISITES*, 2nd ed, pp 106–108.

点　评

这些图像显示了一个含脂肪的肾肿块，周围有肾周出血。约 60% 的这类出血是缘于被膜下的肾细胞癌（RCC）或血管平滑肌脂肪瘤（AML）；15% 缘于小血管炎，尤其是结节性多动脉炎。假如肾周出血无生命危险，可以在 6～8 周后进行随访的增强 CT，寻找肾肿块。如果没有发现肾肿块，则需进行肾血管造影，来排除血管炎或血管畸形。血管平滑肌脂肪瘤是由不同比例的血管、平滑肌和脂肪成分组成的肾良性肿瘤。供应血管平滑肌脂肪瘤的动脉经常发生小动脉瘤，这在血管造影时为特征性表现。发现小动脉瘤，并不意味着病理就是血管平滑肌脂肪瘤，因为其他肿瘤也可发生小动脉瘤，包括肾细胞癌。肿瘤内脂肪是诊断血管平滑肌脂肪瘤的关键。含有肿瘤内脂肪的肾细胞癌病例虽然曾经被报道过，但毕竟发生率很小。典型血管平滑肌脂肪瘤很容易通过 CT 或 MRI 诊断；然而，约 5% 的血管平滑肌脂肪瘤无 CT 或 MRI 可见的脂肪。仅微量脂肪的血管平滑肌脂肪瘤在影像学上可以类似肾细胞癌，需手术切除来明确诊断。

一旦通过 CT 或 MRI 确认了肿瘤内脂肪，就应该进行超声随访来评价肿瘤的生长。血管平滑肌脂肪瘤可随时间增大，这种现象在结节性硬化患者尤其显著。增大的血管平滑肌脂肪瘤，尤其其直径超过 4cm 时，可能需要预防性手术切除、消融或栓塞。

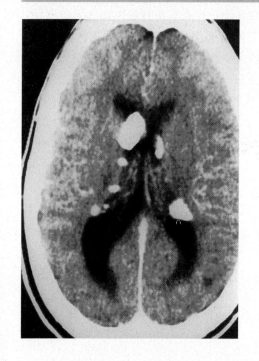
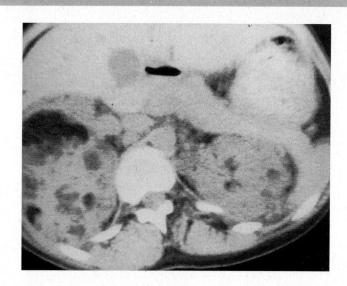

1. 在对该疾病的三级诊断步骤中，有 6 个原发特征。请举出其中 3 个。
2. 这种疾病的最常见症状是什么，它对该病另一常见特征的出现几率有何影响？
3. 举出与该病相关的 3 种皮肤病变。
4. 该病的特征是常合并什么肾病变？

病例 63

肾：血管平滑肌脂肪瘤和结节性硬化症

1. 面部血管纤维瘤、多发甲下纤维瘤、皮质结节、室管膜下结节或巨细胞性星形细胞瘤、多发钙化的室管膜下结节突入脑室以及多发视网膜星形细胞瘤。

2. 婴儿期或儿童早期开始的肌阵挛癫痫。5 岁前就有癫痫的患者较晚些出现癫痫的患者更可能有智力低下。

3. 皮脂腺瘤（纤维腺瘤）、色素脱失痣、牛奶咖啡斑。

4. 多发性血管平滑肌脂肪瘤合并肾囊肿。

参考文献

Choyke PL, Glenn GM, Walther MM, et al: Hereditary renal cancers, *Radiology* 226:33–46, 2003.

Seidenwurm DJ, Barkovich AJ: Understanding tuberous sclerosis, *Radiology* 183:23–24, 1992.

Takahashi K, Honda M, Okubo RS, et al: CT pixel mapping in the diagnosis of small angiomyolipomas of the kidneys, *J Comput Assist Tomogr* 17:98–101, 1993.

相关参考文献

Zagoria RJ, *Genitourinary Radiology: THE REQUISITES*, 2nd ed, pp 105–108, 113–114.

点 评

该平扫肾 CT 图像显示了双肾的多个黑色肿块。此处低密度为脂肪，但必须测量其中一个病灶的 CT 值（HU）来明确。脑部 CT 显示脑室周边的钙化。在泌尿生殖系统中，结节性硬化最常见且最具特征性的表现是血管平滑肌脂肪瘤。在结节性硬化症患者中，80%会发生血管平滑肌脂肪瘤，而且它们通常为双侧的多发病变。血管平滑肌脂肪瘤在直径大于 4cm 时容易自发出血。即使超声上孤立强回声的肾肿块可能代表血管平滑肌脂肪瘤，但仍需进行 CT 检查，因为有呈强回声的小肾细胞癌的报道。应该用薄层 CT 对肾肿块进行薄层扫描。在诊断不明的病例，通过肿块的密度直方图发现连续 3 个像素内测值小于 –20HU 对血管平滑肌脂肪瘤具有诊断意义。结节性硬化症患者也可以发生肾囊肿，并且肾囊肿和肾平滑肌脂肪瘤的表现提示 Bournevilles 病的诊断。现认为结节性硬化症患者患肾细胞癌的风险增加。

仅发现一个血管平滑肌脂肪瘤并不意味着结节性硬化症，因为发现 80%的这种错构瘤为散发的，通常发生在无结节性硬化症的中年人。患病人群大部分为女性，肿瘤常不引起症状，且错构瘤常为孤立性。肿块增大后可发生继发局部肿块占位效应或出血症状。血管平滑肌脂肪瘤引起的肾出血可以用动脉栓塞来治疗。

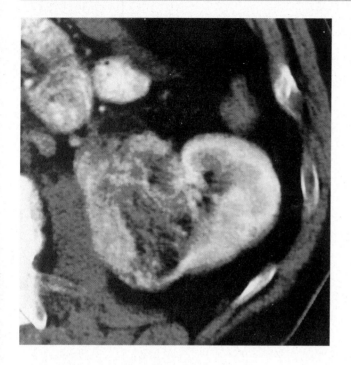 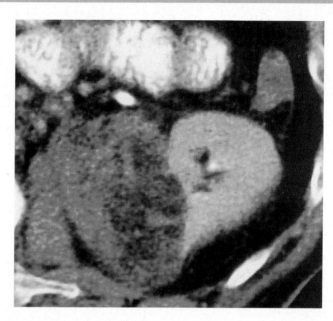

1. 该肾肿块最可能的诊断是什么？
2. 什么肾肿块含有内部脂肪？
3. 与该类肿块相关的主要并发症是什么？
4. 所示病变远处转移的风险有多大？

病例 64

肾：肾血管平滑肌脂肪瘤

1. 血管平滑肌脂肪瘤。
2. 血管平滑肌脂肪瘤或少见的脂肪瘤、脂肪肉瘤、Wilm 瘤和肾细胞癌。
3. 自发出血。
4. 无。

参考文献

Kim JK, Park S-Y, Shon J-H, Cho K-S: Angiomyolipoma with minimal fat: differentiation from renal cell carcinoma at biphasic helical CT, *Radiology* 230: 677–684, 2004.

相关参考文献

Zagoria RJ, *Genitourinary Radiology: THE REQUISITES*, 2nd ed, pp 105–108.

点　评

该患者有一个含有脂肪的、不均质的、从左肾突出的外生性肿块。肾肿块内脂肪的存在应该考虑为血管平滑肌脂肪瘤。少见的包含脂肪的病变包括肾脂肪瘤、脂肪肉瘤、低分化 Wilm 瘤和包绕肾窦或肾周脂肪生长的肾细胞癌。除血管平滑肌脂肪瘤，其他含脂肪的肾病变异常少见，因此，除非有征像提示其他诊断，否则不予考虑。血管平滑肌脂肪瘤是肾的良性错构瘤，由血管、平滑肌和脂肪成分组成。约 95% 的血管平滑肌脂肪瘤在 CT 上容易发现且含有足够量的脂肪。与血管平滑肌脂肪瘤相关的主要并发症是自发出血。这种并发症在肿块直径小于 4cm 时少见。小的无症状的血管平滑肌脂肪瘤可以不治疗，仅以超声定期监测随访；大病变可以手术或预防性栓塞治疗。

在血管平滑肌脂肪瘤患者中，20% 患有结节性硬化症。这些患者通常发生多发性血管平滑肌脂肪瘤，也可有肾囊肿。结节性硬化症患者中的血管平滑肌脂肪瘤常生长很快，变得很大。其余血管平滑肌脂肪瘤被认为是特发性的，它们倾向于极其缓慢地生长。一个含脂肪的肿瘤体积快速增大提示其他诊断或有与血管平滑肌脂肪瘤相关的并发症出现，可能需要手术切除。

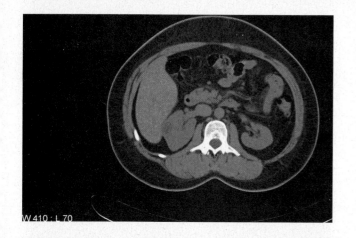

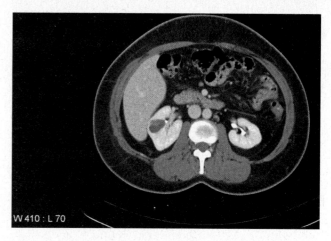

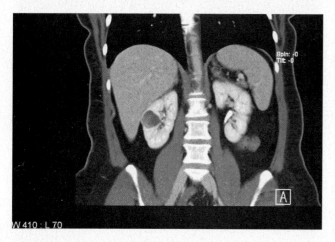

1. 用 Bosniak 分类，该病变分在哪一类？
2. 该病变是恶性的可能性有多大？
3. 如果需要治疗，什么治疗合适？
4. HU 值升高多少提示存在有血供的肿瘤？

病例 65

肾：Bosniak Ⅳ期囊性肾肿块

1. Ⅳ类。
2. 大于 90%。
3. 手术切除或在手术治疗预后不好的病例行经皮栓塞。
4. 15HU。

参考文献

Curry NS, Cochran ST, Bissada NK: Cystic renal masses: accurate Bosniak classification requires adequate renal CT, *Am J Roentgenol* 177:339–342, 2000.

相关参考文献

Zagoria RJ, *Genitourinary Radiology: THE REQUISITES*, 2nd ed, pp 87–89.

点 评

该 CT 扫描显示右肾的一个圆形囊性肿块，壁上有一强化的实性结节：是一个 Bosniak Ⅳ 类的肿块。单纯囊肿的 CT 诊断标准如下：液体密度，无内部结构（如结节或分隔），细微的游离壁，注射造影剂后无明显强化。随着新一代多排 CT 扫描仪及其相关射束硬化效应的增加，明确有强化定义为至少增加 15HU。单纯囊肿被认为是 Bosniak I 类病变，无需随访。Ⅱ类病变含有几个（通常三个或更少）细微分隔并且可有薄环钙化，或有高密度，但未证实有强化。这些病变极少含有癌性成分，通常可以忽略。结构越复杂、强化越明显的肾病变，就越有可能是癌。Ⅲ类病变可有厚壁，多个分隔和粗大的钙化；而Ⅳ类病变表现有强化成分。Ⅲ类病变有 25%～45% 的几率含有癌；而Ⅳ类病变几乎全部是恶性肿瘤。

尽管这些指导原则很有用，总是有个别困难病变有混合特征表现，如微弱强化（15HU）的多分隔病变。在这些病例中，最好是获取其他影像学资料，比如超声和 MRI，以最不良的特征来指导治疗。

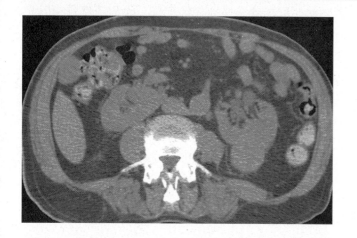
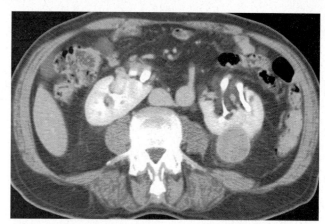
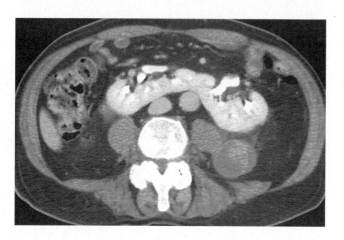
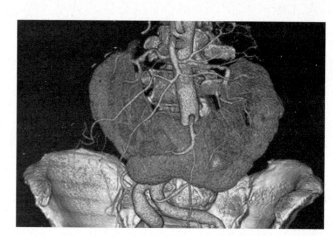

1．举出该例显示的两种主要肾病变。

2．它们有可能相关吗？

3．该先天性畸形影响该获得性病变的治疗吗？

4．哪些病理情况在该先天性畸形中发生率增高？

病例 66

肾：马蹄肾中的肾细胞癌

1. 马蹄肾和肾细胞癌。
2. 不相关。马蹄肾患者肾细胞癌的发生率并不增加。
3. 影响。马蹄肾几乎都有迷走的血供和引流。这些在进行肾肿瘤手术切除时十分重要。
4. 感染、结石、肾盂输尿管连接部狭窄和移行细胞癌。

参考文献

Bauer SB, Perlmutter AD, Retik AB: Anomalies of the upper urinary tract. In Walsh PC, Retik AB, Vaughan ED Jr, Wein AJ, eds: *Campbell's Urology*, Vol 2, 6th ed, Philadelphia, 1992, Saunders, pp 1376–1381.

Gay SB, Armistead JP, Weber ME, Williamson BR: Left infrarenal region: anatomic variants, pathologic conditions, and diagnostic pitfalls [Review], *Radiographics* 11:549–570, 1991.

相关参考文献

Zagoria RJ, *Genitourinary Radiology: THE REQUISITES*, 2nd ed, pp 60–61.

点　评

CT 扫描显示了一个下极融合的马蹄肾。该组织峡部是有功能的肾实质，这也是马蹄肾的典型情况。它被认为是胚胎发育过程中肾峡部在肠系膜下动脉下方受阻而无法上升所致。该 CT 同样也显示了一个从融合肾左侧上极发生的球形外生性肿瘤。该肿块无可见的脂肪，实性，且有强化。这些 CT 特征暗示肾细胞癌的诊断。

无论此处显示的先天性畸形是什么，发现肾肿块就需要定性。一个对于肾肿瘤影像简单而可靠的原则是，从肾发生的外生性肿块，根据影像标准只要不是单纯囊肿或轻度复杂的（Bosniak I 和 II 类）囊肿，且不含脂肪，即为肾细胞癌。使用这个原则可以正确诊断 90% 的肾细胞癌。当然，必须进行彻底的影像学检查以除外肿瘤里的脂肪并确定该病变是单纯囊肿，还是更为复杂的肿瘤。一旦诊断肾细胞癌，必须收集有助于计划治疗的影像学表现。这包括分期信息；肿瘤大小；转移存在与否；静脉受累和淋巴结受

累。对侧肾的状况必须仔细评价，因为受累肾切除是肾细胞癌的标准治疗。最后，确定是否存在血管异常也对手术计划有帮助。马蹄肾很少有标准的单根肾动脉，更常见有多根副肾动脉，通常从主动脉远端或髂动脉发出；从肠系膜或腰动脉发出较少见。

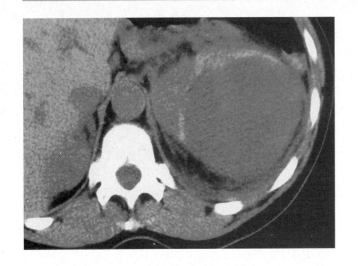
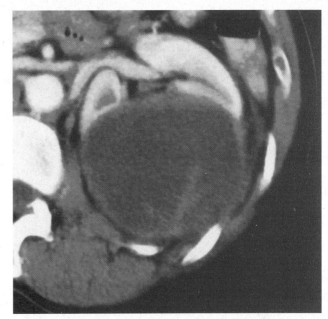

1. 位于左侧肾周间隙后方的物质是什么?
2. 自发性肾周出血通常是特发性的吗?
3. 左肾肿块最可能的诊断是什么?
4. 什么造成该肿块内部的强化?

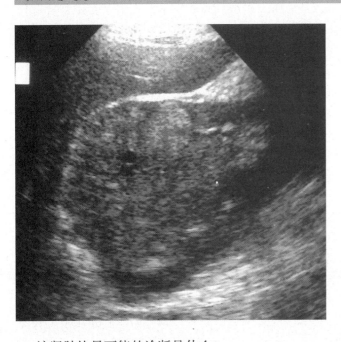
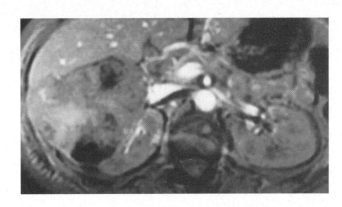

1. 该肾肿块最可能的诊断是什么?
2. 与正常肾比较,该肿块的回声更高,还是更低?
3. 主要的鉴别诊断考虑什么?
4. 用 Robson 分期系统,该肿瘤更像 II 期,还是III期?

病例 67

肾：肾细胞癌合并自发肾周出血

1. 出血。
2. 不是。几乎在所有病例中，都有导致它的潜在病变，最常见的是肿瘤。
3. 肾细胞癌。
4. 强化的肿瘤组织。

参考文献

Zagoria RJ, Dyer RB, Wolfman NT: Radiology in the diagnosis and staging of renal cell carcinoma, *Crit Rev Diagn Imaging* 31:81–115, 1990.

相关参考文献

Zagoria RJ, *Genitourinary Radiology: THE REQUISITES*, 2nd ed, pp 83, 90–100.

点　评

　　自发性肾周出血暗示着与创伤无关的出血进入肾周和肾旁间隙。虽然出血是自发性的，但它不是特发性的。几乎在所有病例中，都可以找到确切原因。约60%病例的潜在病因是肿瘤。肿瘤可以是肾细胞癌或血管平滑肌脂肪瘤，二者都有出血倾向。其他自发性肾周出血的原因包括复杂肾囊肿、血管炎、肾梗死和肾感染。因此，仅是自发性肾周出血就需要临床医师去仔细彻底地寻找其病因。当CT不足以确定原因，血管造影可能对发现血管性病变有帮助。

　　该患者出血的原因显而易见，因为他有个囊性大肿块。该肿块呈球形，无肉眼可见的脂肪。因其内有许多强化的分隔，且环绕肿块有明显的厚层组织，故其不是单纯囊肿。这些特征提示肿瘤，要么是肾细胞癌，或是多房囊性肾瘤。与肾周出血的表现结合，肾细胞癌诊断的可能性更大。无论是哪种情况，都需要手术切除。该肿块被切除后，检查发现是乳头状肾细胞癌。

病例 68

肾：Ⅱ期肾细胞癌

1. 肾细胞癌。
2. 回声更高。
3. 肾嗜酸粒细胞瘤、血管平滑肌脂肪瘤（无可见脂肪）和转移瘤。
4. Ⅱ期。

参考文献

Ergen FB, Hussain HK, Caoili EM, et al: MRI for preoperative staging of renal cell carcinoma using the 1997 TNM classification: comparison with surgical and pathologic staging, *Am J Roentgenol* 182:217–225, 2004.

相关参考文献

Zagoria RJ, *Genitourinary Radiology: THE REQUISITES*, 2nd ed, pp 96–97, 99.

点　评

　　该超声图像显示一个不均质的突出于右肾的高回声实性肿块。该表现被MRI扫描证实。肾细胞癌通常扩张性生长，形成球形肿块，在超声上与正常肾实质相比可为高回声、等回声或低回声。一个发生于肾的外生性实性肿块如无可见脂肪，则90%的病例是肾细胞癌，其他的可能性有：孤立的转移，包括淋巴瘤、肾嗜酸粒细胞瘤；影像学上无可见脂肪的血管平滑肌脂肪瘤。在任何一种情况下，除非已知别处存在原发性肿瘤，否则应认为其为需手术的肾肿块。并且除了证明肿瘤的范围，进一步的影像学检查不可能提供更多信息。

　　一旦超声发现肿块，横断面成像对发现肿瘤内脂肪十分重要，因为肿瘤内脂肪暗示着良性的血管平滑肌脂肪瘤。此外，肿瘤分期最好用CT或MRI来检测，两者不相上下。Robson分期是肾细胞癌的简单分期系统。影像学上，Ⅰ期和Ⅱ期肿瘤之间难以鉴别，不过划分它们无治疗学上的意义。Ⅲ期意味着肿瘤扩散至局部淋巴结或有静脉侵犯。梯度回波图像显示右肾静脉开放，汇入下腔静脉。无可见的淋巴结肿大。这些表现意味着Ⅰ期或Ⅱ期肾细胞癌。Ⅳ期肿瘤指除了同侧肾上腺外，邻近脏器的直接侵犯，或远处转移。

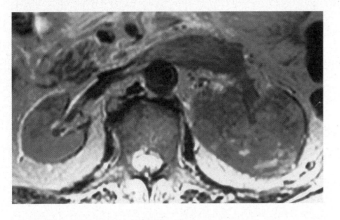 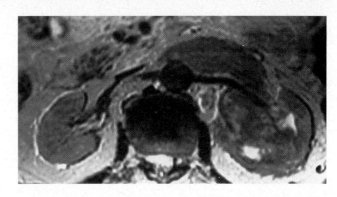

1. 引起该静脉异常的最可能原因是什么？

2. 肾静脉血栓形成的主要鉴别诊断是什么？

3. 用 Robson 分期系统，该图显示的是哪一期？

4. 当静脉受累，哪个静脉标志对于手术计划很重要？

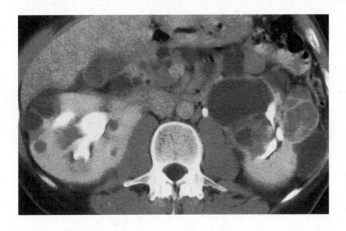

1. 最可能的诊断是什么？

2. 什么情况与肾囊肿和实性肾肿块的发生有关？

3. 什么类型的中枢神经系统病变与该疾病有关？

4. 胰腺囊肿在常染色体显性遗传性多囊性肾病或 von Hippel-Lindau 病中，谁更常见？

病例 69

肾：左肾静脉受累的肾细胞癌

1. 肾细胞癌侵犯。
2. 肾细胞癌侵犯、高凝状态、肾小球肾炎和脱水。
3. III期。
4. 如果下腔静脉受累，确定受累水平位于肝静脉引流入下腔静脉的上方还是下方很重要。

参考文献

Ergen FB, Hussain HK, Caoili EM, et al: MRI for preoperative staging of renal cell carcinoma using the 1997 TNM classification: comparison with surgical and pathologic staging, *Am J Roentgenol* 182:217–225, 2004.

相关参考文献

Zagoria RJ, *Genitourinary Radiology: THE REQUISITES*, 2nd ed, pp 96–97, 99.

点　评

　　该病例显示了左肾静脉的一个软组织肿块，此表现意味着肾静脉栓塞形成。此外，左肾静脉明显增大，提示它不是一个单纯凝血块，而是一个肿瘤。最常见的成人肾静脉血栓形成的原因是肾细胞癌累及肾静脉。少见的有其他肾肿瘤，包括移行细胞癌、鳞状细胞癌、肾嗜酸粒细胞瘤和血管平滑肌脂肪瘤累及肾静脉。肾静脉累及在临床上很重要。它意味着疾病晚期阶段，至少是 Robson 分期III期。有趣的是，静脉受累而无淋巴结转移或远处转移常与较好的预后有关，与 I 或 II 期疾病相近。肿瘤栓子通常位于静脉腔内而未侵犯静脉壁。一旦发现肿瘤累及静脉，就需要确定累及静脉的长度以制订手术方案。需要注意肿瘤是否延伸至下腔静脉。假如是，放射学医师需要确定肿瘤的头侧范围。肿瘤未超出肝静脉上方的话，通常可以通过腹部切口切除肿瘤。更加偏头侧的肿瘤经常需要胸腹联合切口，且需要术中行心肺分流术。

病例 70

肾：von Hippel-Lindau 病

1. Von Hippel-Lindau 病。
2. Von Hippel-Lindau 病、结节性硬化症和长期透析。
3. 小脑血管母细胞瘤。
4. Von Hippel-Lindau 病。

参考文献

Choyke PL, Filling-Katz MR, Shawker TH, et al: von Hippel-Lindau disease: radiologic screening for visceral manifestations, *Radiology* 174:805–810, 1990.
Choyke PL, Glenn GM, Walther MM, et al: Hereditary renal cancers, *Radiology* 226:33–46, 2003.

相关参考文献

Zagoria RJ, *Genitourinary Radiology: THE REQUISITES*, 2nd ed, pp 111–112, 122, 146.

点　评

　　Von Hippel-Lindau 病是一种常染色体显性遗传性疾病。常见表现包括视网膜血管瘤、中枢神经系统血管母细胞瘤和腹部异常。90%的 Von Hippel-Lindau 病患者可见肾囊肿。40%的患者发生肾细胞癌，透明细胞型，且大多数病灶双侧多发。该病例中有两个实性强化的肿块，代表左肾的肾细胞癌。这些患者中即使看起来像单纯囊肿的肿块都有可能发展成肿瘤。该表现有助于与常染色体显性遗传性多囊肾病相鉴别，此类患者和肾细胞癌发生率增加不相关，并且很少累及胰腺。Von Hippel-Lindau 病患者最常见的死因与肾细胞癌扩散转移有关。

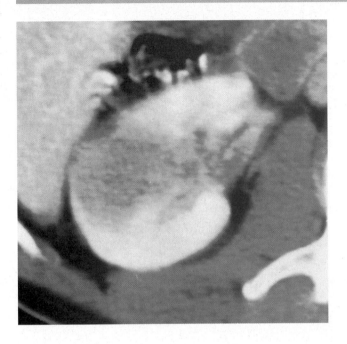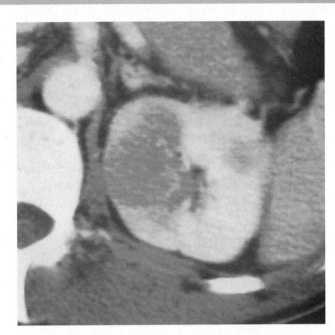

1. 这些双侧肾病变的最可能诊断是什么?
2. 双肾发生实性肾肿块的常见原因有哪些?
3. 什么肿瘤在肾中浸润性生长?
4. 该病变的中心位于肾窦内,还是肾实质内?

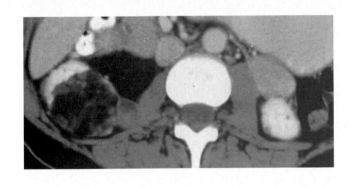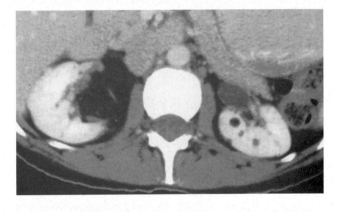

1. 右肾上极肿块的诊断是什么?
2. 该患者可能患有什么综合征?
3. 除了右肾的肿块,该综合征另一常见的肾表现是什么?
4. 该综合征常见的肾外表现有哪些?

病例 71

肾：肾淋巴瘤

1. 转移性疾病，包括淋巴瘤。
2. 转移，包括淋巴瘤、多灶性肾细胞癌、血管平滑肌脂肪瘤、肾嗜酸粒细胞瘤。
3. 尿路上皮肿瘤；某些转移（包括淋巴瘤）和浸润性肾细胞癌。
4. 肾实质。

参考文献

Davidson AJ, Hartman DS, Davis CJ Jr, et al: Infiltrative renal lesions: CT-sonographic-pathologic correlation, *Am J Roentgenol* 150:1061–1064, 1988.

Sheeran SR, Sussman SK: Renal lymphoma: spectrum of CT findings and potential mimics, *Am J Roentgenol* 171:1067–1072, 1998.

相关参考文献

Zagoria RJ, *Genitourinary Radiology: THE REQUISITES*, 2nd ed, pp 104–106, 115–121.

点　评

该患者有双侧肾实性病变，病变分布未引起肾外形改变。这种表现意味着浸润性生长。浸润性肾病变可以分为三类：炎症性、梗死性和浸润性肿瘤。这些病变边界不规则，大致呈圆形。这些病变的中心位于肾实质，表明它们不太可能来源于尿路上皮。它们无可见的环形边界。这些病变较为均匀。

这些特征提示转移性疾病的诊断。肾的转移可以是导致扩张性的球形肿块或是浸润性病变。浸润性转移通常来源于原发鳞状细胞癌或淋巴瘤。患者通常有已知的原发肿瘤，并且肾转移常出现于疾病晚期。CT 上，多灶性肾淋巴瘤不能与其他浸润性转移鉴别。有时超声表现可以提示淋巴瘤。肾淋巴瘤通常均匀低回声，无明显的穿透效应。肾淋巴瘤内部的回声可以类似单纯囊肿，只是缺少在含液体肿块中可见的穿透效应。

病例 72

肾：结节性硬化症

1. 血管平滑肌脂肪瘤。
2. 结节性硬化症。
3. 肾囊肿。
4. 中枢神经系统错构瘤、面部皮脂腺瘤、肺淋巴管平滑肌增生症、心脏横纹肌瘤和皮肤青斑。

参考文献

Choyke PL, Glenn GM, Walther MM, et al: Hereditary renal cancers, *Radiology* 226:33–46, 2003.

Wagner BJ, Won-You-Cheong JJ, Davis CJ: Adult renal hamartomas, *Radiographics* 17:155–169, 1997.

相关参考文献

Zagoria RJ, *Genitourinary Radiology: THE REQUISITES*, 2nd ed, pp 83, 113–114, 146.

点　评

包含脂肪的肾肿瘤可以很肯定地诊断为血管平滑肌脂肪瘤（AML）。在中年人或老年人中，这些肿瘤常为孤立表现。在结节性硬化症患者中，80%会发生血管平滑肌脂肪瘤。结节性硬化症患者经常在生命的早期即发生血管平滑肌脂肪瘤，并且较无该综合征的患者发生更大、更多的肿瘤。该患者表现为多发的双侧血管平滑肌脂肪瘤，其中两个大的在右肾，一个深入肾窦和肾周间隙。结节性硬化症是一种常染色体显性遗传性疾病，其特点为面部皮脂腺瘤、脑内室管膜旁错构瘤和智力低下三联征。结节性硬化症患者中这些症状的轻重程度不一。约20%的结节性硬化症患者也会发生肾囊肿。

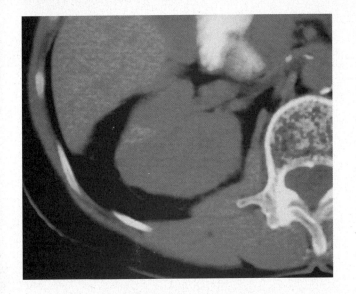
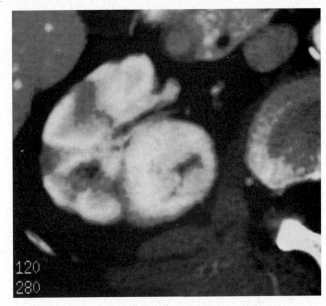

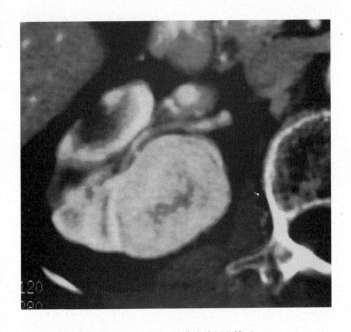

1. 右肾肿块的两个主要鉴别诊断是什么?
2. 什么特征提示该肿块可能是良性的?
3. 血管造影的什么特征有助于支持良性肿块的诊断?
4. 无论该肿块是良性还是恶性,传统的治疗是什么?

病例 73

肾：肾嗜酸粒细胞瘤

1. 嗜酸粒细胞瘤和肾细胞癌。
2. 中央分布的星状低密度区域。
3. 轮辐样供血动脉。
4. 肾切除术，根治性或部分性。如果肿块是良性的，进行部分肾切除更好。

参考文献

Harrison RB, Dyer RB: Benign space-occupying conditions of the kidneys, *Semin Roentgenol* 22:275–283, 1987.

相关参考文献

Zagoria RJ, *Genitourinary Radiology: THE REQUISITES*, 2nd ed, p 100.

点 评

在孤立的实性球形肾肿块中，无可见脂肪的话，90%会是肾细胞癌（RCC）。然而，某些特征提示其他诊断。其中一个特征就是中央分布的星状瘢痕，而其余部分呈均匀实性。此特征提示嗜酸粒细胞瘤，但不能诊断，因为并无绝对的影像学诊断特征。最好考虑它是一个外科性肾肿块，如其无肾外扩散的证据且位置合适，外科医师可以尝试行部分肾切除。肾细胞癌可以含有嗜酸性粒细胞成分，因此，术前经皮穿刺活检无助于治疗的决定。最近，有证据表明活检标本 Hale 胶体铁染色阴性可以鉴别嗜酸性粒细胞肾细胞癌和嗜酸粒细胞瘤。通过活检来诊断嗜酸粒细胞瘤尚未被普遍接受。如考虑行部分肾切除，肾血管造影（CTA 或 MRA）有助于显示肾自身和肿瘤供血动脉的分布和数量。嗜酸粒细胞瘤有一特征性的血管造影形态，被称为轮辐样。不幸的是，该表现对嗜酸粒细胞瘤无诊断意义，因为其也可见于肾细胞癌。

因此，一个含有中央星状瘢痕的肾孤立肿块应考虑为需手术切除的肾肿块。手术医师应注意该肿瘤可以是良性的，在肿块位置合适的时候，可选择肾保留手术。

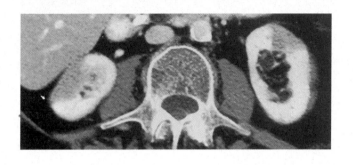
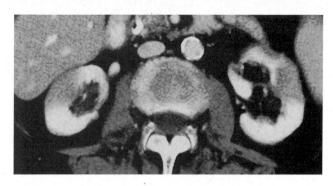

1. 哪种疾病通常引起这种影像学表现的双侧肾病变？
2. 什么病变通常引起双侧外生性肾肿块？
3. 什么形态存在时可以诊断肾梗死？
4. 淋巴瘤肾受累时最常见的表现是什么？

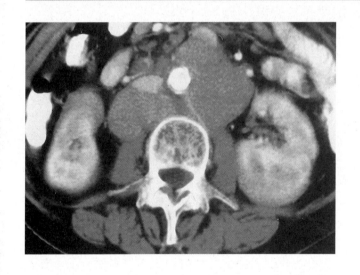
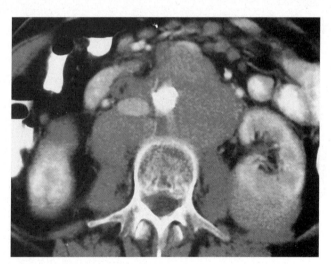

1. 该患者最可能的诊断是什么？
2. 腹膜后肿块的什么特征不可能诊断腹膜后纤维化？
3. 当双侧肾实性肿块存在时，主要的鉴别诊断是什么？
4. 什么类型的淋巴瘤累及肾？

病例 74

肾：肾淋巴瘤

1. 肾梗死、浸润性肾肿瘤（包括淋巴瘤）和肾感染。
2. 肾囊肿、双侧肾细胞癌、血管平滑肌脂肪瘤、Wilms 瘤以及肾转移。
3. 皮质环形强化，该表现本例中没有。
4. 多发肾实质肿块。

参考文献

Gash JR, Zagoria RJ, Dyer RB: Imaging features of infiltrating renal lesions, *Crit Rev Diagn Imaging* 33: 293–310, 1992.

Sheeran SR, Sussman SK: Renal lymphoma: spectrum of CT findings and potential mimics, *Am J Roentgenol* 171:1067–1072, 1998.

相关参考文献

Zagoria RJ, *Genitourinary Radiology: THE REQUISITES*, 2nd ed, pp 104–106, 115, 118, 121.

点　评

　　该患者有呈浸润性生长的双侧均质肿块。皮质环形征缺如。双侧浸润性肾病变的原因通常有：肾转移、淋巴瘤、肾梗死以及双侧肾盂肾炎。皮质环形征的缺如和均质、非条状病变特点使得诊断肾梗死和肾盂肾炎的可能性较小。这些浸润性病变的均质表现提示淋巴瘤。肾淋巴瘤通常是系统性淋巴瘤的一个晚期表现。同该患者一致，双肾受累时，非霍奇金淋巴瘤为常见的细胞学类型。

　　肾淋巴瘤可以有几种不同的表现方式。最常见的方式为多灶性肾实质病变，如本例所示。这些病变通常呈浸润性生长方式，且均质，有不同程度的强化。超声上，淋巴瘤常呈均匀低回声。其他淋巴瘤累及肾的方式有单侧或双侧弥漫性肾浸润和孤立的肾肿块。此外，肾淋巴瘤可缘于肿瘤从腹膜后淋巴管至肾窦和肾周间隙的直接扩散，然后发生肾实质侵犯。

病例 75

肾：肾周淋巴瘤

1. 淋巴瘤。
2. 位于椎体和主动脉之间的大量软组织以及输尿管向外侧受压移位。
3. 转移，包括肾淋巴瘤、肾细胞癌。
4. 非霍奇金淋巴瘤。

参考文献

Davidson AJ, Hartman DS, Davis CJ Jr, et al: Infiltrative renal lesions: CT-sonographic-pathologic correlation, *Am J Roentgenol* 150:1061–1064, 1988.

Sheeran SR, Sussman SK: Renal lymphoma: spectrum of CT findings and potential mimics, *Am J Roentgenol* 171:1067–1072, 1998.

相关参考文献

Zagoria RJ, *Genitourinary Radiology: THE REQUISITES*, 2nd ed, pp 104–106, 115, 118, 121.

点　评

　　该患者有腹膜后大量淋巴结肿大，肿大的淋巴结围绕下腔静脉和主动脉。主动脉被肿大的淋巴结推移向前，离开脊柱。双侧肾周也有肿块。这些特征强烈提示淋巴瘤。淋巴瘤累及双侧可以数种方式表现：可以直接从腹膜后沿淋巴管进入肾窦，最终至肾。多灶性浸润性肾肿块、单侧或双侧弥漫性肾浸润或类似原发肾肿瘤的孤立肾肿块均可发生。不像多数其他肿瘤，淋巴瘤也有累及肾周间隙的倾向，如本例所示。肾周软组织肿块平时不常见；它们的存在提示淋巴瘤。其他诊断包括其他肿瘤的转移，如黑色素瘤、淀粉样变、髓外血细胞生成，孤立的肿块可以是原发性腹膜后肉瘤（如恶性纤维组织细胞瘤）。

　　淋巴瘤的肾受累是该病最常见的淋巴结外表现，通常发生在非霍奇金淋巴瘤。Burkitt 淋巴瘤也有淋巴结外累及的倾向，但在北美不常见。

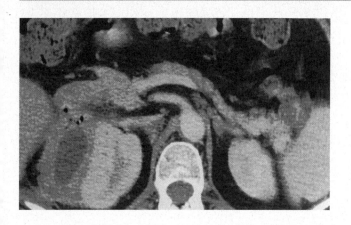 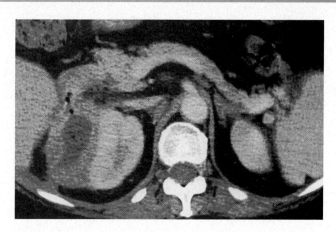

1. 有何发现?
2. 腹膜后的哪个间隙受累?
3. 鉴别诊断是什么?
4. 正常肾皮质强化的意义是什么?

病例 76

肾：十二指肠溃疡穿孔引起的肾周脓肿

1. 肾周积液导致的对右肾的肿块效应。
2. 肾旁前间隙和肾周间隙。
3. 肾周囊肿、坏死性肾肿瘤以及十二指肠溃疡穿孔。
4. 肾盂肾炎中正常皮质强化不常见。

参考文献

Dalla Palma L, Pozzi-Mucelli F, Ene V: Medical treatment of renal and perirenal abscesses: CT evaluation, *Clin Radiol* 54:792–797, 1999.

Lowe LH, Zagoria RJ, Baumgartner BR, et al: Role of imaging and intervention in complex infections of the urinary tract, *Am J Roentgenol* 163:363–367, 1994.

Papanicolaou N, Pfister RC: Acute renal infections, *Radiol Clin North Am* 34:965–995, 1996.

相关参考文献

Zagoria RJ, *Genitourinary Radiology: THE REQUISITES,* 2nd ed, pp 136–139, 399–400.

点 评

该患者有发热、白细胞增高、脓尿，进行腹部CT检查以确定感染源。该病例是一例肾周脓肿。该区域脓肿最常见的病因是肾感染扩散（如肾盂肾炎）。肾盂肾炎在CT上有典型的影像学表现，包括单侧肾肿大、伴有灌注和增强下降的不均匀强化楔形区域（条状肾图）以及肾周炎症。肾盂肾炎可为局灶性或弥漫性。

肾感染的治疗取决于患者的临床状况、基础病变和感染的范围。肾盂肾炎患者用抗生素治疗。局灶性肾周积液的患者可静脉应用抗生素和皮下引流。气肿性肾盂肾炎患者需要静脉应用抗生素以及皮下引流，或对更严重的病例行肾切除。气体若只是局部聚集，皮下引流更好。在进行皮下引流治疗的患者中，放射学医师必须保证同侧集合系统无结石或肿瘤引起的阻塞。假如有输尿管梗阻，梗阻的集合系统必须通过输尿管支架植入或经皮肾切开进行引流。

图示病例是一肾周脓肿，来源于十二指肠溃疡穿孔，向后延伸进入肾周间隙。正确诊断的线索包括以下几点：（1）肾强化正常；（2）无输尿管梗阻；（3）液体聚集与无受压的十二指肠相连续；（4）十二指肠和肾周间隙积液间有气泡。该患者进行CT引导下经皮脓肿引流治疗，置入一根引流管，联合应用静脉内抗生素以及抗溃疡治疗后，病情得到改善。

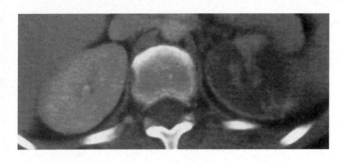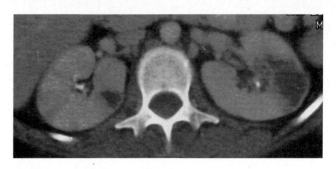

1. 描述多发肾病变区肾图表现的术语是什么?
2. 什么动脉供应这些肾的外围皮质?
3. 当双侧肾病变表现为这样的形状时,该考虑什么病理情况?
4. 该患者最可能的诊断是什么?

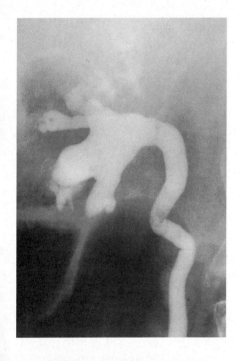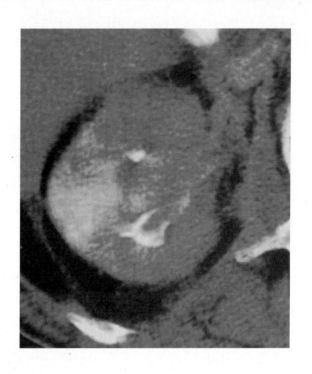

1. 最可能的诊断是什么?
2. 导致后部肾盏中充盈缺损的可能原因是什么?
3. 用什么术语描述正常肾窦脂肪被实性软组织代替的表现?
4. 哪种肿瘤如本例所示以浸润性方式累及肾?

肾：肾梗死

1. 肾图环形征。
2. 肾包膜动脉。
3. 肾梗死；转移，包括淋巴瘤；以及肾感染。
4. 栓子或血管炎引起的双侧肾梗死。

参考文献

Gash JR, Zagoria RJ, Dyer RB: Imaging features of infiltrating renal lesions, *Crit Rev Diagn Imaging* 33: 293–310, 1992.

Saunders HS, Dyer RB, Shifrin RY, et al: The CT nephrogram: implications for evaluation of urinary tract disease, *Radiographics* 15:1069–1085, 1995.

相关参考文献

Zagoria RJ, *Genitourinary Radiology: THE REQUISITES*, 2nd ed, pp 120–121.

点　评

　　双肾可见异常的低密度病灶，但肾的形状正常，无明显肿块效应。受累区域灌注下降，异常区域的周边有一圈正常强化的肾实质环。这是肾梗死的典型表现，肾图皮质环形征对该疾病有诊断意义。肾图环形征的形成是由于肾段血管闭塞引起肾梗死，而包膜动脉从肾动脉主干近端发出保留了血供。肾包膜动脉维持了梗死区域离它最近的皮质的灌注。不幸的是，肾图环形征仅在一半的肾梗死中存在。引起肾浸润性病变的疾病包括浸润性肾肿瘤（如移行细胞癌和一些转移）、肾梗死（如本例所示）和一些炎症性病变（包括肾盂肾炎和黄色肉芽肿性肾盂肾炎）。在这些病变中，只有肾梗死、细菌性肾盂肾炎和浸润性转移通常引起双侧病变。环形征的存在对于肾梗死有诊断意义。

　　肾梗死可缘于多种原因的肾血管闭塞，包括栓塞、夹层、血栓形成以及血管炎。双侧肾梗死提示系统性栓子或血管炎。该患者有亚急性细菌性心内膜炎导致的多发系统性栓子。

肾：肾移行细胞癌：蒙面肾

1. 移行细胞癌。
2. 血块。
3. "蒙面"肾。
4. 尿路上皮肿瘤（移行细胞癌和鳞状细胞癌）、某些转移（包括淋巴瘤）和不常见的浸润性肾细胞癌。

参考文献

Gash JR, Zagoria RJ, Dyer RB: Imaging features of infiltrating renal lesions, *Crit Rev Diagn Imaging* 33: 293–310, 1992.

Wong-You-Cheong JJ, Wagner BJ, Davis CJ Jr: Transitional cell carcinoma of the urinary tract: radiologic-pathologic correlation, *Radiographics* 18: 123–142, 1998.

相关参考文献

Zagoria RJ, *Genitourinary Radiology: THE REQUISITES*, 2nd ed, pp 115–118.

点　评

　　该病例显示了一个肾盂肾盏系统移行细胞癌的典型表现"蒙面"肾。该术语描述了肾窦生长的一个实性肿块填塞了正常的肾窦脂肪。病例中，肿块浸润了肾实质，引起肾实质强化程度下降。明显强化的区域代表了未受累的正常肾实质。蒙面肾的表现强烈提示移行细胞癌的诊断。然而，少见得多的鳞状细胞癌也可有同样表现。约 1/4 起源于肾盂或肾盏的移行细胞癌侵犯肾实质。当肾实质侵犯发生时，影像学上呈浸润性表现，即肾的正常形状保持（未形成球形肿块）且正常肾与病变之间无清楚边界。这种表现结合肾窦内的广泛软组织，强烈提示移行细胞癌。在北美少见的肾结核，也可有同样表现。确切的诊断需要组织学或细菌学检查。

　　后部肾盏内的腔内充盈缺损呈典型血块或感染碎片的表现。它与肾盏的形状保持一致，提示它是软而韧的物质。该血块最可能继发于该患者的原发性移行细胞癌。

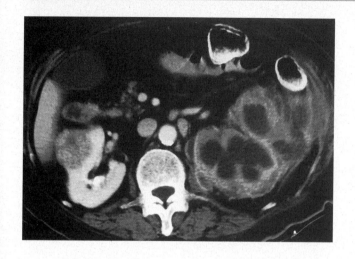
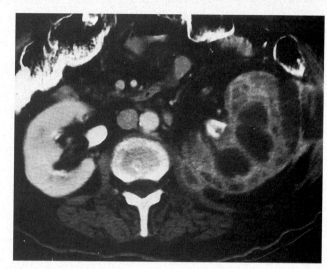

1. 诊断是什么？累及左肾的疾病的病理生理学是什么？
2. 最常见的有关微生物是什么？
3. 该疾病如何治疗？
4. 右肾图像上的表现是什么？两种疾病间有联系吗？该患者该如何治疗？

病例 79

肾：黄色肉芽肿性肾盂肾炎和肾细胞癌

1. 弥漫性黄色肉芽肿性肾盂肾炎。反复的上尿路感染和结石形成，导致梗阻和肾炎症，伴有富脂质的组织细胞。
2. 大肠杆菌和变形杆菌属。
3. 肾切除术。
4. 符合肾细胞癌的实性增强肾肿块。肾细胞癌和黄色肉芽肿性肾盂肾炎之间无关联。该患者应该行保留右肾的手术。

参考文献

Hayes WS, Hartman DS, Sesterhenn IA: Xanthogranu-lomatous pyelonephritis, *Radiographics* 11:485–498, 1991.

相关参考文献

Zagoria RJ, *Genitourinary Radiology: THE REQUISITES,* 2nd ed, pp 89–100, 118–121, 139–141.

点　评

　　黄色肉芽肿性肾盂肾炎（XGP）为一种少见的疾病，它有两个不同类型：弥漫型和局灶型。黄色肉芽肿性肾盂肾炎被认为继发于易患结石患者的慢性尿路感染（最常见的是大肠杆菌和变形杆菌属）。在黄色肉芽肿性肾盂肾炎患者中，80%同时存在肾结石；结石的存在和反复感染引起炎症反应，富脂质的巨噬细胞破坏和替代正常的肾实质。该过程引起肾肿大，并且感染可扩散至肾外。典型症状有疼痛、发热和体重下降。该病最常见于中年女性和糖尿病患者。

　　局灶型黄色肉芽肿性肾盂肾炎的炎症更加局限，它同样也与肾结石相关，但可能难以与肿瘤引起的肾实性肿块相鉴别。没有可用来鉴别局灶型黄色肉芽肿性肾盂肾炎和肾肿瘤的特异性影像学表现。

　　该患者有左肾弥漫型黄色肉芽肿性肾盂肾炎和一个右肾的肾细胞癌；然而，尚无它们之间有关联的报道。该例治疗选择是左肾切除、右肾部分切除。一个治疗肾细胞癌的较新方法是影像学引导下热消融，可以考虑在本例中使用。

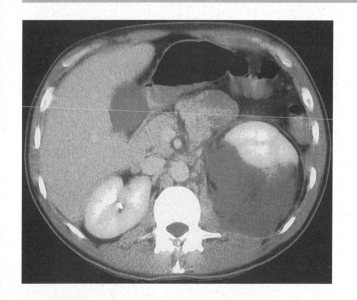

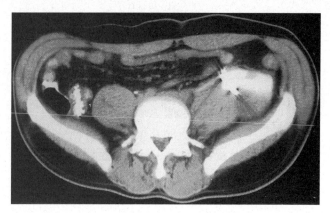

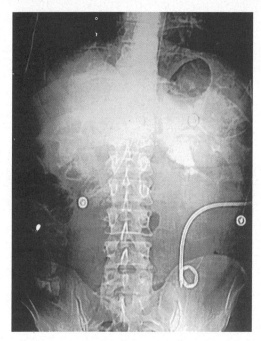

1. 该患者遭遇了严重车祸，肾盂输尿管连接部部分性撕裂，但拒绝治疗。扫描时，患者主诉左腹疼痛明显，血压高。左肾周肿块是什么？

2. 该肿块位于肾周间隙，还是肾旁后间隙？

3. 什么原因造成该患者高血压？

4. 经皮引流肿块是充分的治疗吗？

肾：肾周尿瘤

1. 尿瘤。
2. 尿液聚集在肾周间隙内，被吉氏筋膜包绕。有些尿液在包膜下，造成正常肾形态的变形。
3. 由于包膜下尿瘤造成的左肾灌注下降。
4. 否。经皮引流可能使尿瘤暂时缓解，但是需行输尿管支架植入或经皮肾切开引流，以使输尿管撕裂得以愈合。

参考文献

McCune TR, Stone WJ, Breyer JA: Page kidney: case report and review of the literature, *Am J Kidney Dis* 18:593–599, 1991.

Titton RL, Gervais DA, Hahn PF, et al: Urine leaks and urinomas: diagnosis and imaging-guided intervention, *Radiographics* 23:1133–1147, 2003.

相关参考文献

Zagoria RJ, *Genitourinary Radiology: THE REQUISITES,* 2nd ed, p 77.

点　评

　　该患者由于肾盂输尿管连接部的输尿管撕裂而产生了尿瘤。该段输尿管在严重的减速性创伤中最易受伤，导致输尿管从肾盂上完全或部分撕脱。尿瘤是该类损伤的一种可能的后果。当液体，无论是尿液还是血液，聚集在包膜下，都可能压迫肾实质。这种压迫导致相对低灌注和受累肾实质的缺血，即可引发肾素过度分泌，导致肾血管性高压，这种情况被称为Page 肾，是两种肾血管性高血压模式的一种。另一种，称为 Goldblatt 肾，是由于肾动脉狭窄或闭塞引起的高血压。

　　虽然尿瘤可以轻易地通过经皮置管引流排空，如本例中第二、第三幅图所示，但可能需要其他治疗。在本例中，肾盂输尿管连接部撕裂需输尿管支架植入。此外，尿瘤的形成使得患者发生损伤段输尿管狭窄的风险增加。因此，需马上排空尿瘤和置入支架来治疗引起尿瘤的输尿管损伤。

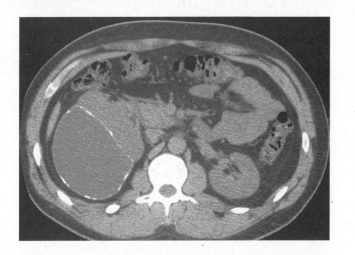
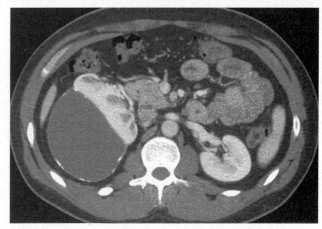

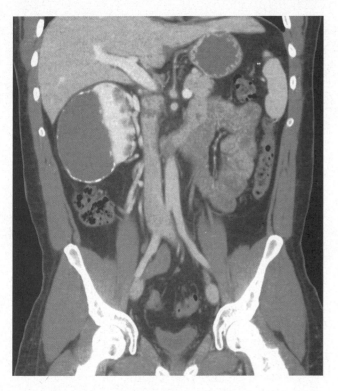

1. 右肾附近的低密度物质在哪个间隙内?
2. 包膜下液体如何与肾周包膜外液体相鉴别?
3. 引起该部位液体的常见原因是什么?
4. 该部位液体引起的缺血肾被称作什么?

肾：肾包膜下血肿

1. 包膜下间隙。
2. 包膜下积液导致肾外形改变，肾与积液间无脂肪层。
3. 创伤（包括因肾活检或经皮肾造瘘术所致的医源性损伤）、血管炎和血管形成破裂。
4. page 肾。

参考文献

Kawashima A, Sandler CM, Corl FM, et al: Imaging of renal trauma: a comprehensive review, *Radiographics* 21:557–574, 2001.

Pollack HM, Wein AJ: Imaging of renal trauma, *Radiology* 172:297–308, 1989.

相关参考文献

Zagoria RJ, *Genitourinary Radiology: THE REQUISITES*, 2nd ed, p 132.

点　评

本病例中积液压迫右侧肾。此患者遭遇交通事故，积液被诊断为包膜下血肿。钝性损伤是包膜下血肿最常见的原因。这一表现提示肾周肾动脉分支受损，动脉出血进入包膜下间隙。由于包膜是坚韧的纤维组织层，增大的血肿会压迫肾实质，并使其变形。静脉出血通常不能产生足够的压力，不会形成明显的包膜下血肿。

由于压迫肾实质，本病具有临床意义。肾实质受压导致肾缺血，从而肾素分泌增加，引起高血压。这一系列事件（通常发生于包膜下血肿发展的 6 个月内）导致的肾改变，被描述为 Page 肾。压迫肾实质导致肾素分泌增加是肾血管性高血压的一种模式。另一模式称为 Goldblatt 肾，为肾动脉狭窄患者因低灌注而导致的肾素分泌增加。

包膜下血肿可通过经皮引流成功治愈。

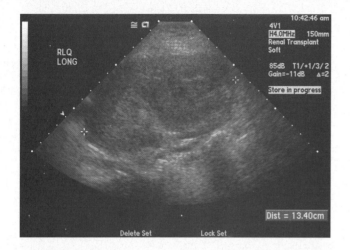
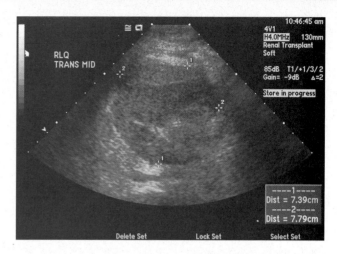
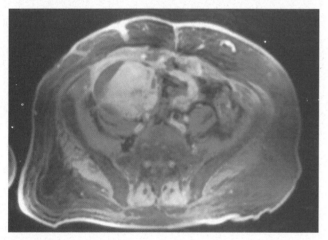

1. 经皮活检后有哪些并发症?

2. 正确还是错误:活检后出血更多见于不可控性高血压患者。

3. 哪些因素可以导致 T1 加权像上高信号?

4. 何谓 Page 肾?

病例 82

肾：移植肾的肾周血肿

1. 动静脉瘘、出血、血尿、脓肿和败血症
2. 正确。
3. 脂肪、蛋白质、黑色素、高铁血红蛋白和钆。
4. 包膜下血肿压迫肾并使其血流量减少，触发肾素–血管紧张素–醛固酮系统并导致高血压。

参考文献

Balci NC, Sirvanci M, Tufek I, et al: Spontaneous retro-peritoneal hemorrhage secondary to subcapsular renal hematoma: MRI findings, *Magn Reson Imaging* 19: 1145–1148, 2001.

相关参考文献

Zagoria RJ, *Genitourinary Radiology: THE REQUISITES*, 2nd ed, pp 390–391.

点　评

经皮肾活检常用于诊断肾移植后急性或慢性排异反应，并且对指导治疗非常重要。在多数研究中，并发症的发生率为 7%～15% 不等。在移植术后 12～24 小时内，98% 的并发症不能被发现。轻微活检并发症被定义为那些只需轻微治疗或无需治疗的病症，包括可自愈性的肉眼血尿或小的包膜下血肿。严重并发症是指那些需要治疗的病症，包括需要进行输血的大出血；脓肿、败血症或动静脉瘘、需栓塞治疗的假性动脉瘤。使用更细小的穿刺针可减少并发症的发生。使用弹簧活检装置也可减少活检后并发症的数量。不可控制的严重高血压患者和凝血障碍患者更易发生并发症。

急性血肿在超声上通常显示为回声增强。数天后随着血肿分解，病灶变为更低回声，表现为复杂的囊性结构伴内部回声和分隔。在非造影剂增强的 CT 扫描图像上，急性血肿表现为较肾实质密度更高灶。慢性血肿随时间演变过程中，密度逐渐降低。慢性血肿也可以钙化。MRI 检查，由于红细胞内含有的缺氧血红蛋白具有顺磁性，可缩短 T2 时间，所以急性血肿在 T1 和 T2 加权像上均为低信号。如图所示，在亚急性早期，细胞内高铁血红蛋白可明显缩短 T1，在 T1 加权像上为高信号，在 T2 加权像上为低信号。在亚急性晚期，红细胞溶解，细胞外高铁血红蛋白导致 T1 和 T2 高信号。在慢性血肿，含铁血黄素可缩短 T2，因此在 T1 和 T2 加权像上均为低信号。

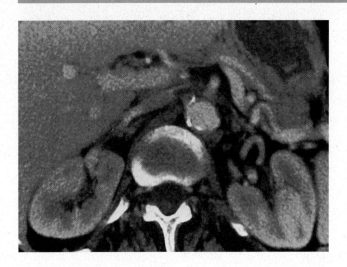
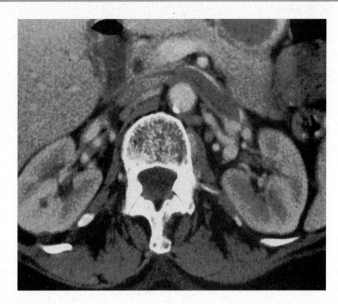

1. 图像上有何影像学表现?
2. 列出导致此病的三个原因。
3. MRI 会有何表现?
4. 列出此病的三个并发症。

肾：肾静脉血栓

1. 增强 CT 显示左肾静脉扩张，腔内可见充盈缺损。静脉周围可见炎性反应。左肾肿胀，灌注差。
2. 肾细胞癌、脱水和高凝状态。
3. 左肾静脉内 T1 高信号充盈缺损。
4. 约 1/3 的肾静脉血栓患者会出现肺栓塞。

参考文献

Kawamoto S, Lawler LP, Fishman EK: Evaluation of the renal venous system on late arterial and venous phase images with MDCT angiography in potential living laparoscopic renal donors, *Am J Roentgenol* 184:539–545, 2005.

Kawashima A, Sandler CM, Ernst RD, et al: CT evaluation of renovascular disease, *Radiographics* 20:1321–1340, 2000.

相关参考文献

Zagoria RJ, *Genitourinary Radiology: THE REQUISITES,* 2nd ed, pp 95, 130, 140, 141.

点　评

　　肾静脉血栓（renal vein thrombosis，RVT）的病因有多种，与患者年龄和共存疾病相关。原发 RVT 见于高凝状态。儿童肾静脉血栓常由脱水所致；而在成人，肾病综合征是常见病因。其他较常见的病因包括：镰状细胞贫血、血管炎、淀粉样变以及系统性红斑狼疮。继发性肾静脉血栓的病因包括肾或肾外肿瘤侵犯或压迫肾静脉、炎症（如急性肾盂肾炎、脓肿、结核、败血症）、创伤（车祸或医源性）和腔静脉血栓延伸。肾移植并发症中 5% 为肾静脉血栓。

　　根据血栓形成时间不同，RVT 的影像表现多样。急性 RVT 肾体积增大，分泌延迟。长期 RVT 的典型表现为输尿管周围静脉侧支形成所致的输尿管切迹。疾病晚期，肾体积减小，功能降低。CT 示肾静脉扩张，管腔中心充盈缺损，肾实质灌注差，造影剂排泄延迟。同样，MRI 能够直接显示血栓。在急性期，超声示肾增大，静脉多普勒信号缺失，高阻力动脉波形伴舒张期血流反向。与单螺旋 CT 相比，多排螺旋 CT 通过提高空间和时间分辨率而增加血管疾病诊断的正确性。

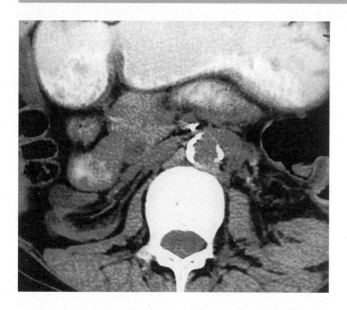 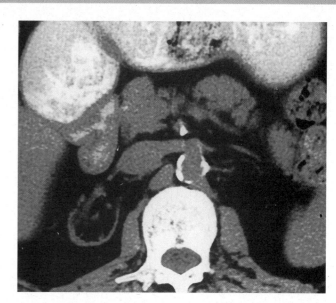

1. 请描述左图中肾的表现，何种原因导致右肾囊肿的形成？

2. 在第一次和第二次 CT 扫描之间，可能采取了何种治疗措施？

3. 正确还是错误：血液透析的患者中肾细胞癌的发病率会增加。

4. 正确还是错误：透析是 CT 扫描中使用碘造影剂的禁忌证。

病例 84

肾：继发于血液透析的肾囊性病变

1. 自发性或血液透析所致的囊肿。
2. 左肾切除及肾移植。
3. 正确。长期血液透析的患者，肾细胞癌发病率为 7%。
4. 错。

参考文献

Choyke PL: Acquired cystic kidney disease, *Eur Radiol* 10:1716–1721, 2000.

Heinz-Peer G, Schoder M, Rand T, et al: Prevalence of acquired cystic kidney disease and tumors in native kidneys of renal transplant recipients: a prospective US study, *Radiology* 195(3):667–671, 1995.

相关参考文献

Zagoria RJ, *Genitourinary Radiology: THE REQUISITES*, 2nd ed, pp 87–89, 112, 113.

点　评

肾囊肿很常见，发病率随年龄增长而增加。50 岁以上的人群中 50% 有肾囊肿。肾囊肿的病因被认为是肾小管阻塞，继而近段小管扩张伴浆液潴留。囊肿好发于肾皮质，不与集合系统相连。囊肿在超声上为无回声伴后方声影增强。静脉尿路造影或 CT 上囊肿无壁强化和中心强化。单纯肾皮质囊肿内所含液体的密度与水相同，在非对比增强 CT 图像上，其 CT 值应小于 15HU。

此例患者为肾病晚期，继发于糖尿病肾病。在血液透析过程中，出现右肾皮质囊肿，肾移植后囊肿消退。多发肾囊肿多见于长期透析的患者。在血透或腹透过程中囊肿数量增加。10%～20% 透析 3 年以上的患者，可出现肾囊肿；透析 5～10 年的患者，90% 可出现获得性肾囊肿。此机制尚未清楚，但一种理论认为肾毒素的累积可导致囊肿形成。透析可促进囊肿上皮细胞壁的形成，长期透析的患者中 7% 可出现肾实性新生物（如腺瘤、嗜酸粒细胞瘤或腺癌）。患者因透析所致的腺癌与传统肾癌相比，侵袭性较低，转移较少。治疗方法有肾切除或影像引导下肿瘤消融术（如射频消融）。

对于无尿或透析时间超过 6 个月的患者，在透析时可使用碘造影剂。由于肾实质的损伤已经存在，造影剂的肾毒性不再重要。

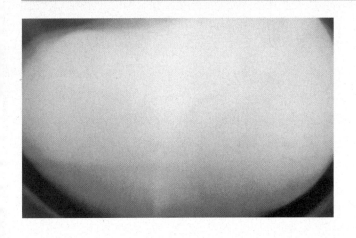
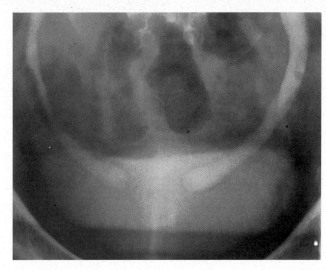

1. 请给出病例诊断。
2. 膀胱内输尿管球状部分周围透亮线是如何形成的？
3. 图像所示的异常病变可引起哪些并发症？
4. 哪种结构未吸收可以导致上述异常？

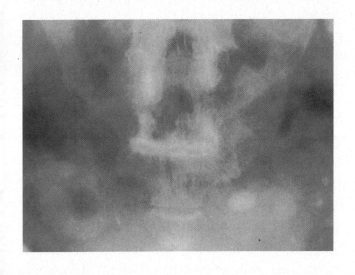
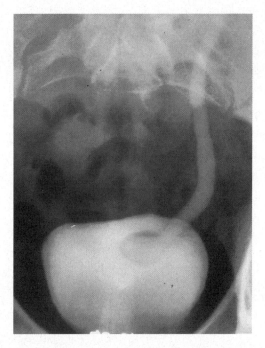

1. 本病例中左输尿管下端球状部分被描述为什么？
2. 导致此异常改变的原因是什么？
3. 通常何种病变可引起此类异常？
4. 诊断原位输尿管囊肿时，透亮晕的最大厚度是多少？

病例 85

肾盂和输尿管：原位输尿管囊肿

1. 双侧原位输尿管囊肿。
2. 膀胱黏膜及输尿管壁疝入膀胱内
3. 输尿管梗阻、尿路结石和尿道感染。
4. Chwalla 膜。

参考文献

Davidson AJ, Hartman DS, eds: *Radiology of the Kidney and Urinary Tract,* 2nd ed, Philadelphia, 1994, Saunders, pp 521–528.

相关参考文献

Zagoria RJ, *Genitourinary Radiology: THE REQUISITES,* 2nd ed, pp 163–165.

点　评

本病例为原位输尿管囊肿，又称成人型输尿管囊肿。此类输尿管囊肿儿童罕见，通常无临床症状，多为偶然发现。如此例所示，原位输尿管囊肿在膀胱半充盈时易发现；但当膀胱完全被不透 X 线的尿液充盈时则较难发现。原位输尿管囊肿与异位输尿管囊肿不同，不伴有其他尿道畸形。其与异位输尿管囊肿无关。原位输尿管囊肿形成的机制被认为是胎儿输尿管再通过程中，Chwalla 膜不完全吸收，导致输尿管开口处轻度狭窄，最终球状的输尿管膀胱结合部脱垂到膀胱腔内。原位输尿管囊肿可以非常巨大，巨大的囊肿易伴有并发症。当输尿管囊肿直径超过 2cm 时，尿路阻塞伴梗阻、结石形成、感染的危险性明显增高。此外，在诊断单纯输尿管囊肿时应谨慎，其特征性表现为输尿管球部周围的透亮线。透亮线应规则、光滑，直径不超过 1～2mm。如果透亮线的直径超过 2mm，应考虑假性输尿管囊肿（由结石或肿瘤等基础病变所致）的可能。

病例 86

肾盂和输尿管：假性输尿管囊肿

1. 假性输尿管囊肿。
2. 输尿管开口部分梗阻。
3. 输尿管结石以及近期排石、输尿管膀胱连接部手法治疗、膀胱新生物碰撞输尿管口所致的输尿管水肿。
4. 2mm。

参考文献

Chen MYM, Zagoria RJ, Dyer RB: Interureteric ridge edema: incidence and etiology, *Abdom Imaging* 20:368–370, 1995.

相关参考文献

Zagoria RJ, *Genitourinary Radiology: THE REQUISITES,* 2nd ed, pp 164, 166.

点　评

患者左侧输尿管膀胱连接部小结石，可引起输尿管梗阻并表现为假性输尿管囊肿。之所以称其为"假性输尿管囊肿"是因为其影像学表现与原位输尿管囊肿相同，但由基础病变所致。本病例中，造影前的平片上可见明确结石。假性输尿管囊肿缘于输尿管膀胱连接部部分梗阻伴输尿管下段明显扩张并凸入膀胱腔内。此类膨出通常伴周围水肿，从而在输尿管尾端周围形成增厚的透亮"晕"。如本例所示，透亮部分明显增厚，超过了假性输尿管膨出的界限。而单纯或原位输尿管囊肿中，透亮线规整且直径不超过 2mm。而不规则且增厚的晕提示存在基础病变，如结石以及由近期排石、手法操作所致的水肿或肿瘤浸润。如果尿路造影不能给出明确的诊断，需进行内镜检查以确诊。肾积水是假性输尿管囊肿的另一个重要伴随表现。原位输尿管囊肿通常不伴有明显的梗阻，因此，无肾积水的表现。输尿管囊肿样异常表现合并梗阻时提示假性输尿管囊肿并存在基础病变。

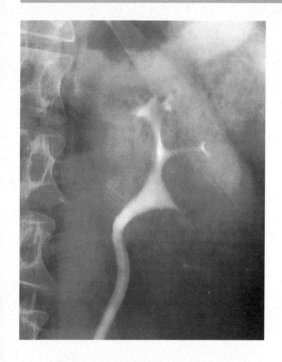

1. 此静脉尿路造影片中有何异常表现?
2. 根据异常表现列出主要鉴别诊断。
3. 为明确诊断,最好的诊断性实验是什么?
4. 本病中导致肾下盏异常影像学表现的原因是什么?

肾盏和输尿管：肾盏移行细胞癌——尿路造影

1. 肾下盏不规则并微小充盈。
2. 移行细胞癌和结核。
3. 尿细胞学检查和细菌学检查。
4. 肿瘤浸润或炎症侵犯肾下盏和漏斗部。

参考文献

Wong-You-Cheong JJ, Wagner BJ, Davis CJ Jr: Transitional cell carcinoma of the urinary tract: radiologic-pathologic correlation, *Radiographics* 18: 123–142, 1998.

相关参考文献

Zagoria RJ, *Genitourinary Radiology: THE REQUISITES,* 2nd ed, pp 84, 116, 122.

点　评

　　静脉尿路造影显示肾盏"截断"。肾下盏的高密度影细小，并于引流的漏斗部突然截断。这些细微的表现通常提示浸润性病变累及尿路上皮。应考虑两个主要诊断：结核和移行细胞癌。在这种情况下仅根据影像学表现不能鉴别这两种疾病，必须对组织或尿液进行显微镜检查后才能得出正确诊断。一旦确诊，横断面成像有助于明确病变的范围（即分期）。

　　移行细胞癌可为乳头状或非乳头状。乳头状移行细胞癌约占 2/3，易于生长为息肉样肿块。非乳头状移行细胞癌浸润性生长，当累及泌尿系上尿路时可导致恶性狭窄。非乳头状移行细胞癌在疾病早期易于突破黏膜层，但在整个尿路中多为单一病灶。乳头状瘤很少浸润性生长，但常为多灶性。

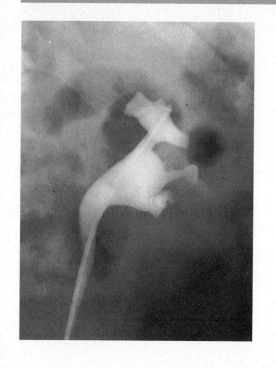
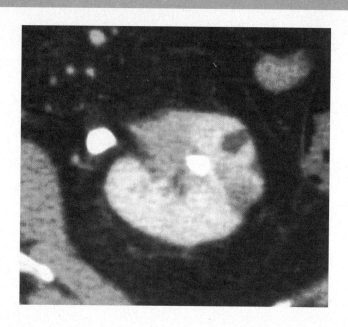

1. 此患者左肾异常，应考虑哪两个主要诊断？
2. 连接横向肾盏最外缘的连线被称为什么？
3. 引起肾盏截断的原因有什么？
4. 肾盏移行细胞癌的患者同时或异时出现肿瘤的比例是多少？

病例 88

肾盏移行细胞癌——逆行肾盂造影和 CT

1. 移行细胞癌和结核。
2. 乳头间线。
3. 因肿瘤浸润或炎症所致肾大盏梗阻。
4. 25%。

参考文献

Wong-You-Cheong JJ, Wagner BJ, Davis CJ Jr: Transitional cell carcinoma of the urinary tract: radiologic-pathologic correlation, *Radiographics* 18: 123–142, 1998.

相关参考文献

Zagoria RJ, *Genitourinary Radiology: THE REQUISITES*, 2nd ed, p 86.

点　评

　　本病例为肾盏截断。逆行肾盂造影显示左肾下极肾盏未充盈。连接边缘肾盏最外端的乳头间线应与肾轮廓的外缘相平行。同样，肾盏引流每一个肾小叶，在各个区域边缘肾盏到肾边缘的距离相等，而本病例并非如此。CT 扫描显示软组织肿块填充于肾窦内并侵犯肾实质。肿块旁还可见小的单纯囊肿。这些表现强烈提示移行细胞癌或结核。其他相对少见的原因还包括鳞状细胞癌和浸润性肾细胞癌。由于肿块中心位于肾窦内并侵犯肾大盏，所以病变不太可能来源于肾实质。通过影像学不能准确鉴别肾结核与移行细胞癌，最终诊断应建立在组织学或细菌学检查上。然而，正如本例所示，影像学检查可用于发现异常，提出正确诊断，并显示疾病范围。肾盏移行细胞癌约占泌尿系移行细胞癌的 9%，而 90% 的肿瘤发生于膀胱内。发现上尿路移行细胞癌意味着罹患多灶性移行细胞癌的可能。

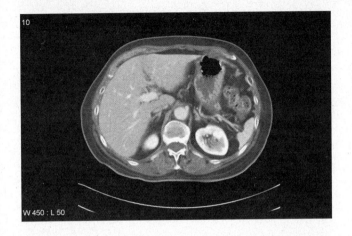
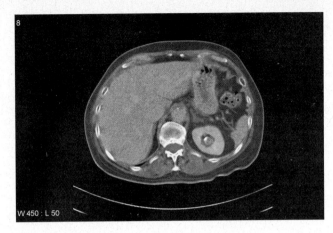

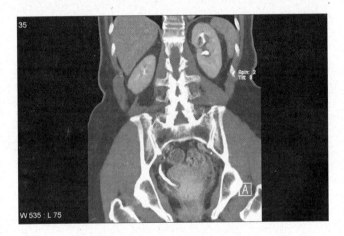

上右图和下左图：reprinted with permission from Lee JKT, Sagel SS, Stanley RJ, Heiken P, *Computed Body Tomography with MRI Correlation*, ed 4, Philadelphia: Lippincott Williams and Wilkins, 2006.

1. 侵犯左肾上盏的软组织肿块最有可能是什么？
2. 此病变最重要的危险因素是什么？
3. 上述表现最常见的临床症状是什么？
4. 上述表现同时伴发膀胱移行细胞癌的危险性是多少？

肾盂肾盏和输尿管：左肾盂移行细胞癌

1. 移行细胞癌。
2. 吸烟。
3. 72%病例可出现血尿，22%病例伴有胁腹钝痛，因梗阻所致急性肾绞痛较为罕见。
4. 39%。

参考文献

Wong-You-Cheong JJ, Wagner BJ, Davis CJ Jr: Transitional cell carcinoma of the urinary tract: radiologic-pathologic correlation, *Radiographics* 18: 123–142, 1998.

Yousem DM, Gatewood OM, Goldman SM, Marshall FF: Synchronous and metachronous transitional cell carcinoma of the urinary tract: prevalence, incidence, and radiographic detection, *Radiology* 167:613–618, 1988.

相关参考文献

Zagoria RJ, *Genitourinary Radiology: THE REQUISITES,* 2nd ed, pp 180–181.

点 评

膀胱移行细胞癌（transitional cell carcinoma，TCC）约占膀胱原发肿瘤的90%。肾盂和输尿管的移行细胞癌较少见，约占泌尿系每年已诊断的全部肿瘤的5%。TCC多见于老年男性，男女发病率的比例约为3：1，平均诊断年龄为64岁。TCC患者最常见的临床症状为血尿。吸烟是唯一的危险因素。39%的输尿管移行细胞癌患者同时伴发膀胱TCC，此时需对泌尿系进行完整评价。

排泄性尿路造影曾是评价上尿路移行细胞癌的首选方法。许多疾病在排泄性尿路造影中均可显示上尿路充盈缺损，包括泌尿道上皮新生物、结石、转移、炎性病变、纤维上皮息肉、血凝块和子宫内膜异位。CT被证实能够更好地显示肾内集合系统和输尿管内充盈缺损的特征，因其可以鉴别钙化与实性肿块。肾内移行细胞癌通常表现为腔内软组织肿物或管壁增厚。肿物逐渐增大，使肾盏和漏斗部充盈并扩张。CT还可以评价病变肾外侵犯和区域性淋巴结肿大，这些对于分期和手术方案的制订非常重要。治疗通常包括肾输尿管切除。随诊间隔为3～6个月，需进行膀胱镜检查和静脉尿路造影或CT尿路造影检查。

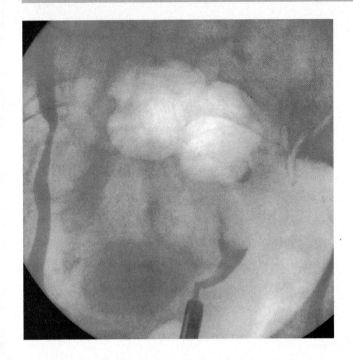

1. 该病例诊断是什么？
2. 应如何描述输尿管内充盈缺损下端的输尿管管腔扩张？
3. 何种原因导致输尿管扩张？
4. 这是肿瘤的哪一种亚型？

肾盂肾盏和输尿管：移行细胞癌伴"高脚杯"征

1. 移行细胞癌。
2. "高脚杯"征。
3. 输尿管内长期慢性生长的息肉样肿块随着管腔蠕动被不断推向输尿管尾侧。
4. 乳头状移行细胞癌。

参考文献

Bergman H, Friedenberg RM, Sayegh V: New roentgeno-logic signs of carcinoma of the ureter, *Am J Roentgenol* 86:707–717, 1961.

相关参考文献

Zagoria RJ, *Genitourinary Radiology: THE REQUISITES*, 2nd ed, pp 166, 174, 180.

点　评

移行细胞癌（TCC）的生长分为乳头状和非乳头状两种方式。乳头状肿物呈息肉样生长并凸入尿道管腔内。当输尿管内发生乳头状癌时，可出现"高脚杯"征。"高脚杯"征用来描述不透 X 线的充盈缺损下方的输尿管扩张。输尿管扩张段上缘，造影剂呈新月形，勾勒出肿块的下界，形似高脚杯中的液体。这一征像非常重要，因其对于 TCC 的诊断具有特异性。在排除了非新生物所致的充盈缺损，如结石、出血和炎性碎屑后，此征像的出现提示长期慢性生长的息肉样肿块即为移行细胞癌。非新生物所致的充盈缺损不会导致梗阻部位下方的管腔扩张。

相关征像称为 Bergman 卷曲导管征。一位泌尿外科医师注意到在进行逆行性输尿管插管时，有时导管在梗阻肿瘤下方扩张的输尿管段内卷曲，因而描述了此征像。非乳头状移行细胞癌约占所有 TCC 的 1/3，通常不会出现上述这些征像。

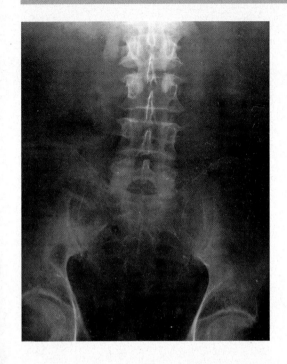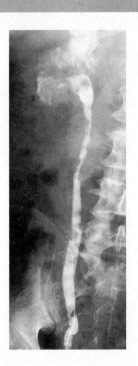

1. 输尿管内多发透亮充盈缺损的最常见原因有哪些?

2. 所示病变可能为腔内、黏膜或黏膜下?

3. 何种成分的泌尿道结石表现为X线透亮影?

4. 同时发生乳头状移行细胞癌相关多发病灶的发病率是多少?

肾盂肾盏和输尿管：多灶性移行细胞癌

1. 透亮结石、气泡、多灶性移行细胞癌、血块、炎性碎屑和乳头坏死。

2. 黏膜。

3. 尿酸。

4. 1/3的患者为多灶性疾病。

参考文献

Williamson B Jr, Hartman GW, Hattery RR: Multiple and diffuse ureteral filling defects, *Semin Roentgenol* 21: 214–223, 1986.

Wong-You-Cheong JJ, Wagner BJ, Davis CJ Jr: Transitional cell carcinoma of the urinary tract: radiologic-pathologic correlation, *Radiographics* 18: 123–142, 1998.

相关参考文献

Zagoria RJ, *Genitourinary Radiology: THE REQUISITES*, 2nd ed, p 181.

点　评

　　右侧逆行性肾盂造影显示右输尿管和右侧肾盂肾盏系统内多发的透亮充盈缺损。输尿管内的病灶似与输尿管壁粘连或源于输尿管壁。病灶与管壁夹角为锐角，提示其为黏膜病变，而非腔内或黏膜下病变。腔内病变在造影剂包绕下常为完整的圆形病灶；而黏膜下病变与管壁夹角为钝角。黏膜病变最常见的诊断为移行细胞癌。其他黏膜病变包括炎性病变（如输尿管炎、黏膜白斑和软化斑）以及少见的泌尿道上皮肿瘤（如鳞状细胞癌和腺癌）。

　　移行细胞癌可呈乳头状生长或非乳头状生长。2/3的移行细胞癌为乳头状生长；1/3为非乳头状或浸润生长。乳头状移行细胞癌多为浅表、非浸润性生长，但易于多发。1/3的乳头状移行细胞癌为多灶性，病灶累及整个泌尿系统，甚至膀胱。输尿管存在移行细胞癌会使同时或其后发现肿瘤的几率增加约40%。

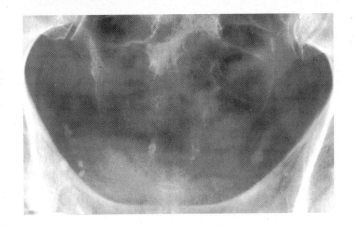
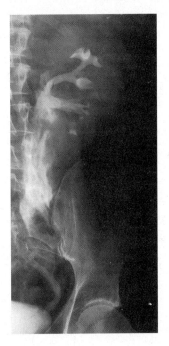

1. 与腰椎L4-5邻近的造影剂在哪个间隙内？
2. 造影剂外渗的原因？
3. 外渗的起源部位在哪里？
4. 肾积水的原因？

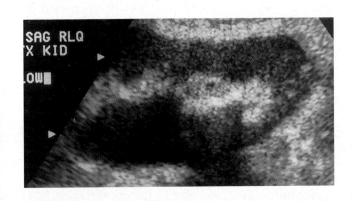
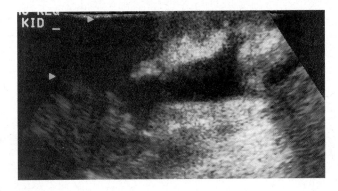

1. 手术期间对移植肾行矢状位超声。有何发现？可能的原因？
2. 哪种正常结构的表现类似于扩张的集合系统，两者如何鉴别？
3. 近期移植肾梗阻性肾积水的起始治疗手段是什么？
4. 正确还是错误：对于移植肾，因梗阻所致的肾积水通常无痛。

病例 92

肾盂肾盏和输尿管：输尿管梗阻伴肾周造影剂外渗

1. 肾周间隙内。
2. 输尿管梗阻。
3. 肾盏穹窿。
4. 输尿管膀胱连接部结石嵌顿。

参考文献

Chapman JP, Gonzalez J, Diokno AC: Significance of urinary extravasation during renal colic, *Urology* 6: 541–545, 1987.

相关参考文献

Zagoria RJ, *Genitourinary Radiology: THE REQUISITES*, 2nd ed, pp 135–136, 192.

点　评

患者左侧输尿管膀胱连接部可见直径5mm的结石阻塞管腔。结石所致输尿管肾盂积水，导致肾盏穹窿自发性破裂，造影剂外渗。肾窦内（部分肾周间隙）可见少量造影剂，与肾下盏重叠，同时大量造影剂流入输尿管周围的肾周间隙内。

继发于输尿管梗阻的自发性穹窿破裂并不罕见。但必须确认其良性本质，不应与恶性的病理过程相混淆。这种破裂代表一种生理性压力安全阀，当肾盂肾盏压力达到高水平时，阀门打开。输尿管梗阻时，肾盂肾盏的压力在短时间内可从0上升至70mmHg以上。压力升高导致输尿管肾盂积水和严重的肾绞痛。当穹窿破裂时，压力迅速降低，症状突然缓解，临床上类似排石症状。只要高度梗阻不持续过久，穹窿破裂的临床意义消失。因输尿管梗阻所致穹窿自发破裂后尿瘤形成并不常见。有趣的是，肾周造影剂外渗数小时或数天后因替代性造影剂排泄导致膀胱内高密度影非常常见，故此表现也无临床意义。

病例 93

肾盂肾盏和输尿管：移植肾梗阻性肾积水

1. 肾积水、输尿管水肿、血凝块、吻合口狭窄或移植周围积液。
2. 彩色多普勒超声能够鉴别肾窦内扩张的分支状静脉与集合系统。
3. 经皮肾造瘘术或放置肾膀胱支架。
4. 对。

参考文献

Reinberg Y, Bumgardner GL, Aliabadi H: Urological aspects of renal transplantation, *J Urol* 143:1087–1092, 1990.

相关参考文献

Zagoria RJ, *Genitourinary Radiology: THE REQUISITES*, 2nd ed, pp 17, 152.

点　评

20世纪50年代，肾移植的发展彻底改变了终末期肾病的治疗方法。尽管移植物排异是首要问题，但移植肾还带来其他许多泌尿系并发症。为评价这些潜在的并发症，超声是首选的影像方法。完整的超声评价检查包括灰阶成像和多普勒超声。灰阶成像评价实质回声、集合系统的大小及其内容物（如结石、血块、真菌球）、周围软组织、积液（如血肿、尿性囊肿、囊性淋巴管瘤、脓肿）。彩色多普勒超声能够评价移植物的灌注和血管解剖，并可以鉴别血管结构和肾盂肾盏扩张。

术后肾积水较为常见，病因很多。结石是相对少见的原因，约占移植肾积水病例的2%。吻合口水肿、尿瘤、血凝块、囊性淋巴管瘤和输尿管脱落物形成是围手术期移植肾积水的常见病因。由于移植器官无神经支配，肾积水通常为无痛性，而移植物功能恶化为其首要征像。18%的移植肾会出现集合系统扩张，而仅9%确实存在梗阻。如果超声显示的扩张仅局限于肾盂，梗阻的可能性较低。如果扩张累及肾盏，则梗阻的可能性高达67%。大多数病例超声不能明确诊断梗阻的确切位置。

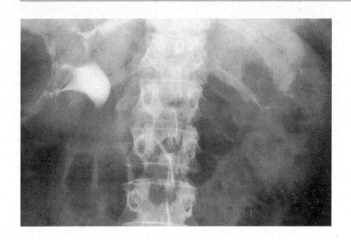
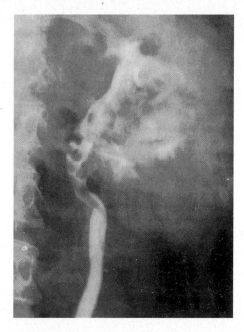

1. 上述图像为静脉尿路造影和逆行性肾盂造影。该患者输尿管梗阻最可能的原因是什么？

2. 患者有肉眼血尿，导致出血的基础病因是什么？

3. 造影剂检查中所示肾盂肾盏系统的透亮充盈缺损，最常见的原因是什么？

4. 尿液中何种酶可导致肾盂肾盏中的血凝块迅速变化？

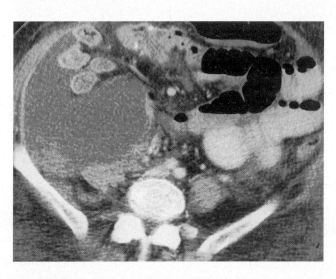
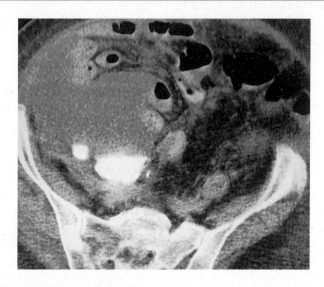

1. 近期行妇科手术的患者，静脉造影剂增强CT检查间隔5分钟拍摄的两幅图像。可能的诊断以及最常见的致病原因？

2. 当怀疑此诊断时，最适当的成像技术是什么？

3. 积液内高密度物质的诊断意义是什么？

4. 正确还是错误：对于此病变，治疗要选择早期手术。

病例 94

肾盂肾盏和输尿管：肾盂肾盏内的血凝块

1. 血凝块、炎性碎屑或真菌物质。
2. 移行细胞癌、肾细胞癌或血管畸形。
3. 按发病率降序排列：高密度结石、泌尿道上皮新生物、血凝块、炎性碎屑、脱落的乳头和真菌物质。
4. 尿激酶。

参考文献

Fein AB, McClennan BL: Solitary filling defects of the ureter, *Semin Roentgenol* 21:201–213, 1986.

Williamson J Jr, Hartman GW, Hattery RR: Multiple and diffuse ureteral filling defects, *Semin Roentgenol* 21: 214–223, 1986.

相关参考文献

Zagoria RJ, *Genitourinary Radiology: THE REQUISITES*, 2nd ed, pp 194–197.

点　评

泌尿道透亮性充盈缺损的病因很多。最常见病因为实性病变，包括非顺应性的尿酸结石和新生物。此外，其他原因所致的透亮充盈缺损，如血凝块、炎性碎块和真菌物质，均具有顺应性，病变形状与其容器即肾盂肾盏的形状一致。本病例静脉尿路造影显示单侧肾肿大以及输尿管梗阻伴肾盂延时显影的征像。逆行性造影显示大量透亮物质，一些为线条状，与输尿管形状一致。这些表现提示肾盂肾盏系统内液体或半固体物质，对于肉眼血尿患者最可能的诊断为血凝块。不幸的是，血凝块会使肾盂肾盏系统模糊，导致基础病变诊断困难。当出现肉眼血尿时，应查找出血源。有时，间断肉眼血尿的病因较隐匿，但常见病因包括：输尿管新生物、肾细胞癌、血管畸形和创伤。

本病例1周后行随访逆行检查显示充盈缺损完全吸收，肾盂肾盏系统表现正常，无输尿管新生物征像。这是泌尿道血凝块的典型表现，因尿液内存在尿激酶，血块演化，快速改变。大凝血块可在几天内完全溶解。如果在连续检查中看到这种快速变化，有助于确诊为血凝块所致的充盈缺损。

病例 95

肾盂肾盏和输尿管：输尿管创伤

1. 输尿管破裂，多为医源性（即手术所致）；少见病因为创伤（钝器伤或贯通伤）。
2. 静脉注射造影剂后（但未口服造影剂增强）CT检查；早期和延时均应扫描。
3. 如本例所示，高浓度造影剂，经肾浓聚，因此，比血管内造影剂密度更高，X线更致密。
4. 错。

参考文献

Lask D, Abarbanel J, Luttwak Z, et al: Changing trends in the management of iatrogenic ureteral injuries, *J Urol* 154:1693–1695, 1995.

相关参考文献

Zagoria RJ, *Genitourinary Radiology: THE REQUISITES*, 2nd ed, pp 197–199.

点　评

输尿管损伤约占尿路损伤的3%～5%。大多数病例为医源性损伤所致。尽管妇科手术居首位，但腹会阴联合切除、囊肿切除术、血管手术和脊柱融合术都可引起医源性损伤。如果术中保护好输尿管，损伤较罕见，贯通伤较钝器伤更为常见。

输尿管破裂的典型CT表现包括肾正常强化、肾周内侧造影剂外渗，同侧输尿管远段无造影剂充盈。外渗的造影剂经肾浓聚，其浓度高于血管内造影剂和口服造影剂。如果对输尿管破裂的诊断有疑问，建议行早期扫描和延时扫描（静脉注射造影剂后5分钟）。

顺行性肾盂造影可以诊断输尿管撕裂，然后行经皮肾造瘘术或放置肾输尿管支架以及经皮尿瘘引流。一项涉及44例输尿管损伤患者的研究比较了手术治疗与经皮肾造瘘术两种治疗方法。行经皮肾造瘘术治疗的患者明显减少了二次手术，死亡率降低，大部分病例损伤的输尿管可自行修复。

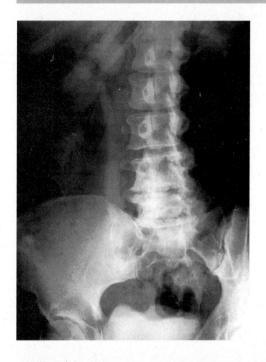
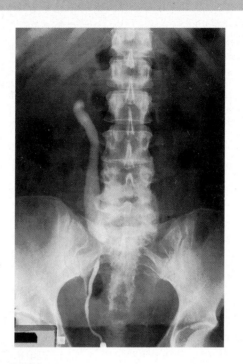
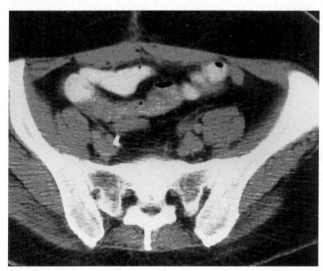

1．已行子宫切除术、淋巴结清扫和放射治疗的宫颈癌患者。列出上面三项检查的名称。

2．有何鉴别诊断？

3．此患者要选择何种治疗？

4．在此病例，逆行肾盂造影的适应证是什么？

病例 96

肾盂肾盏和输尿管：腹膜后手术所致的输尿管狭窄

1. 静脉尿路造影、逆行性肾盂造影和CT平扫（仅口服造影剂）。
2. 肿瘤所致的输尿管外压性改变、医源性狭窄、输尿管感染（结核、血吸虫病）、输尿管周围炎（子宫内膜异位、肠道炎性疾病、阑尾炎或憩室炎）和放射性狭窄。
3. 支架放置、球囊扩张和手术切除狭窄部位。
4. 进一步评价梗阻的右侧输尿管，尤其是输尿管远段，这些在排泄性尿路造影检查中不能显示。

参考文献

Ghersin E, Brook OR, Meretik S, et al: Antegrade MDCT pyelography for the evaluation of patients with obstructed urinary tract, *Am J Roentgenol* 183: 1691–1696, 2004.

O'Malley ME, Hahn PF, Yoder IC, et al: Comparison of excretory phase, helical computed tomography with intravenous urography in patients with painless hematuria, *Clin Radiol* 58:294–300, 2003.

相关参考文献

Zagoria RJ, *Genitourinary Radiology: THE REQUISITES,* 2nd ed, pp 179–186, 388–395.

点 评

宫颈癌患者，行子宫切除术和盆腔淋巴结清扫，并于盆腔放射治疗2个月后进行影像学检查。患者于手术治疗前无肾积水征像。静脉尿路造影显示右侧肾积水和输尿管积水，积水延伸至盆腔。静脉尿路造影不能显示远段输尿管。逆行肾盂造影显示一小段狭窄和正常的远段输尿管。盆腔对比增强CT图像可见右侧输尿管强化，但无软组织肿物。狭窄的病因为医源性（继发于右侧盆腔淋巴结清扫术、术后瘢痕和输尿管粘连）。

输尿管狭窄病因很多，大多数管腔狭窄的原因为梗阻，可分为内源性和外源性。输尿管梗阻内因（如移行细胞癌）易引起黏膜紊乱，而本例无此表现；输尿管狭窄的外因来源于邻近肿瘤（如前列腺癌、宫颈癌或淋巴瘤）或外源性肿物（如腹膜后纤维化、子宫内膜异位、炎性肠道疾病和阑尾炎）。横断面成像检查（如CT）能够清楚显示输尿管梗阻的外因。本病例中CT检查很有帮助，显示了正常充盈的输尿管，但在狭窄部位附近未见肿块。虽然患者接受了放射治疗，但放射性狭窄通常发生于放疗12个月以后。

患者术后很快出现的狭窄对球囊扩张和支架放置治疗反应较好。50%以上的患者狭窄可以完全缓解。长期狭窄或恶性狭窄对上述治疗反应较差，需要其他治疗。本例中的输尿管狭窄通过球囊扩张和支架放置可以治愈。

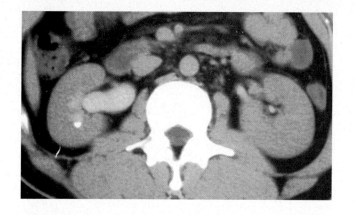

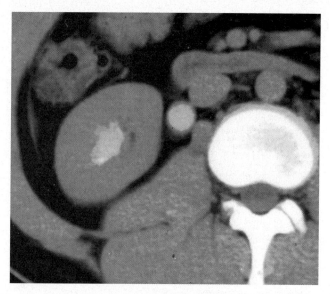

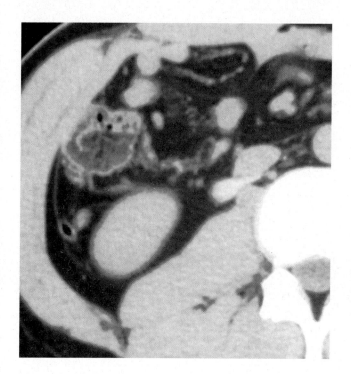

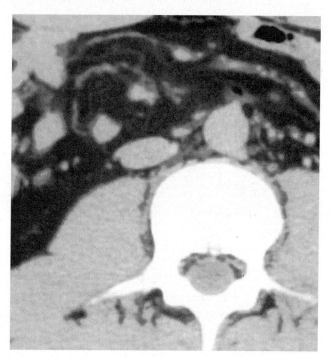

1. 上图所示右侧肾积水和输尿管上段积水的病因是什么?

2. 哪种结构的异常发育可导致上述影像改变?

3. 腰部输尿管向内侧移位的鉴别诊断有哪些?

肾盂肾盏和输尿管：腔静脉后输尿管

1. 右侧肾盂和近段输尿管积水是由于输尿管走行异常，位于下腔静脉后方，即所谓的腔静脉后输尿管。
2. 腔静脉后输尿管是下腔静脉胚胎期异常发育所致。
3. 腹膜后纤维化、腹膜后肿物、手术史和腔静脉后输尿管。

参考文献

Lautin EM, Haramati N, Frager D, et al: CT diagnosis of circumcaval ureter, *Am J Roentgenol* 150:591–594, 1988.

相关参考文献

Zagoria RJ, *Genitourinary Radiology: THE REQUISITES*, 2nd ed, p 166.

点 评

腔静脉后输尿管是由于下腔静脉发育异常所致，而非输尿管异常。腔静脉后输尿管较为罕见，尸检发生率为0.9/1000，男女比例约3:1。下腔静脉发育异常导致右侧输尿管走行于下腔静脉后方。输尿管向前内侧走行，以恢复其正常位置。存在腔静脉后输尿管时，其症状是与输尿管走行异常相关的梗阻所致。

因增强CT扫描可以同时显示输尿管与下腔静脉，所以它是诊断腔静脉后输尿管的首选方法。传统静脉尿路造影的影像学表现可以提示腔静脉后输尿管，但不能诊断。这些表现包括L3和L4椎弓根水平输尿管向内侧移位；但这种移位亦可见于腹膜后纤维化、腹膜后肿物、手术史和腔静脉后输尿管。

影像学定义了两种类型的腔静脉后输尿管。1型较为常见，输尿管在第三腰椎椎体水平走行于腔静脉后方，并于输尿管近段梗阻部位形成"S"形或"鱼钩"样畸形，通常可引起中–重度肾积水。2型肾积水较轻，输尿管在肾盂水平走行于腔静脉后方。

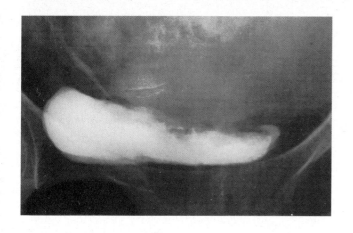 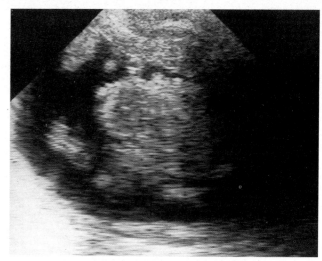

1. 此例为肉眼血尿患者。所示为血凝块，还是肿瘤？
2. 膀胱内膀胱癌的好发部位？
3. 影响膀胱癌预后的最重要因素？
4. 膀胱癌的患者如何选择治疗方案？

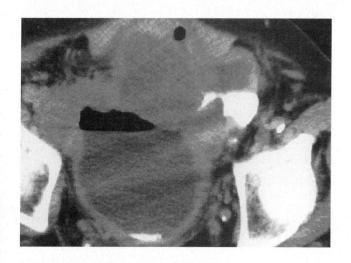

1. 最可能的诊断是什么？
2. 正确还是错误：膀胱周围脂肪正常。
3. 请列出膀胱憩室的四个并发症。
4. 哪种横断面成像检查能够对本病进行正确分期？

病例 98

膀胱：尿路造影和超声所示的膀胱癌

1. 肿瘤。
2. 接近三角区的后外侧壁。
3. 膀胱壁受侵犯的深度。
4. 膀胱镜电切、膀胱切除和化疗。

参考文献

Kundra V, Silverman PM: Imaging in the diagnosis, staging, and follow-up of cancer of the urinary bladder, *Am J Roentgenol* 180:1045–1054, 2003.

相关参考文献

Zagoria RJ, *Genitourinary Radiology: THE REQUISITES*, 2nd ed, pp 206–207.

点 评

本例中尿路造影所示的充盈缺损是癌的典型表现。膀胱的新生物95%为癌，而膀胱癌中90%为移行细胞癌。高危因素包括暴露于工业致癌物、吸烟和滥用镇痛剂。鳞状细胞癌约占恶性新生物的5%，血吸虫患者中发病率较高。鳞状细胞癌也常见于神经源性膀胱或长期留置双腔尿管患者和多发膀胱炎患者。腺癌约占膀胱癌的2%，多见于残留脐尿管，通常发生于有这种罕见情况的膀胱外翻患者。

膀胱壁受侵犯的深度是最重要的预后因素。肿瘤侵犯膀胱壁深肌层患者5年生存率明显低于非浸润性或浅表肿瘤。浅表肿瘤（T1）通常经尿道切除，但复发率较高（2年内50%～90%）。侵犯膀胱壁深肌层的患者（T2或T3）采取膀胱切除术。肿瘤伴有转移或局部浸润（T4）不能切除时，行化疗。

病例 99

膀胱：来源于憩室的IV期膀胱癌

1. 来源于膀胱憩室的局部进展期膀胱癌。
2. 错。
3. 感染、结石形成、新生物和输尿管梗阻。
4. 增强MRI。

参考文献

Kim JK, Park SY, Ahn HJ, et al: Bladder cancer: analysis of multi-detector row helical CT enhancement pattern and accuracy in tumor detection and perivesical staging, *Radiology* 231:725–731, 2004.

Tekes A, Kamel I, Imam K, et al: Dynamic MRI of bladder cancer: evaluation of staging accuracy, *Am J Roentgenol* 184:121–127, 2005.

相关参考文献

Zagoria RJ, *Genitourinary Radiology: THE REQUISITES*, 2nd ed, pp 206–210, 219–220.

点 评

本病例局部进展期膀胱移行细胞癌来源于膀胱憩室。后天获得性膀胱憩室通常继发于膀胱出口梗阻和膀胱腔内压力增高。憩室较为常见，随年龄增加发病率增高，且是下尿路感染、结石和新生物的高危因素（2%～8%）。这些并发症可能是由于尿液淤滞引起的慢性刺激所致。

膀胱癌分期最敏感的影像学方法为使用专用表面线圈的增强MRI。不同研究显示膀胱癌分期的准确率为80%～90%。值得注意的是，MRI进行膀胱癌分期的准确性依赖于技术、操作者和机器性能；经验丰富的医疗机构，报告的准确性较高。多排螺旋CT能够准确探查肿大淋巴结和盆腔组织的直接侵犯，但并不能准确预测膀胱壁浸润深度，因为癌灶与膀胱壁密度相同。

膀胱癌的诊断通常依靠膀胱镜和活检。膀胱镜活检对于诊断和评价肿瘤所侵犯膀胱壁的深度非常重要。浸润深度决定了肿瘤分期和治疗方法的选择。曾确诊膀胱肿瘤的患者进行膀胱镜监测可用于评价肿瘤复发。

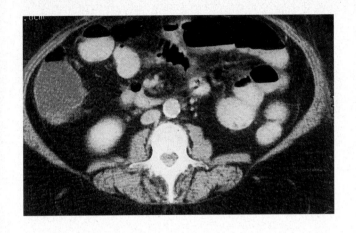 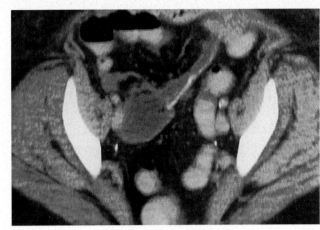

1. 该患者进行了何种手术?
2. 该手术的适应证是什么?
3. 此术式与传统回肠肠袢代膀胱相比有何优点?
4. 评价此类患者最适当的CT扫描方案是什么?

膀胱：可控性尿流改道术

1. 采用盲肠和回肠末端代膀胱行Indiana Pouch术，进行可控性尿流改道。
2. 先前行膀胱癌膀胱切除术、神经源性膀胱或失能性尿失禁。
3. 贮尿囊容量大，回流减少和可控性造瘘。
4. 仅口服造影剂或仅静脉注射造影剂。这种方式可以将分流道与胃肠道鉴别开。

参考文献

Amis ES, Newhouse JH, Olsson CA: Continent urinary diversions: review of current surgical procedures and radiologic imaging, *Radiology* 168:395–401, 1998.

Nabi G, Yong SM, Ong E, et al: Is orthotopic bladder replacement the new gold standard? Evidence from a systematic review, *J Urol* 174:21–28, 2005.

Siegel C: Imaging of the various continent urinary diversions after cystectomy, *J Urol* 173:148, 2005.

相关参考文献

Zagoria RJ, *Genitourinary Radiology: THE REQUISITES*, 2nd ed, pp 242–243.

点 评

在过去的20年中，为形成可控性尿流改道，出现了许多新的外科术式。可控性尿流改道的管道可由小肠单独构成或盲肠与回肠末端联合构成。肠襻流出道可通过可控性造瘘开口于皮肤，或如果括约肌和尿道保留完好，流出道可开口于尿道近段，后者称为膀胱构建或原位尿流改道。实施原位尿流改道的患者必须为单灶性膀胱癌，且未侵犯前列腺尿道。可控性尿流改道的目的是防止反流并使排尿可控。此技术可避免使用造瘘袋，同时提供了较大容积（0.5～1升）的贮尿囊，患者可每3～6小时进行一次自我导尿。

不同类型的可控性尿流改道使用肠道的不同部位以及不同类型的吻合。对于Camey和Kock分流术，仅使用小肠。可控性造瘘装置也可使用回肠末段和盲肠（如Indiana、Mainz、Penn和King技术），这些术式将盲肠作为贮尿囊。

这些手术的术后并发症包括尿液外渗、感染、结石或瘘管形成以及梗阻。评价可控性尿流改道手术的影像学检查包括肠襻造影评价吻合口瘘以及静脉肾盂造影评价尿路梗阻。评价脓肿可选择CT扫描。这类患者通常可进行口服或静脉注射造影剂，但两者不能同时使用。这种扫描方法可将分流尿液的肠襻与肠管鉴别开。

尿流改道最常见的长期并发症为反流所致的肾盂肾炎（10%～30%）、肾结石（5%）和膀胱肿瘤患者出现异时性尿道上皮肿瘤（高达33%）。

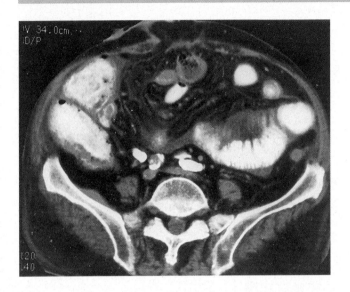
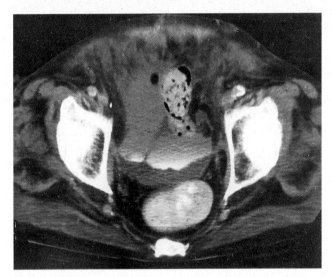

1. Koch尿流改道术后患者腹痛。什么是Koch尿流改道术？

2. 本病例应诊断为何种并发症？

3. 列举Koch尿流改道术晚期并发症。

4. 为什么一些Koch尿流改道术患者会出现巨幼红细胞贫血？

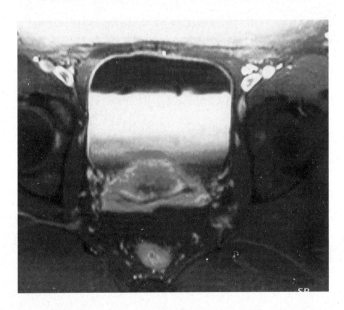

1. 这是盆腔钆-喷替酸葡甲胺（Gd-DTPA）增强MR T1加权脂肪抑制图像。正确还是错误：Gd-DTPA主要经尿路排泄？

2. 正确还是错误：静脉注射Gd-DTPA后，T1加权像可见膀胱内尿液分三层的表现，但T2加权像不能显示。

3. 在1.5T机器上，多数组织T1与T2弛豫时间的比值是多少？

4. 当在膀胱尿液中发现高浓度Gd-DTPA时，T1与T2的比值是多少？

病例 101

膀胱：Koch尿流改道术后尿外漏

1. 回肠切开代膀胱术，形成经皮可控性尿流改道。
2. 尿漏。
3. 贮尿囊结石、输入口狭窄、尿液反流、切口疝以及前尿道狭窄（见于半Koch尿流改道术患者）。
4. 如果形成贮尿囊的末端回肠长度超过50cm，则可能出现维生素B_{12}吸收减少。

参考文献

Nieh PT: The Koch pouch urinary reservoir, *Urol Clin North Am* 24:755–772, 1997.

相关参考文献

Zagoria RJ, *Genitourinary Radiology: THE REQUISITES*, 2nd ed, pp 231–234.

点 评

Koch尿流改道术是将80cm长的回肠切开（纵行劈开）作为贮尿囊，形成经皮可控性尿流改道。回肠近端肠管套叠，形成无反流的较长乳头瓣，并将输尿管远段连接到此输入袢。吻合口形成可控性输出乳头瓣，位于下腹壁。回肠黏膜长期暴露于尿液中会导致绒毛突起减少，并产生黏液。此术式的改良手术为半Koch尿流改道术，是将贮尿囊最垂直部分吻合至尿道。

Koch贮尿囊大多见于膀胱肿瘤行膀胱全切的患者；此贮尿囊还用于其他情况，包括：治疗前列腺癌的前列腺切除手术；顽固性间质性膀胱炎；神经源性膀胱；放射性膀胱炎和其他尿流改道手术。

早期和晚期并发症约占患者的15%。早期并发症主要与贮尿囊相关，包括吻合口尿液漏（2.5%）；脱水（2%）和尿脓毒症（1.7%）。本例CT平扫可见大量游离液体，怀疑尿漏。增强CT显示盆腔大量渗出的造影剂，证实为吻合口漏。晚期主要并发症包括贮尿囊粪石（4%）；输入乳头狭窄（3%）和反流（2%）。贮尿囊和上尿道可出现肿瘤复发。

病例 102

膀胱：冰糕征：膀胱Gd-DTPA增强MRI

1. 正确。
2. 错误。
3. 5～10。
4. 大约1.3。

参考文献

Elster AD, Sobol WT, Hinson WH: Pseudolayering of Gd-DTPA in the urinary bladder, *Radiology* 174:379–381, 1990.

相关参考文献

Zagoria RJ, *Genitourinary Radiology: THE REQUISITES*, 2nd ed, pp 29–35.

点 评

许多放射医师注意到膀胱内尿液在增强MRI上分三层。为什么MR信号强度不像增强CT所示密度逐渐改变？MRI信号与组织T1、T2和质子数（或质子密度）相关。在磁场内，T1和T2描述物质行为的物理特性。强调组织T1值的MRI序列为T1加权像，强调T2值者为T2加权像，强调质子数的为质子加权像。尿液的T1和T2弛豫时间分别约为7s和900ms。随造影剂浓度增加，尿液–造影剂混合物的T1和T2弛豫时间缩短。

仰卧位患者，垂直膀胱方向上，造影剂浓度逐渐增加，但是可以看到三个明显的"假分层"。最上层为长T1的纯尿液T1加权像，为低信号；最底层为混有高浓度钆造影剂的尿液。造影剂–尿液混合物的T2值非常短，因此，T2加权像为低信号。在T1加权像上，最低层信号强度低，是因为短T2（减低信号强度）效应优于短T1（增加信号强度）。中间层在T1加权像上为高信号，是因为与回波时间相比，混合物的T1值相对较短，而T2值非常长。

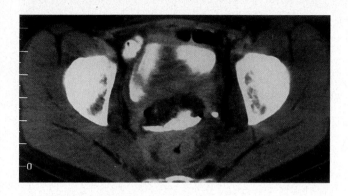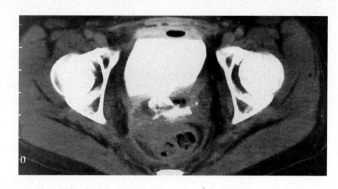

1. 本病例最可能的诊断是什么？在美国，此病最常见的病因是什么？
2. 世界范围内此病的常见病因是什么？
3. CT的哪种扫描方法可以提高此病的检出？
4. 正确还是错误：肿瘤患者发现此病时，说明有肿瘤存活。

病例 103

膀胱：宫颈癌放疗后膀胱阴道瘘

1. 自阴道至膀胱的瘘管。宫颈癌放射治疗。
2. 产道损伤。
3. 仅静脉注射造影剂，于膀胱和阴道水平薄层扫描，并延时成像。
4. 错。

参考文献

Kuhlman JE, Fishman EK: CT evaluation of enterovaginal and vesicovaginal fistulas, *J Comput Assist Tomogr* 14: 390–394, 1990.

相关参考文献

Zagoria RJ, *Genitourinary Radiology: THE REQUISITES*, 2nd ed, pp 222–224.

点 评

据报道，宫颈癌放疗的患者阴道至尿道或肠道瘘的发生率为1%～10%。尽管未接受放射治疗的患者也可发生膀胱阴道瘘或输尿管阴道瘘，但并不常见。阴道瘘发生的高危因素包括：广泛性病变、子宫切除术加照射和高剂量累积剂量的照射。

大部分膀胱阴道瘘患者有典型症状，即尿液经阴道排出。尿路造影、膀胱造影、阴道造影、膀胱镜和阴道镜可用于评价阴道尿道瘘。造影的影像学检查可能不能直接显示瘘管，尤其当瘘管较小或走行倾斜或扭曲时。Kuhlman和Fishman报道，增强CT扫描能够探查到60%的阴道–膀胱瘘和阴道–肠道瘘，而其他影像学检查和内镜检查的假阴性率为72%。探查膀胱阴道瘘，他们推荐的CT扫描优化技术包括：（1）静脉注射造影剂，而不给予口服或直肠使用的造影剂；（2）如果之前的影像显示膀胱内充盈造影剂而阴道内无造影剂，则5～15分钟后延时扫描。于膀胱和阴道水平薄层（3～5mm）成像能够探查到小瘘管。此外，CT还能洞察到与阴道瘘病因相关的其他信息。如本病例中放疗所致的直肠壁增厚以及直肠周围脂肪组织中的条状影。

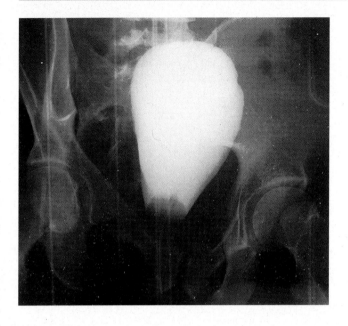 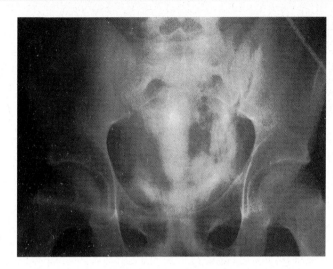

1. 导致本病例梨形膀胱的最常见病因是什么？
2. 列出另外三个梨形膀胱的病因。
3. 哪种疾病可使盆腔X线透亮度增加并形成梨形膀胱？
4. 哪种疾病可形成输尿管切迹和梨形膀胱？

膀胱：梨形膀胱

1. 盆腔血肿和尿瘤。
2. 脂肪增多症、下腔静脉梗阻、淋巴结肿大和淋巴囊肿。
3. 盆腔脂肪增多症。
4. 下腔静脉梗阻后侧支血管形成。

参考文献

Ambos MA, Bosniak MA, Lefleur RS, Madayag MA: The pear-shaped bladder, *Radiology* 122:85–88, 1977.

相关参考文献

Zagoria RJ, *Genitourinary Radiology: THE REQUISITES*, 2nd ed, pp 170–171, 233.

点　评

1950年，Prather和Kaiser使用术语"泪滴"描述盆腔骨折和血肿形成后所致的膀胱畸形。约50年以后，盆腔血肿仍是形成梨形、葫芦形或倒泪滴形膀胱最常见的原因。盆腔血肿（见于骨折、肌肉创伤、髂内动脉或盆腔静脉分支撕裂）、腹膜外尿瘤或两者都可以导致膀胱对称性压缩、上提，从而使充盈膀胱出现典型形状。

当然，还需要鉴别诊断。盆腔脂肪增多症是指大量良性脂肪和纤维组织沉积在膀胱和直肠周围间隙内。盆腔内过多的脂肪使膀胱对称性受压和上提而形成葫芦状；直肠和下尿道也形成特征性外压畸形。脂肪增多症是双侧压迫膀胱并导致盆腔透亮度增加的唯一疾病。下腔静脉梗阻也可形成梨形膀胱。如果出现双侧外周水肿或下腹壁静脉侧支血管，应考虑此诊断。尿路造影检查时，可见输尿管切迹以及输尿管向前内侧移位。双侧盆腔淋巴结肿大（见于淋巴结或白血病）或广泛的淋巴囊肿形成（广泛盆腔淋巴结清扫术后）也可使膀胱呈梨形改变，但较为罕见。

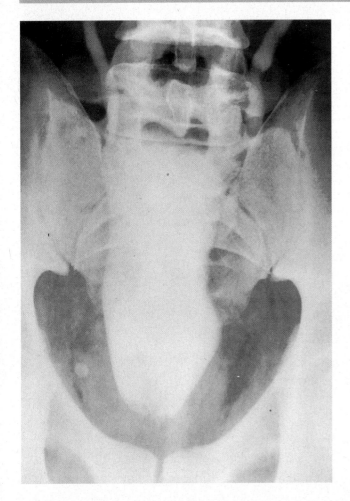
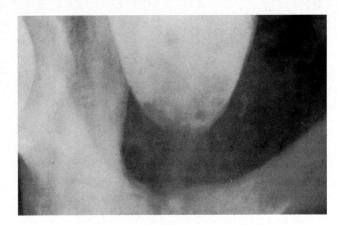

1. 排泄性尿路造影显示两张膀胱影像。膀胱形状异常的鉴别诊断是什么？

2. 钡灌肠检查（未显示），直肠乙状结肠延长、伸直并狭窄。本病最有可能的诊断是什么？

3. 充盈膀胱内分叶状充盈缺损的最可能原因是什么？

4. 正确还是错误：本疾病明显的尿路梗阻可通过切除膀胱或输尿管周围的异常组织进行治疗。

膀胱：盆腔脂肪增多症伴腺性膀胱炎

1. 梨形或葫芦形膀胱鉴别诊断包括膀胱周围血肿；尿瘤；脓肿；髂腰肌肥大；盆腔脂肪增多症；淋巴结病和下腔静脉梗阻。
2. 盆腔脂肪增多症。
3. 增生性膀胱炎。
4. 错。大量脂肪粘附于盆腔脏器，筋膜层边界不清使手术较困难。如果尿道梗阻必须治疗，可进行膀胱上尿流改道术或输尿管膀胱吻合术。

参考文献

Heyns CF, de Kock MLS, Kirsten PH, van Velden DJJ: Pelvic lipomatosis associated with cystitis glandularis and adenocarcinoma of the bladder, *J Urol* 145:364–366, 1991.

相关参考文献

Zagoria RJ, *Genitourinary Radiology: THE REQUISITES*, 2nd ed, pp 170–171, 212.

点　评

盆腔脂肪增多症较罕见且未被充分认识，其典型表现为盆腔内成熟脂肪组织、纤维组织和慢性炎细胞增生。本病具有明显的性别和种族差异，94%为男性，2/3为美国黑人。多数患者肥胖且患有系统性高血压，还可能出现尿路、直肠、髂静脉和下腔静脉的梗阻。通常纤维脂肪增生局限于盆腔内，但也可向头侧扩散，侵犯肾周间隙、网膜和小肠系膜。

提示此诊断的表现包括充盈的膀胱向前上方提升和对称性受压（即梨形或葫芦形膀胱）。输尿管下1/3段向内侧移位，可导致输尿管肾盂积水

Heyns等报道，78%的盆腔脂肪增多症患者会伴有增生性膀胱炎（即囊性膀胱炎或腺性膀胱炎）。与盆腔脂肪增多症相关的其他疾病包括：慢性泌尿道感染、浅表性血栓性静脉炎、腹膜后纤维化、非热带乳糜尿和Proteus综合征（脂肪增多症、皮肤和内脏血管畸形、偏身肥大和外生骨疣）。

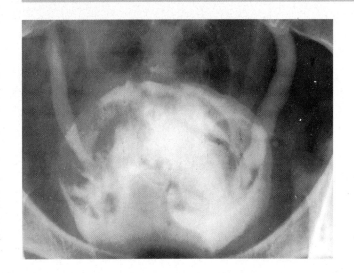
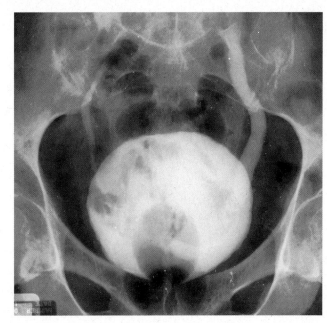

1. 患者无创性突发肉眼血尿。膀胱腔内巨大充盈缺损最可能的原因是什么？

2. 列出本疾病的三个病因。

3. 正确还是错误：青霉素使用相关的出血性膀胱炎与尿毒素代谢有关。

4. 弥漫性膀胱出血是哪种疾病的首发征像？（提示：此病可见于长期类风湿关节炎患者。）

膀胱：出血性膀胱炎

1. 血块。
2. 尿毒素代谢、放射治疗和病毒感染。
3. 错。
4. 淀粉样变。

参考文献

deVries CR, Freiha FS: Hemorrhagic cystitis: a review, *J Urol* 143:1–9, 1990.

相关参考文献

Zagoria RJ, *Genitourinary Radiology: THE REQUISITES*, 2nd ed, p 212.

点　评

出血性膀胱炎（hemorrhagic cystitis，HC）定义为弥漫性膀胱出血，可为急性或隐匿性。HC的主要病因包括：（1）化学毒素；（2）放射治疗；（3）免疫介导损伤；（4）特发性疾病。多数严重的出血性膀胱炎是因放疗或化疗试剂所致。后者中，氧氮磷环类烷化剂（如环磷酰胺和异环磷酰胺）与HC关系最密切，但白消安和噻替哌也与其相关。环磷酰胺膀胱炎在病例107中会更详细地讨论，但重要的是，其尿毒素效应是通过丙烯醛——环磷酰胺代谢的乙醛副产物诱导的。相反，其他药物可能通过免疫介导机制引起HC，该假说认为它是使用青霉素和达那唑引起膀胱黏膜损伤的病因。

放射性膀胱炎多见于前列腺或宫颈癌治疗后，较少见于直肠或膀胱癌治疗后。盆腔放射治疗的患者中约20%伴有膀胱症状，一项研究显示，全剂量放疗的患者中9%可出现HC。血尿可出现在放疗后数月至数年，首先出现黏膜水肿、毛细血管扩张和黏膜下出血；一段时期后，逼尿肌的闭塞性动脉内膜炎可表现为皱缩的纤维化膀胱。

20世纪70年代中期，曾报道在11型腺病毒暴发期间儿童出现尿路刺激征和肉眼血尿。随后在骨髓移植受体上发现了HC，可能是此病毒潜伏型重新激活的结果。其他与HC有关的病毒包括腺病毒21型、多瘤病毒和A型流感病毒。

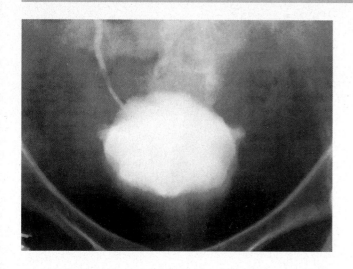 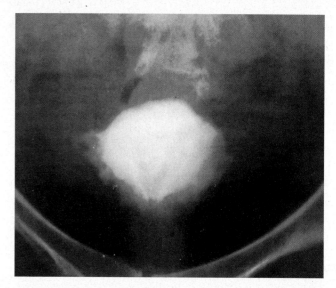

1. 大剂量环磷酰胺治疗后患者。正确还是错误：继发于环磷酰胺治疗后的膀胱炎通常发生于治疗过程中或治疗开始后。

2. 正确还是错误：预防性给予美司钠可以有效降低氧氮磷环类烷化剂（如环磷酰胺和异环磷酰胺）所致的膀胱毒性，因为美司钠能够直接与药物相结合。

3. 治疗与环磷酰胺毒性相关的出血性膀胱炎的一线方法是什么？

4. 正确还是错误：长期进行环磷酰胺治疗的患者浸润性尿道上皮癌的危险性会增加。

膀胱：环磷酰胺诱发的膀胱炎？

1. 正确。
2. 错。
3. 利尿、膀胱冲洗和美司钠。
4. 正确。

参考文献

Bramble FJ, Morley R: Drug-induced cystitis: the need for vigilance, *Br J Urol* 79:3–7, 1997.

相关参考文献

Zagoria RJ, *Genitourinary Radiology: THE REQUISITES*, 2nd ed, p 212.

点 评

1958年，环磷酰胺应用于临床不久后，发现此药物在一些患者中会引起尿频、尿急、排尿困难和血尿等副作用。据报道，环磷酰胺性膀胱炎的发生率为2%～4%，与其他药物所致的膀胱炎相比，出血性膀胱炎更易发生于环磷酰胺膀胱炎。异环磷酰胺是环磷酰胺的异构体，具有更强的尿毒性。通常在治疗后或治疗开始时就可出现症状，而延期出血常仅见于长期治疗的患者。短期治疗时，膀胱损伤表现为黏膜糜烂红斑、炎症、溃疡、坏死和小血管渗出。明显的膀胱挛缩（纤维化所致）和浸润性膀胱肿瘤形成期较长，通常出现在治疗停止后数月至数年。长期使用环磷酰胺会使浸润性移行细胞癌的危险性增加45倍，发病率高达5%。

尿毒性是烷化的氧氮磷环类药物丙烯醛的醛代谢物所诱导。美司钠（2-巯基乙基磺酸）能够特异性结合丙烯醛，当预防性给药时，能够减少膀胱毒性，但对环磷酰胺膀胱炎无治疗效果。

继发于环磷酰胺或异环磷酰胺的出血性膀胱炎治疗首先采用膀胱盐水冲洗、利尿与美司钠治疗。如果这些方法无效，可以行膀胱镜及出血点透热治疗。还建议膀胱腔内给予福尔马林、苯酚、硝酸银或明矾进行化学烧灼。如果出血危及生命，可行髂内动脉栓塞或结扎，甚至膀胱切除。

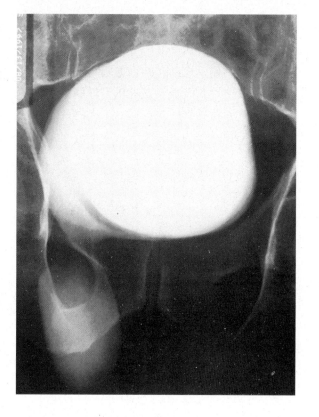
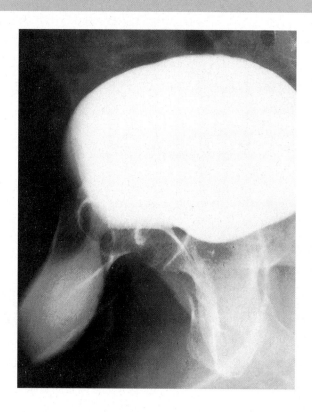

1. 膀胱从哪条通路疝出？
2. 膀胱疝典型的临床排空方式是什么？
3. 腹股沟斜疝位于哪根动脉外侧？
4. 列出膀胱疝的三个并发症。

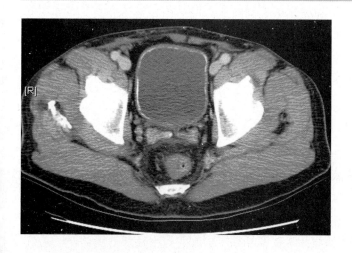
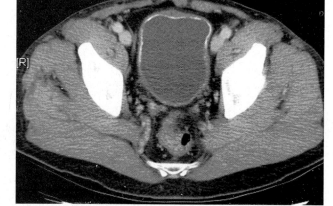

1. 影像表现和鉴别诊断是什么？
2. 诊断程序中下一步检查是什么？
3. 引起膀胱壁钙化的最常见原因是什么？
4. 可疑为恶性的其他影像学征像是什么？

病例 108

膀胱：膀胱腹股沟疝

1. 腹股沟。
2. 双期排空。
3. 腹壁下深动脉。
4. 肾积水、绞窄、结石、膀胱输尿管反流，肿瘤以及术中穿孔。

参考文献

Bacigalupo LE, Bertolotto M, Barbiera F, et al: Imaging of urinary bladder hernias, *Am J Roentgenol* 184:546–551, 2005.

相关参考文献

Zagoria RJ, *Genitourinary Radiology: THE REQUISITES*, 2nd ed, pp 221–222.

点　评

　　膀胱疝通常见于疝修补术，临床较少发现。较大的疝可见双期排空，患者先将正常位置的膀胱排空，手动疝减压后再次排泄。约3/4的疝气为腹股沟斜疝，多见于男性，女性多为股疝。就疝入腹膜间隙而言，腹膜旁疝最为常见。部分壁层腹膜疝出至膀胱疝外侧，位于腹膜外。罕见情况下膀胱疝入闭孔管、腹侧腹壁或其他腹盆腔通路。膀胱疝易见于以下疾病：腹壁结构缺损、腹股沟支持结构萎缩和膀胱排出道梗阻。

　　当发现盆腔内输尿管向外侧移位或肾积水（因膀胱三角区牵拉移位所致）、不对称小膀胱和膀胱基底不能显示或向一侧牵拉时，影像科医师应怀疑膀胱疝的可能。仰卧位和俯卧位影像分别可以检出30%和50%的膀胱疝。仅立位影像就能够很好地显示异常。膀胱造影能够清晰地显示疝出的膀胱，然而疝口可能被漏掉。

　　腹股沟或阴囊超声或CT可以显示膀胱疝，但阴囊积液的鉴别诊断包括：睾丸鞘膜积液、精索静脉曲张、精子囊肿、附睾囊肿、小肠疝和异位输尿管囊肿。

病例 109

膀胱：膀胱血吸虫病

1. 膀胱壁钙化。鉴别诊断包括：血吸虫病、结核性膀胱炎、放射性膀胱炎、碱性镶嵌性膀胱炎、膀胱腔内化疗和新生物。
2. 膀胱镜和活检。
3. 血吸虫病。
4. 伴发膀胱肿物以及膀胱壁钙化断裂。

参考文献

Jorulf T, Lindstedt E: Urogenital schistosomiasis: CT evaluation, *Radiology* 157:745–749, 1985.

Thoumas D, Darmallaicq C, Pfister C, et al: Imaging characteristics of alkaline-encrusted cystitis and pyelitis, *Am J Roentgenol* 178:389–392, 2002.

相关参考文献

Zagoria RJ, *Genitourinary Radiology: THE REQUISITES*, 2nd ed, pp 227–228.

点　评

　　血吸虫病是膀胱壁钙化最常见的原因。埃及血吸虫经肺寄居于门脉和肠系膜静脉，随后移居至下尿路、前列腺和下消化道。雌性血吸虫将卵产于膀胱壁的微静脉内，形成肉芽肿，导致闭塞性终末动脉炎和纤维化。通常整个膀胱均受累，但钙化形式多样。慢性血吸虫病是所有类型膀胱癌的高危因素，最常见于鳞状细胞癌。钙化断裂应考虑恶变。通常行膀胱镜检查用于确诊和除外恶性。吡喹酮用于血吸虫病的治疗。

　　慢性结核性膀胱炎也与膀胱壁钙化有关。泌尿生殖道的结核感染通常开始于肾并下行播散；而血吸虫病首先侵犯前列腺和膀胱，并上行播散。此外，结核性膀胱炎常引起膀胱纤维化，体积缩小；而血吸虫性膀胱通常扩张。碱尿症和膀胱壁炎性病变也可以导致营养不良性膀胱壁钙化，称为碱性镶嵌性膀胱炎。尿素分解杆菌，如变形杆菌和棒杆菌，导致尿液碱化，随后在膀胱壁坏死区引起营养不良性钙化。

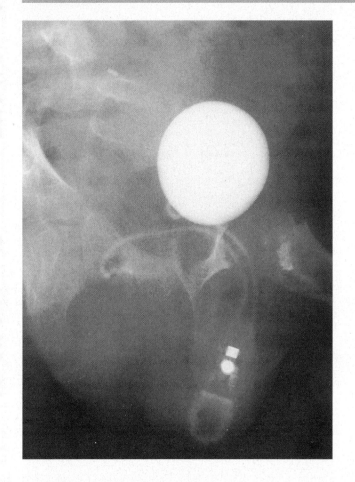

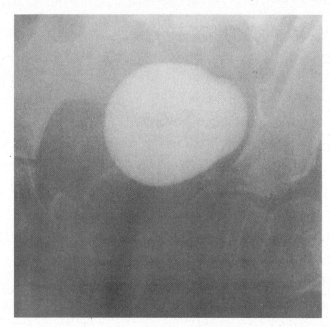

1. 左侧X线片所示是何种装置?

2. 右侧X线片是2年前拍摄的,如何诊断?

3. 将这种装置植入儿童体内,最常见的适应证是什么?

4. 正确还是错误:上尿道正常是植入此装置的先决条件。

病例 110

尿道：人工尿道括约肌

1. 人工尿道括约肌。
2. 畸形提示储水囊机械性障碍。
3. 脊柱裂所致的尿失禁。
4. 正确。

参考文献

Simeoni J, Guys JM, Mollard P, et al: Artificial urinary sphincter implantation for neurogenic bladder: a multi-institutional study in 107 children, *Br J Urol* 78:287–293, 1996.

相关参考文献

Zagoria RJ, *Genitourinary Radiology: THE REQUISITES*, 2nd ed, pp 232, 234.

点 评

1972年，人工尿道括约肌（artificial urinary sphincter，AUS）引入临床，用于压力性尿失禁和前列腺切除术后括约肌薄弱的治疗，并作为下尿路完全重建术的一部分。上述所引用的大量适应证中，儿童植入AUS最常见的适应证是脊柱裂所致的尿失禁。

AUS包括以下通过管道相连接的三个部分：（1）压力调节储水囊位于腹部；（2）泵（本病例中位于阴囊）；（3）尿道周围袖套。储水囊充满稀释的碘造影剂，使尿道周围袖套内保持稳定的预设压力，袖套可植入膀胱颈或球部尿道周围。挤压阴囊泵，可将袖套内液体吸入储水囊，从而使尿道压迫得以解除，膀胱排空尿液。随后，通过与泵并联的电阻带，液体自动流入袖套。

尽管AUS能使77%的患儿控制尿液排出，但仍有报道其长期并发症高达59%。并发症包括AUS的机械性问题；手术并发症以及长期膀胱适应性改变。最常见的机械性问题是泵功能障碍；最常见的手术并发症为不正确植入袖套所致尿道球部或膀胱颈侵蚀。逼尿肌反射亢进和膀胱顺应性降低是长期使用AUS最常见的膀胱功能改变。神经源性膀胱患者继发反流的发生率高，AUS可使反流加重。因此，在植入AUS之前，上尿路必须功能正常并需要对膀胱输尿管反流进行手术治疗。

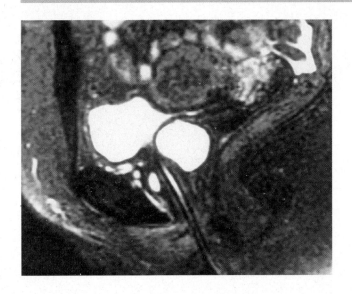 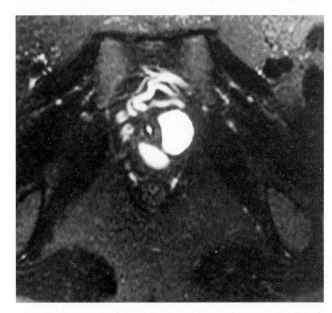

1. 患者尿不尽且性交疼痛。鉴别诊断是什么?

2. 正确还是错误:此病的先天型好发于女童,并可以阻塞尿道。

3. 正确还是错误:尿道憩室多见于美国黑人女性。

4. 正确还是错误:Gartner管是位于阴道、宫颈或阔韧带内残留的中肾管。

病例 111

尿道：尿道憩室的MRI表现

1. 尿道或膀胱憩室。
2. 错。98%见于男孩。
3. 正确。
4. 正确。

参考文献

Kim B, Hricak H, Tanagho EA: Diagnosis of urethral diverticula in women: value of MR imaging, *Am J Roentgenol* 161:809–815, 1993.

相关参考文献

Zagoria RJ, *Genitourinary Radiology: THE REQUISITES,* 2nd ed, pp 250, 254.

点　评

尿道憩室较少见，却是导致女性性交障碍、尿不尽、刺激性排尿症状和尿路感染且易被忽视的原因。据估计，本病女性中发生率约为1.4%～4.7%，且在美国黑人中发病率约高于其他人群6倍。损伤或感染所致的尿道旁腺体梗阻后，憩室形成。慢性炎症引起上皮形成空腔，即憩室。

尽管憩室可出现于女性尿道的全程，但多发生于中段1/3的背外侧（66%的病例）；较少见于远段（10%的病例）。评价可疑尿道憩室的传统方法包括尿道镜和造影剂尿路造影。对于女性尿道憩室的诊断，下述方法较为特异，但敏感性较低：尿道镜（敏感性为70%）；排泄性膀胱尿道造影（敏感性为65%）和双球囊尿道造影（敏感性为85%）。

当传统诊断方法无法得出结论或相互矛盾时，MRI可用于评价尿道周围肿块。在MRI上，憩室表现为尿道周围具有分隔的、马蹄状囊状肿物，憩室内的结石和新生物也可显示。移位的尿道与憩室分离，矢状位MRI可很好地显示肿块与阴道和膀胱底之间的关系。横断面成像可以很好地显示憩室的大小、范围和尿道周围炎症的范围。

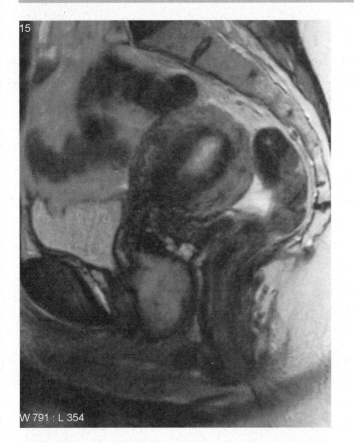

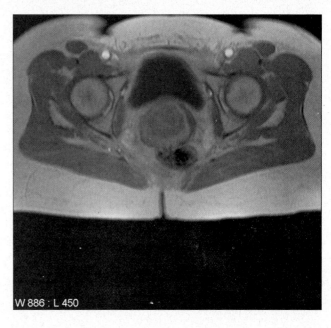

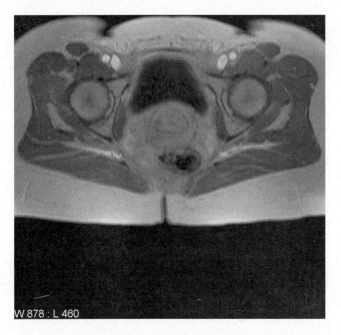

1. 矢状位T2加权像上,肿块位于哪里?

2. 轴位T1加权像上,与注射造影剂相关的征像是什么?

3. 诊断是什么?

4. 憩室内最常见的肿瘤细胞类型是什么?

病例 112

尿道：尿道憩室伴癌

1. 阴道与尿道之间。
2. 显示憩室内血管性肿瘤；注意膀胱没有强化。
3. 尿道憩室内的恶性肿瘤。
4. 腺癌。

参考文献

Siegelman E, Banner M, Ramchandani P, et al: Multicoil MR imaging of symptomatic female urethral and peri-urethral disease, *Radiographics* 17:349–365, 1997.

相关参考文献

Zagoria RJ, *Genitourinary Radiology: THE REQUISITES*, 2nd ed, pp 248–249.

点 评

女性尿道壁内充满腺体。Skene腺源于下尿道，开口于双侧尿道口的前庭。腺体梗阻时，可形成具有波动性的肿块，自会阴向下延伸。分泌性小腺体梗阻可形成憩室。这些外翻物可以为囊状、双叶状或环状。临床表现为反复滴尿或感染，体检可见唇状肿物。尽可能准确诊断出憩室颈部非常重要，因为外科手术在技术上较困难。

多种影像学检查可用于诊断尿道憩室，最简单的是排尿式膀胱尿道造影。如果失败，可考虑会阴超声和MRI检查。MRI T2加权像矢状位、轴位和冠状位可以显示边界清楚的高信号肿块连接或包绕尿道。憩室的重力面部分可见碎片分层。当怀疑肿瘤时，静脉注射造影剂能够准确诊断出血管性肿瘤的存在。遗憾的是，由于憩室和毗邻组织间无肌层，肿瘤能够很快扩散至尿道外，故预后差。治疗包括放射治疗和盆腔脏器切除术。偶尔肿瘤源于阴道或其他毗邻组织，其表现类似于尿道周围肿瘤。MRI矢状位图像有助于鉴别肿瘤起源的脏器。

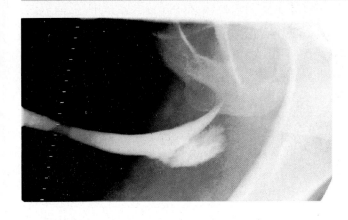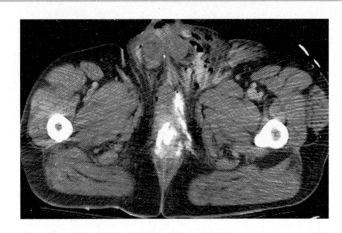

1．诊断是什么？
2．男性尿道分哪四部分？
3．完全或部分尿道断裂，在外伤过程中哪一个更常见？逆行性尿路造影如何鉴别这两种损伤？
4．首选治疗方法是什么？

病例 113

尿道：尿道损伤

1．创伤性尿道损伤。
2．通过泌尿生殖膈分为两部分。每一部分由两部分组成：前部包括阴茎部和球部；后部包括膜部和前列腺部。
3．完全断裂的发病率是部分断裂的2倍。完全断裂时，造影剂不会逆行充盈至膀胱。
4．经耻骨弓上的导管分流尿液。

参考文献

Goldman SM, Sandler CM, Corriere JN Jr, McGuire EJ: Blunt urethral trauma: a unified anatomical mechanical classification, *J Urol* 157:85–89, 1997.

相关参考文献

Zagoria RJ, *Genitourinary Radiology: THE REQUISITES*, 2nd ed, pp 203–204, 243–248.

点　评

钝挫伤中，尿道损伤很常见。大骨盆环断裂中约10%可导致尿道损伤。由于男性尿道较长，男性尿道损伤的发生率为女性的4倍。诊断尿路损伤最好的影像学检查方法为逆行性尿路造影。损伤后，不能排尿的患者，体检示膀胱扩张或迅速出现尿道口滴血。有阳性发现时，需要在耻骨弓上留置导尿管3～6个月。

鉴别部分与完全断裂非常重要，因为完全断裂（发生率2倍于部分断裂）狭窄形成的发生率更高。

后尿道损伤Colapinto-McCallum分类系统是根据逆行性尿路造影的表现进行分类的。

Ⅰ类：伸长，但尿道前列腺部无损伤。逆行性尿路造影造影剂无外渗。

Ⅱ类：完整的泌尿生殖膈近段，前列腺顶部的尿道膜部断裂。造影剂外渗至耻骨后腹膜外间隙，由于泌尿生殖膈完整，造影剂不会渗入腹腔内。

Ⅲ类：最常见的损伤（如本例所示）；尿道膜部和球部断裂伴泌尿生殖膈断裂。造影剂渗入腹腔内。

前尿路损伤较后尿路损伤少见，常见的病因学包括：医源性仪器操作或骑跨伤。逆行性尿路造影造影剂自阴茎或尿道球部外渗至尿道海绵体或阴茎海绵体。

外伤患者尿道损伤的诊断重点在于确认和预防：（1）Foley管经撕裂的尿道误置；（2）膀胱出口梗阻；（3）长期并发症包括狭窄、尿失禁和性无能。完全创伤性尿道断裂尿道狭窄的发生率高达97%，但不完全断裂其发生率相对较低。尿道扩张或尿道成形术可治疗狭窄。

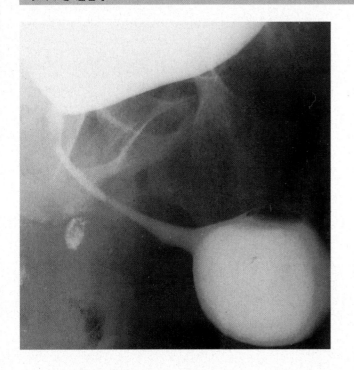 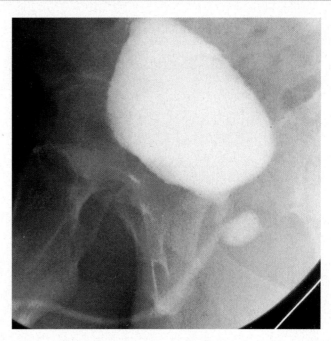

1. 两图为不同患者的同一类病变。诊断是什么？

2. 正确还是错误：本病可为先天性或后天获得。

3. 列举获得性疾病的两个病因。

4. 前列腺小囊囊肿或müller管囊肿，对于20岁以下的患者哪一个更常见？

病例 115

尿道：获得性尿道憩室

1. 男性患者尿道憩室。
2. 正确。
3. 感染、损伤和长期导尿管插入。
4. 前列腺小囊囊肿。

参考文献

Calenoff L, Foley MJ, Hendrix RW: Evaluation of the urethra in males with spinal cord injury, *Radiology* 142:71–76, 1982.

相关参考文献

Zagoria RJ, *Genitourinary Radiology: THE REQUISITES*, 2nd ed, pp 250, 254.

点　评

这些病例均为男性获得性尿道憩室。第一张图像显示前尿道巨大憩室，因尿失禁截瘫患者长期使用阴茎钳所致；第二张图像显示后尿道憩室伴颈部狭窄和偏正中开口。记住前列腺小囊囊肿和müller管囊肿是典型的前列腺中线囊肿。

尽管偶然可见于男性，但获得性尿道憩室更多见于女性。憩室可发生于尿道感染或损伤后，或尿道手术或使用其他器械后，因长期使用内置导尿管所致。在一些病例中，尿道周围脓肿可引流至尿道，从而形成憩室，此病变过程是后尿道憩室最常见的病因。由于长期经尿道置管，截瘫患者更易于患有尿道炎和憩室。与原发憩室不同，获得性憩室不被覆上皮组织。尽管女性尿道憩室内可形成结石和肿瘤，但这些并发症很少见于获得性尿道憩室的男性患者。

尿道机械操作或放置导尿管后出现的憩室，局限性扩张位于正常尿道狭窄部（如尿道膜部和阴茎阴囊连接部）。尿路造影上尿道膜部憩室最主要的征像为"螺旋征"，即一些造影剂环围绕尿道膜部。这是机械操作过程中外括约肌过度扩张所致。

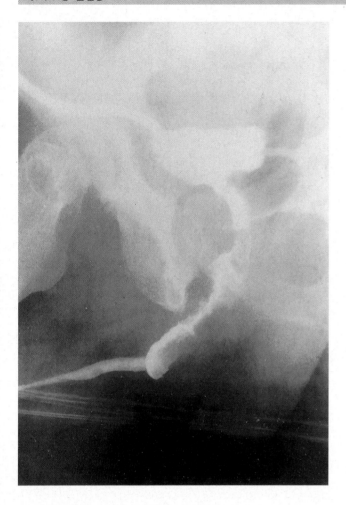
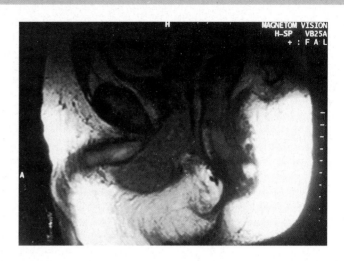

1. 此尿道病变的鉴别诊断是什么？
2. 列出三种类似于尿道肿物的良性病变。
3. 什么是尿道鳞状细胞癌最常被号称的高危因素？
4. 尿道成形术后哪种表现能够提示临床存在尿道癌的可能？

病例 116

尿道：男性尿道鳞状细胞癌

1. 尿道肿瘤或瘤样疾病。恶性肿瘤可能性更大。
2. 乳头状尿道炎、肾源性腺瘤和感染性息肉可类似于良性尿道肿瘤。尖锐湿疣、淀粉样变、结节病和干燥性闭塞性龟头炎类似于晚期恶性肿瘤。
3. 任何原因所致的慢性尿道狭窄。
4. 狭窄复发或尿道梗阻、瘘管或脓肿形成以及硬结或溃疡。

参考文献

Hricak H, Marotti M, Gilbert TJ, et al: Normal penile anatomy and abnormal penile conditions: evaluation with MR imaging, *Radiology* 169:683–687, 1998.

相关参考文献

Zagoria RJ, *Genitourinary Radiology: THE REQUISITES*, 2nd ed, p 248.

点 评

女性尿道癌的发病率为男性的2倍。这些少见的肿瘤可见于50岁以上的男性。常见的临床体征包括：阴茎或尿道可触及的肿块或硬结；排尿困难；尿道瘘管和尿道周围脓肿。

尿道恶性病变的大体病理类型包括鳞状细胞癌（80%）、移行细胞癌（15%）、腺癌（4%）和未分化肿瘤（1%）。鳞状细胞癌的主要危险因素是继发于尿道狭窄的慢性尿道刺激，而尿道成形术可降低尿道狭窄相关性癌的危险性。约60%的尿道鳞状细胞癌发生于尿道球膜部；34%发生于尿道球部远段或尿道阴茎部。前尿道癌的预后较后尿道好（5年生存率分别为43%和14%）。

当尿道狭窄伴有多发不规则充盈缺损时，应考虑癌的可能。狭窄伴边缘不清时，也应怀疑癌。憩室、瘘管或会阴脓肿形成也与癌相关。MRI能够显示狭窄相关的肿块范围以及局部侵犯海绵体体部或会阴和淋巴结转移。

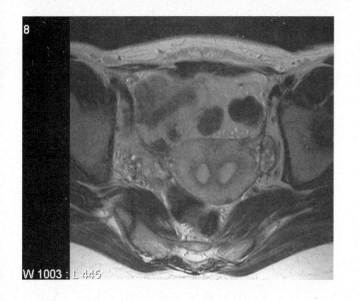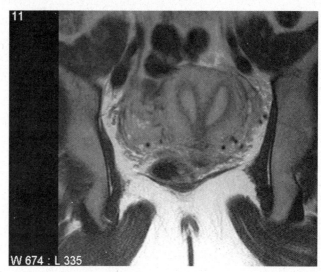

1. 根据子宫底的轮廓，最可能的诊断是什么？
2. 根据子宫角之间的组织类型，最可能的诊断是什么？
3. 从治疗角度看，对于子宫融合畸形的患者，为什么判断分隔组织的类型很重要？
4. 正确还是错误：纵隔子宫较双角子宫更易发生不孕。

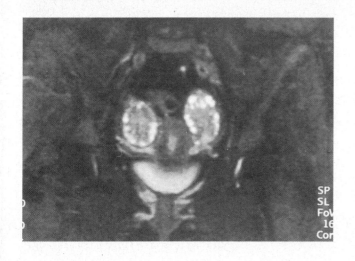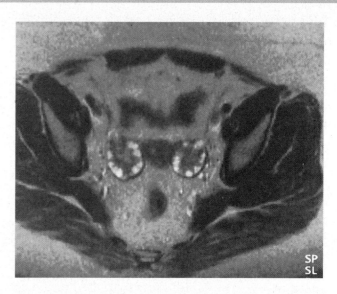

1. 本病例中T2加权像的主要表现是什么？
2. 本病例最可能的临床病史是什么？
3. 本病是如何诊断的？
4. 正确还是错误：卵巢的表现对于本病具有特异性。

病例 116

产科/妇科学：纵隔子宫的MRI表现

1. 纵隔子宫。
2. 双角子宫。
3. 包含纤维隔的纵隔子宫能够通过宫腔镜子宫矫形术治疗；而双角子宫通常行腹部子宫矫形术来治疗。
4. 正确。

参考文献

Troiano RN, McCarthy SM: Müllerian duct anomalies: imaging and clinical issues, *Radiology* 233:19–34, 2004.

相关参考文献

Zagoria RJ, *Genitourinary Radiology: THE REQUISITES*, 2nd ed, pp 261–266.

点　评

双角子宫与纵隔子宫均为双侧müller管不完全融合所致。在考虑适当的手术治疗时，分隔组织的性质非常重要。如果分割子宫腔的是薄层（典型的纤维）分隔，使用宫腔镜就可以成功切除少血管的隔膜。宫腔镜子宫矫形术可在门诊进行。然而，如果使用同样的手术矫正被肌层组织分隔的子宫，肌层内的血管需要经腹部入路的子宫矫形术。腹部切开手术需要5～10天的住院过程。尽管超声和子宫输卵管造影对于双角子宫和纵隔子宫有各自的诊断标准，但只有MRI能够准确地定义分隔组织的性质。

在MRI上对两种müller管畸形应进行仔细慎重的分型。很多妇科医师认为，准确定义分隔组织较诊断双角子宫或纵隔子宫本身更重要。双角子宫的子宫底有更深的凹陷，两个子宫角分叉状。两个分开的子宫角间距离超过4cm，在T2加权像上分隔组织与子宫外肌层信号相似。但Carrington等注意到，在一些病例中，位于子宫下部的分隔组织信号强度较低。纵隔子宫患者子宫底膨隆、扁平或轻度凹陷（小于1cm），子宫角间的距离正常（2～4cm）。分隔在T1和T2加权像上均为略低信号。最新研究显示，纵隔子宫患者宫腔内分隔组织为典型的外肌层（如本例所示）。

病例 117

产科/妇科学：多囊卵巢病

1. 此肥胖患者双侧卵巢周围有多发小卵泡。
2. 不孕、多毛症、肥胖和月经稀发。
3. 通过典型临床病史结合黄体生成素与卵泡刺激素的比值（LH：FSH）升高来诊断。LH：FSH大于2。
4. 错。

参考文献

Kimura I, Togashi K, Kawakami S, et al: Polycystic ovaries: implications of diagnosis with MR imaging, *Radiology* 201:549–552, 1996.

相关参考文献

Zagoria RJ, *Genitourinary Radiology: THE REQUISITES*, 2nd ed, p 282.

点　评

多囊卵巢病（polycystic ovary disease，PCOD）或Stein-Leventhal综合征是性连锁染色体显性疾病。本病最基本的病理生理改变为非周期性雌激素产生状态下长期不排卵。卵巢体积增大伴腺体周围多发小卵泡，但有30%的患者卵巢大小正常。PCOD最主要的异常为雄激素生成增多（早期来自于肾上腺；后期来源于卵巢）以及在皮下脂肪中雄激素转变为雌激素。肥胖患者更促进了这种转变。血浆雌激素水平的增高通过垂体的作用抑制了卵泡刺激素（FSH），使黄体生成素（LH）增高。LH水平增高通过卵巢基质使雄激素生成增多，此循环一直持续。FSH水平的降低抑制排卵并导致月经稀发。

最新的治疗通过使用口服避孕药或卵巢锥形切除，直接切断卵巢过度产生雄激素的循环。其他方法包括减肥（减少雄激素向雌激素的转化）以及使用促进FSH分泌的药物（如氯米芬、绝经期促性腺激素、促黄体激素释放激素和纯化FSH）。

超声和MRI上可见卵巢增大伴外周多发小卵泡，即所谓的"珍珠链"征。由于卵巢以基质为主，故卵巢通常有回声。

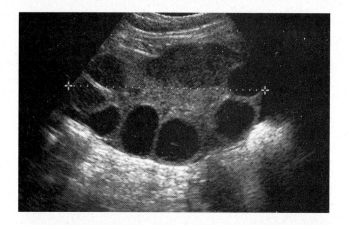

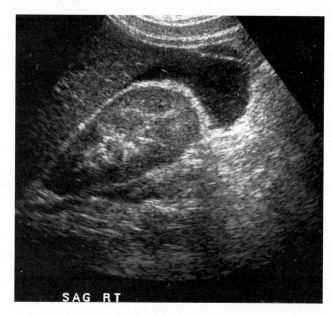

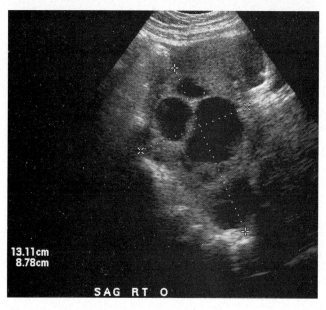

1. 超声显示双侧附件和右上腹。在什么情况下会有这些表现?
2. 此综合征的高危患者有哪些。
3. 超声上还有哪些表现支持此诊断?
4. 实施体外受精的患者在早孕期还易出现哪些并发症?

病例 118

产科 / 妇科学：卵巢过度刺激综合征

1. 通过控制促排卵周期，实施辅助受精的患者。
2. 年轻低体重患者、大剂量服用外源性促性腺激素的患者、血浆雌二醇水平高的患者以及多囊卵巢综合征患者或卵巢过度刺激综合征前期患者。
3. 胸腔积液、心包积液和腹水。
4. 异位妊娠。

参考文献

Whelan JG, Vlahos NF: The ovarian hyperstimulation syndrome, *Fertil Steril* 73:883–896, 2000.

相关参考文献

Zagoria RJ, *Genitourinary Radiology: THE REQUISITES,* 2nd ed, pp 292–298.

点　评

　　卵巢过度刺激综合征是一系列严重的疾病，见于使用外源性促性腺激素实施卵巢促排卵的女性。此综合征伴发自然妊娠极罕见。综合征包括卵巢增大伴多发肉眼可见的黄体化卵泡囊，以及毛细血管通透性增加所致的三腔积液。超声可用于显示增大的卵巢以及腹水、胸腔积液和心包积液。

　　患者因积液、少尿和血液浓缩而致体重迅速上升。此综合征为自限性疾病，10～14天后症状自行缓解。疾病缓解与人绒毛膜促性腺激素的水平下降有关，因此，妊娠可加重或延长综合征的病程。治疗通常为支持疗法。

　　综合征的并发症包括：卵巢扭转、囊肿出血破裂、深静脉血栓和肺栓塞。

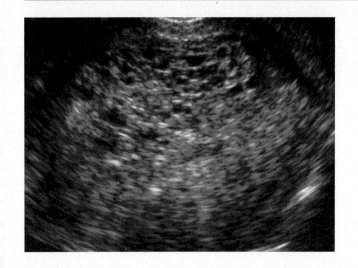
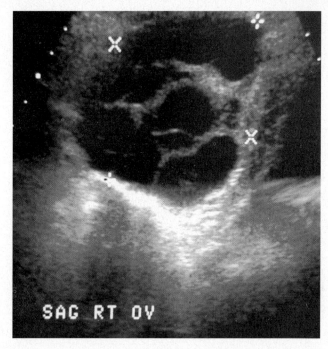

1. 左图为经阴道子宫超声。用来描述子宫内膜表现的术语是什么？
2. 此表现的病理特征是什么？
3. 哪种实验室检查可以证实此疾病？
4. 本病中卵巢囊肿的类型是什么？

产科/妇科学：葡萄胎

1．"暴风雪"表现。
2．完全葡萄胎时胎盘绒毛水肿。
3．人绒毛膜促性腺激素明显增高。
4．卵泡膜黄素化囊肿。

参考文献

Zhou Q, Lei XY, Xie Q, Cardoza JD: Sonographic and Doppler imaging in the diagnosis and treatment of gestational trophoblastic disease, *J Ultrasound Med* 24:15–24, 2005.

相关参考文献

Zagoria RJ, *Genitourinary Radiology: THE REQUISITES*, 2nd ed, pp 302–303, 305.

点　评

　　本例是发生于妊中期的早期典型完全性葡萄胎。超声显示子宫内膜充满了异常水肿的胎盘组织，表现为实性高回声伴小囊成分，形成典型"暴风雪"征像。妊娠滋养层疾病包括：典型或完全性葡萄胎、侵蚀性葡萄胎、绒癌、部分葡萄胎和胎盘位置滋养层细胞肿瘤。通过共存携带三倍体核型的胎儿，可鉴别诊断部分葡萄胎。

　　葡萄胎患者典型表现有：剧吐、阴道出血、子宫迅速增大、人绒毛膜促性腺激素（hCG）水平明显增高。超声典型"暴风雪"表现在妊中期明显。在妊娠前3个月，完全葡萄胎可有不同表现，最常见为早期妊娠失败。卵巢卵泡膜黄素化囊肿继发于hCG高水平所致的卵巢过度刺激。典型表现为多发性囊肿和卵巢增大。

　　超声检查发现螺旋动脉侵及肌层伴多普勒检查血流增多时，提示恶性妊娠滋养层疾病。绒癌患者在确诊时已可出现局部或远处转移。

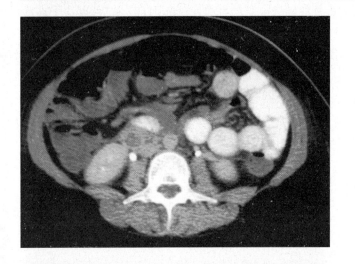
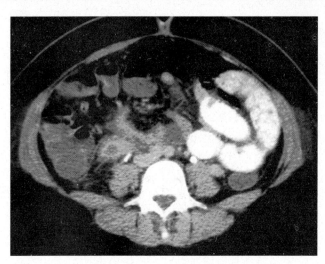
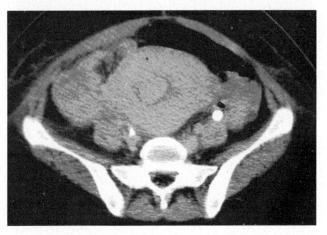

1. 最可能的诊断是什么?
2. CT上确诊此病的影像学特征是什么?
3. 哪种影像检查方法可以诊断此疾病?
4. 产后患者发热、下腹痛,有哪些鉴别诊断?

病例 120

产科／妇科学：卵巢静脉血栓形成

1. 右侧卵巢静脉血栓形成和子宫内膜炎所致的子宫内膜碎屑。

2. 无强化的管状结构（血栓），周围强化的管壁自右侧附件延伸至下腔静脉。

3. 磁共振血管成像诊断卵巢静脉血栓的准确性近100%。造影剂增强CT因其快速评价和费用低廉，仍是最好的影像方法。多功能彩色多普勒超声也具有诊断价值，但敏感性和特异性较低。

4. 卵巢静脉血栓、阑尾炎、肾盂肾炎、子宫内膜炎、输卵管卵巢脓肿和急性胆囊炎。

参考文献

Bennett GL, Slywotzky CM, Giovanniello G: Gynecologic causes of acute pelvic pain: spectrum of CT findings, *Radiographics* 22:785–801, 2002.

Kubik-Huch RA, Hebisch G, Huch R, et al: Role of duplex color Doppler ultrasound, computed tomography, and MR angiography in the diagnosis of septic puerperal ovarian vein thrombosis, *Abdom Imaging* 24:85–91, 1999.

相关参考文献

Zagoria RJ, *Genitourinary Radiology: THE REQUISITES*, 2nd ed, pp 36–37.

点　评

卵巢静脉血栓的患者通常表现为发热和下腹痛，多发于右侧。卵巢静脉血栓常发生于分娩后，也可见于盆腔手术、创伤、新生物和盆腔炎性疾病。卵巢静脉血栓常伴发子宫内膜炎，因其需要抗凝药物的适当治疗，所以准确诊断非常重要。由于在怀孕过程中妊娠子宫压迫右侧卵巢静脉且左侧卵巢静脉存在反流，阻碍了血液淤滞和上行感染，从而导致右侧卵巢静脉易受累。CT上，卵巢静脉血栓表现为子宫前方卵巢静脉的特定部位可见扩张的管状结构伴管壁强化，管腔低密度。多功能彩色多普勒超声也可以做出诊断，但重叠的肠管或肥胖可能使诊断困难。CT可以给予准确的诊断，并与其他具有相似临床表现的疾病相鉴别。磁共振血管成像对于有争议的病例可以提供帮助。

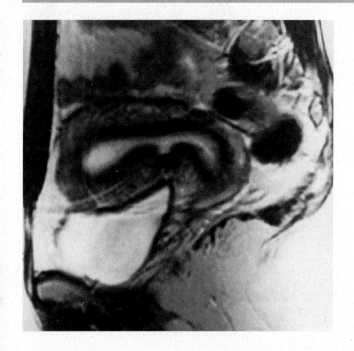 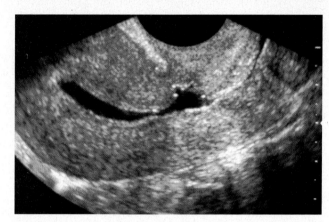

1．MRI与超声显示不同患者相同病症，有何异常？

2．T2加权像所采用的是哪种脉冲序列？

3．子宫肌层内1/3被称作什么？

4．超声图像上子宫内低回声区是什么？

病例 121

产科／妇科学：剖宫产术后切口瘢痕

1. 继发于前次剖宫产术后，沿子宫体背侧结合带局灶性撕裂。

2. 快速自旋回波。

3. 结合带。

4. 子宫超声影像检查中注入的生理盐水。

参考文献

Mayo-Smith WW, Lee MJ: MR imaging of the female pelvis, *Clin Radiol* 50:667–676, 1995.

Regnard C, Nosbusch M, Fellemans C, et al: Cesarean section scar evaluation by saline contrast sonohysterography, *Ultrasound Obstet Gynecol* 23:289–292, 2004.

相关参考文献

Zagoria RJ, *Genitourinary Radiology: THE REQUISITES*, 2nd ed, pp 257–259.

点　评

　　早在几年前，MRI就成为显示剖宫产术后子宫瘢痕的最特异性方法之一。T2加权序列上可见菲薄的内侧子宫肌层呈高信号改变并伴有局部子宫内膜腔膨出。延伸至子宫内膜的低信号带称为结合带，代表子宫肌层内1/3。由于结合带内细胞核/胞浆比增高或游离水相对减少，导致信号强度相对较低。局灶性和弥漫性子宫腺肌症可见结合带增厚。浸润性子宫内膜癌或宫颈癌、术后瘢痕和子宫肌瘤时，结合带不连续。盆腔相控阵线圈和快速成像技术，如快速自旋回波序列和HASTE（半傅里叶转化单激发快速自旋回波序列）可以提高空间分辨率，并且使子宫快速成像。

　　子宫超声影像检查也能评价子宫内膜。自宫颈向子宫内膜腔内放置导管后，可经阴道插入超声探头。使用生理盐水将子宫内膜腔扩张，超声可评价子宫内膜更多细节。超声子宫影像检查显示宫腔内低回声的生理盐水，前次剖宫产手术部位的子宫前下壁可见少量液体向外膨出。子宫内膜膨出部位前方的子宫肌层较子宫底部的肌层薄。

剖宫产术后瘢痕的并发症包括瘢痕处异位妊娠和胎盘异常（侵入性胎盘、植入性胎盘和穿透性胎盘）。剖宫产术后经阴道分娩子宫破裂的危险性约为0.4%。

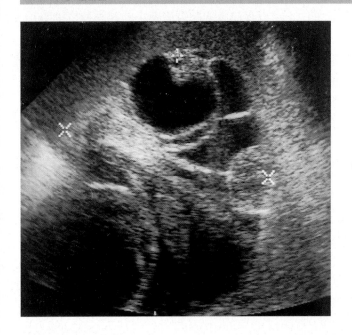 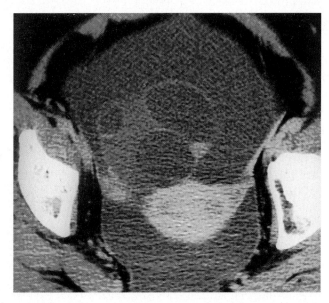

1. 最可能的诊断是什么？超声影像上哪种表现支持此诊断？
2. 血浆标记物筛查此病的效能有多大？
3. 列出本病的几个危险因素。
4. 列出四种卵巢新生物。

病例 122

产科 / 妇科学：卵巢上皮癌

1. 卵巢癌。卵巢肿块伴多个分隔（一些分隔异常增厚）和周围实性结节以及腹水。
2. 仅检测CA-125的水平对于筛查卵巢癌效能较低。
3. 月经初潮早、未生育、不育、绝经晚（所有因素都会增加排卵）和家族史。
4. 上皮细胞肿瘤、生殖细胞肿瘤、性索间质和转移瘤。

参考文献

Jung SE, Lee JM, Rha SE, et al: CT and MR imaging of ovarian tumors with emphasis on differential diagnosis, *Radiographics* 22:1305–1325, 2002.

Woodward PJ, Hosseinzadeh K, Saenger JS: From the archives of the AFIP: radiologic staging of ovarian carcinoma with pathologic correlation, *Radiographics* 24:225–246, 2004.

相关参考文献

Zagoria RJ, *Genitourinary Radiology: THE REQUISITES,* 2nd ed, pp 287–298.

点　评

　　卵巢肿物是女性第六大常见疾病，但却是泌尿生殖系统恶性疾病中最常见的致死原因，主要是由于卵巢肿物发现时一般已到晚期。由于无有效的筛查方法，国立卫生研究院共识会（National Institutes of health consensus conference）不建议对没有高危因素的普通人群进行卵巢癌的筛查。肿瘤标记物CA-125为大分子糖蛋白，在80%上皮肿瘤的患者中可升高，因为此标记物在良性疾病中也会升高（如子宫平滑肌瘤、子宫内膜炎和盆腔炎性疾病或孕早期），所以其对恶性疾病无特异性。对确诊时标记物增高的患者，CA-125的主要价值在于监测肿瘤复发。

　　超声是诊断卵巢可疑肿物的首选方法。如果卵巢肿物不是单纯小囊肿，那么超声高度怀疑恶性可能的标准包括：卵巢体积增大（直径大于7.5cm）；存在实性成分；壁结节；内部乳头状突起；分隔增厚或淋巴结肿大；腹水。CT或MRI上卵巢肿块内结节成分强化，如本例所示，也提示恶性。增强CT和MRI可用于探查盆腔和腹膜后淋巴结，评价肺及肝的转移，但其

敏感性不足以检测Ⅲ期肿瘤患者小的腹膜种植。

　　卵巢肿瘤分为四类：上皮细胞肿瘤、生殖细胞肿瘤、性索间质肿瘤和转移瘤。上皮细胞肿瘤源于腹膜间皮细胞，占卵巢肿瘤的65%。卵巢上皮细胞肿瘤的亚型分为浆液性、黏液性和子宫内膜样。60%上皮细胞瘤为良性；15%为交界性；25%为恶性。手术切除为常用的治疗方法。

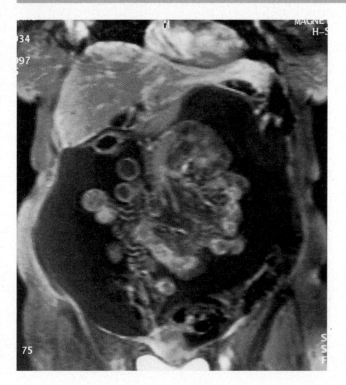
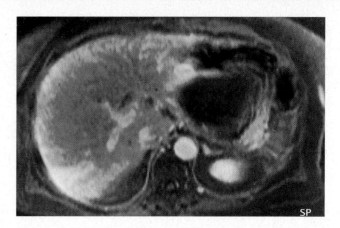

1. 最可能的诊断是什么？
2. 肿瘤腹膜种植最常见的部位是哪里？
3. 采用哪些MRI技术可以提高本病的检出？
4. 何谓腹膜假黏液瘤？

产科/妇科学：MRI所示腹膜种植转移

1. 卵巢上皮癌所致腹膜种植转移。
2. Douglas窝、回盲区和右侧结肠旁沟。
3. 钆增强、肠管充气扩张和使用胰高血糖素。
4. 黏液囊腺瘤或囊腺癌穿孔后，腹膜间皮转化为分泌黏液的上皮组织，导致腹膜腔内聚集大量胶状物质。

参考文献

Chou CK, Liu GC, Su JH, et al: MRI demonstration of peritoneal implants, *Abdom Imaging* 19:95–101, 1994.

Jeong Y-Y, Outwater EK, Kang HK: Imaging evaluation of ovarian masses, *Radiographics* 20:1445–1470, 2000.

相关参考文献

Zagoria RJ, *Genitourinary Radiology: THE REQUISITES*, 2nd ed, pp 288, 289.

点 评

卵巢上皮细胞癌是典型的可沿腹膜广泛种植转移的疾病之一。对于这种疾病的种植形式有两种学说。一种认为，只有当肿瘤局部生长侵犯卵巢被膜和卵巢系膜后，细胞才脱落至腹腔；另一种理论认为，整个腹膜腔的上皮细胞都向恶性转化。这一理论可以解释原发腹膜或表层乳头状腺癌中多灶或弥漫性腹膜种植可不伴有卵巢受侵或轻微受侵。妇产科学国际联盟（FIGO）对卵巢癌的分期系统中，将存在组织学证实的、腹盆腔直径小于2cm种植灶的肿瘤定为IIIb期；种植灶直径超过2cm的卵巢癌定为IIIc期。回顾性研究显示，III期患者的生存率与术后肿瘤残余相关，因此，对腹膜种植转移的探查和肿瘤细胞减灭术非常重要。

尽管增强CT仍是探查腹膜种植转移的重要影像学方法，MRI也被用于卵巢癌的分期。虽然多数种植灶在T1加权像上信号强度高于腹水，但静脉给予造影剂的增强扫描更容易鉴别种植灶。本病例中可见结节状种植灶沿肝表面和脾胃韧带分布。

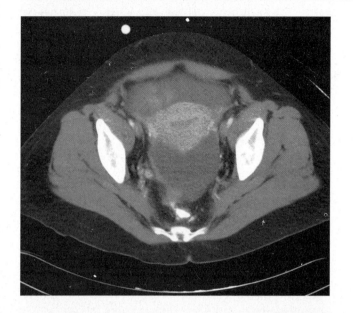
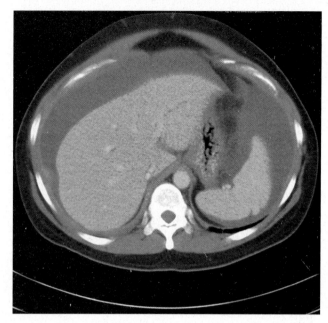
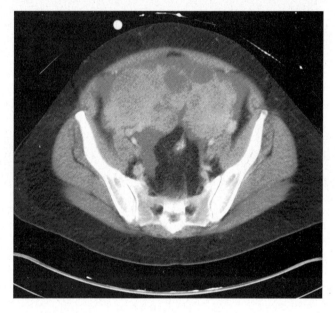

1. 左图最显著的异常表现是什么？

2. 对于囊实性结构，其鉴别诊断是什么？

3. 卵巢转移瘤最常见的原发肿瘤源于哪个器官？

4. 正确还是错误：印戒细胞瘤仅通过转移性浸润发生于卵巢。

产科/妇科学：Krukenberg转移瘤

1. 双侧卵巢囊实性肿物伴腹水。
2. 卵巢原发或转移瘤。
3. 胃肠道腺癌。
4. 错，虽然罕见，但原发印戒细胞瘤也可见于卵巢。

参考文献

Brown DL, Zou KH, Tempany CMC, et al: Primary versus secondary ovarian malignancy: imaging findings of adnexal masses in the radiology diagnostic oncology group study, *Radiology* 219:213–218, 2001.

Krukenberg FE: Über das Fibrosarcoma ovarii mucocellulare (carcinomatodes), *Arch Gynäkol Berlin* 50: 287–321, 1896.

相关参考文献

Zagoria RJ, *Genitourinary Radiology: THE REQUISITES*, 2nd ed, pp 290–301.

点　评

此肿瘤得名于F. E. Krukenberg博士，他描述了卵巢原发恶性印戒细胞瘤的罕见类型，且其与转移性胃印戒细胞瘤在显微镜下难以鉴别。现代影像学在鉴别卵巢转移瘤（Krukenberg转移瘤）和原发肿瘤上仍存在着较大困难。

鉴别卵巢原发和转移瘤对于临床治疗和预后非常重要。罕见的卵巢原发恶性印戒细胞瘤通常可在早期发现，见于单侧卵巢且易于切除。较为常见的原发卵巢肿瘤也常为单发，但发现时可为早期、中期或晚期。Krukenberg转移瘤通常提示疾病已到晚期。

Krukenberg转移瘤主要源于胃肠道腺癌（胃或结肠）。其他原发部位或器官包括乳腺、子宫、胰胆管和淋巴瘤。

遗憾的是，超声、CT或MRI尚无准确的成像标准来鉴别卵巢原发和转移瘤。但一些影像特征可以帮助

鉴别。原发卵巢肿瘤一般为囊性，较大（大于10cm），单发，多为疾病早期；相反，Krukenberg转移瘤多为实性，较小（小于10cm），累及双侧，多为晚期。Krukenberg转移瘤常伴有其他转移征像，如淋巴结肿大，腹水和肺、肝、骨转移。

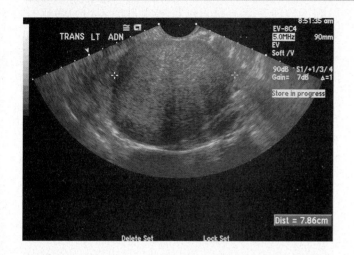
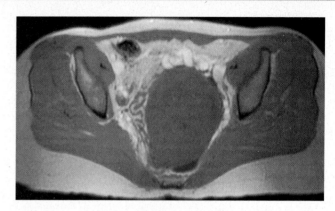
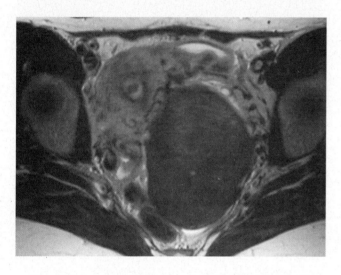

1. 上图所示盆腔巨大肿块的两个最可能诊断是什么？
2. 左图为什么肿块内有T2高信号？
3. 何谓Meigs综合征？
4. 正确还是错误：卵巢纤维瘤可分泌类固醇。

产科 / 妇科学：卵巢纤维瘤

1. 带蒂的子宫平滑肌瘤和卵巢纤维瘤。
2. 水肿和囊性退化。
3. 卵巢纤维瘤、腹水和胸腔积液。
4. 错。

参考文献

Schwartz RK, Levine D, Hatabu H, et al: Ovarian fibroma: findings by contrast-enhanced MRI, *Abdom Imaging* 22:535–537, 1997.

Troiano RN, Lazzarini KM, Scoutt LM, et al: Fibroma and fibrothecoma of the ovary: MR imaging findings, *Radiology* 204:795–798, 1997.

相关参考文献

Zagoria RJ, *Genitourinary Radiology: THE REQUISITES*, 2nd ed, p 290.

点　评

卵巢纤维瘤是性腺间质肿瘤，占所有卵巢肿瘤的4%。卵巢纤维瘤好发于中年女性，平均年龄48岁。曾报道有7个月婴儿患卵巢纤维瘤的罕见病例。年轻患者的卵巢纤维瘤多与基底细胞痣综合征（Gorlin综合征）相关，其特征表现为基底细胞癌、下颌囊肿、骨骼发育异常、手足凹陷性病斑；异位钙化。卵巢纤维瘤也可伴有卵巢扭转和腹水。卵巢纤维瘤、腹水和胸腔积液三联征被称为Meigs综合征。

卵巢纤维瘤与带蒂子宫平滑肌瘤很难鉴别，因为两者在超声上均表现为附件区低回声实性肿物。如可见分离的蒂自子宫延伸出来或分辨出两个正常卵巢，则提示病变来源于子宫，可诊断为平滑肌瘤。其他需要鉴别的罕见的卵巢实性肿瘤包括Brenner肿瘤和无性细胞瘤。

卵巢纤维瘤MRI的特征表现如图所示，可以帮助鉴别。T1加权像上显示均匀的边缘清楚的肿块，信号强度较低，与横纹肌相似。T2加权像上，纤维瘤为较低信号强度，伴水肿和囊性退变区不同程度的T2高信号。卵巢组织受压形成的假包囊表现为带状T2低信号，将子宫与肿块分隔开，此征像较为有用。这些征像在T2加权像上能够很好地显示。

卵巢纤维瘤MRI强化形式多种，从轻度强化到明显的不均匀强化。卵巢纤维瘤明显的不均匀强化是鉴别诊断的有效指征。非退化型子宫平滑肌瘤为T1和T2低信号，但仅有轻度强化。退化型或细胞型平滑肌瘤通常明显强化，但与卵巢纤维瘤相比，其T2信号更高。

尽管大多数卵巢纤维瘤为良性，但也有罕见病例为潜在恶性。大多数纤维瘤可手术切除，而子宫平滑肌瘤可药物治疗，如无症状可不治疗。

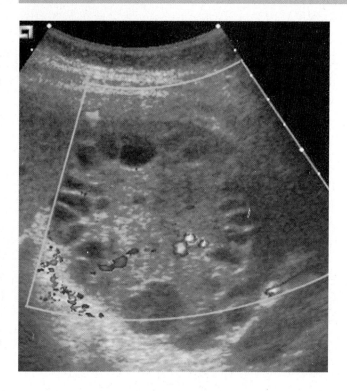
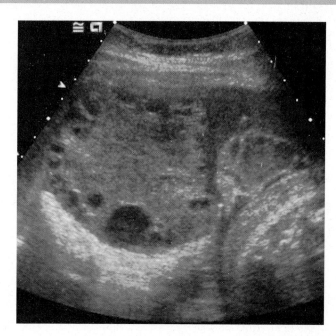

1. 上述病程最常见的诱发疾病是什么?

2. 此诊断的CT表现是什么?

3. 彩色多普勒超声所示卵巢内有血流能否除外这一诊断?

4. 正确还是错误：此疾病可发生于青春期前卵巢正常的女童。

病例 126

产科/妇科学：卵巢扭转

1. 良性卵巢畸胎瘤。
2. 附件区软组织密度肿块常伴有邻近炎性改变和积液。
3. 不能，卵巢为双血供，可间断扭转。
4. 对。

参考文献

Lee EJ, Kwon HC, Joo HJ, et al: Diagnosis of ovarian torsion with color Doppler sonography: depiction of twisted vascular pedicle, *J Ultrasound Med*;17: 83–89, 1998.

Rha SE, Byun JY, Jung SE, et al: CT and MR imaging features of adnexal torsion, *Radiographics*;22: 283–294, 2002.

相关参考文献

Zagoria RJ, *Genitourinary Radiology: THE REQUISITES,* 2nd ed, pp 274–276.

点　评

卵巢沿其血管蒂扭曲，导致卵巢扭转，从而影响血流。50%～80%的病例同侧卵巢存在肿块。良性囊性畸胎瘤是最常见的诱发肿物。无肿块的卵巢扭转在青春期后的女性不常见。然而，儿童无诱发肿物就可以出现卵巢扭转，这可能是儿童附件活动度较大所致。

超声是评价女性急性盆腔疼痛的首选影像方法。卵巢扭转的典型表现如图所示，卵巢弥漫性增大伴外周多发囊肿，但无此表现也不能除外卵巢扭转。通常影像检查不能辨别正常的卵巢实质。卵巢扭转的其他超声表现包括复杂的囊性或实性肿块；腹膜腔内游离液体；卵巢血运缺乏和（或）看到扭曲的血管蒂。即使卵巢的血流完好，也不能除外卵巢扭转。由于卵巢接受卵巢动脉和子宫动脉卵巢分支双重动脉供血，所以动脉血供可以保持完好。一些早期病例已发生静脉栓塞产生症状，但动脉未阻塞时，动脉血流仍表现正常。

急腹症的女性可以行腹部和盆腔CT作为首诊影像学方法。根据Rha等的研究，卵巢扭转的CT表现包括：同侧输卵管增厚（84%）；扭曲卵巢囊性肿物壁光滑增厚（76%）；腹水（64%）；子宫向扭转侧偏移（36%）；输卵管出血（16%）；附件肿物出血（8%）；腹腔积血（8%）。CT还能很好地显示伴发的卵巢肿瘤的特征。卵巢扭转伴发腹腔积血高度提示出血性梗死，可导致腹膜炎和死亡。出血性卵巢囊肿、子宫内膜异位伴破裂和异位妊娠更容易导致出血性囊肿和腹腔积血，因此必须除外。

卵巢扭转的治疗多采用附件切除，可防止有血栓的卵巢静脉再次扭转和血栓栓塞。也有报道，对于要保留卵巢和要生育的年轻女性可选择附件扭转复位的保守治疗方法。

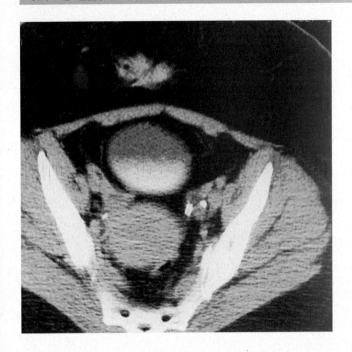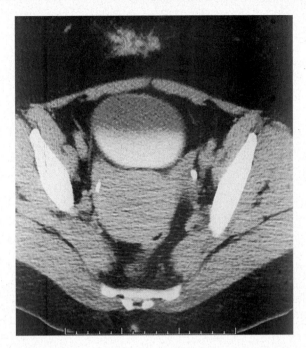

1. 严重的间断腹痛患者行CT探查的两幅图像，病变在哪里？

2. 对于此病变影像学鉴别诊断是什么？

3. 进一步问诊患者，描述剖宫产术后出现周期性疼痛。根据此信息，还应该考虑其他的鉴别诊断吗？

4. MRI能提供新信息吗？它能显示什么？

产科/妇科学：手术瘢痕内子宫内膜瘤

1. 前腹壁的皮下脂肪。
2. 血肿、手术瘢痕、转移或脓肿。
3. 是，子宫内膜异位。
4. 可能。它可以显示出血的特征性表现。

参考文献

Amato M, Levitt R: Abdominal wall endometrioma: CT findings, *J Comput Assist Tomogr* 8:1213–1214, 1984.

Blanco RG, Parithivel VS, Shah AK, et al: Abdominal wall endometriomas, *Am J Surg* 185:596–598, 2003.

Matthes G, Zabel DD, Nastala CL, Shestak KC: Endometrioma of the abdominal wall following combined abdominoplasty and hysterectomy: case report and review of the literature, *Ann Plast Surg* 40: 672–675, 1998.

相关参考文献

Zagoria RJ, *Genitourinary Radiology: THE REQUISITES*, 2nd ed, pp 267–270.

点　评

为剖宫产术后子宫内膜组织异位到皮下脂肪内的罕见病例。患者有严重的周期性腹痛，急诊室影像科医师为心存疑问的普外科医师做出了正确诊断。

据报道，剖宫产或子宫切除术后患者发生瘢痕子宫内膜瘤的几率为5%。其发病机制为手术中子宫内膜组织医源性移植到腹壁上。治疗方法为手术切除。为防止子宫内膜组织沿活检穿刺通道种植，应避免活检。如果病灶较大，可通过术前给予促性腺激素释放激素拮抗剂缩小病变体积。

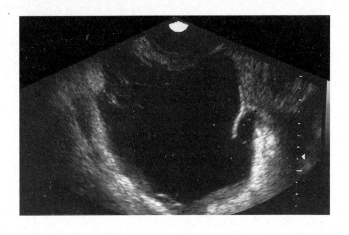
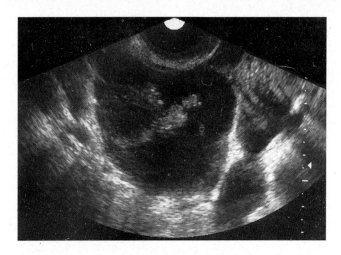

1. 正确还是错误：就灰阶超声而言，存在有回声的实性成分是鉴别卵巢良、恶性肿块最重要的征像。

2. 正确还是错误：就卵巢肿块壁而言，厚度小于3mm是典型良性肿物。

3. 正确还是错误：就多普勒超声而言，卵巢肿块壁内探查到血流提示为恶性。

4. 根据卵巢肿块内多普勒动脉血流的形式，定义搏动指数（PI）和阻力指数（RI）。

病例 128

产科 / 妇科学：卵巢肿物的超声评价

1. 正确。
2. 正确。
3. 错。
4. PI=（收缩速率峰值−舒张末速率）÷平均速率
   RI=（收缩速率峰值−舒张末速率）÷收缩速率峰值

参考文献

Brown DL, Doubilet PM, Miller FH, et al: Benign and malignant ovarian masses: selection of the most discriminating gray-scale and Doppler sonographic features, *Radiology* 208:103–110, 1998.

相关参考文献

Zagoria RJ, *Genitourinary Radiology: THE REQUISITES,* 2nd ed, p 294.

点　评

　　超声上哪些征像提示卵巢肿物为恶性？上面所引用的参考文献就能够很好地解答这一问题。Brown等研究了28例恶性和183例良性肿块，使用逐步逻辑回归法挑选灰阶和Doppler超声中的特征性表现，对良恶性进行鉴别。一系列特征性表现中有4种被认为最具鉴别能力。通过因子10，实性成伤的状态和性质最重要。肿块无实性成分，或有明显的高回声实性成分（与畸胎瘤相符）时为良性。若肿块伴有非高回声实性成分，是否存在血流及血流的部位则成为有价值的特征。60%的恶性肿块在分隔或实性成分内有血流，仅9%无血流或仅壁内有血流。对于绝经后女性，腹膜腔内任何游离液体都被认为异常，但对于绝经前女性，只有当游离液体填满直肠子宫陷凹或扩散到卵巢周围、子宫上方、进入结肠旁沟或上腹部时才考虑为异常。最后，存在分隔及分隔厚度也非常重要。无分隔比存在薄分隔（直径3mm）更强烈提示恶性可能；而厚分隔价值中等。

　　在这项回顾性分析中，其他特征表现如壁增厚、液体回声以及平均和最低阻力指数与搏动指数都与组织病理学表现相关，但未被列入上述4个具有鉴别价值的特征表现。此外，这项研究将月经周期超过10天的女性排除在外，以避免与黄体相关的低阻力血流。顺便提示一下，本例所示肿块为一慢性血肿。

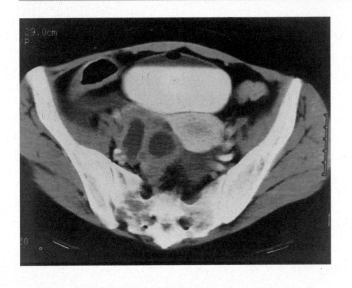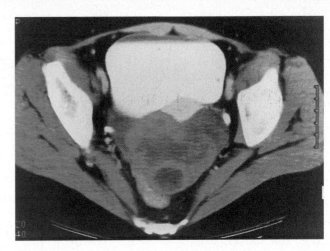

1. 左图所示，子宫右侧充满液体的肿块是什么？
2. 列举卵巢重度水肿的原因。
3. 卵巢的动脉血供是什么？
4. 正确还是错误：卵巢多普勒超声，存在高阻力血流可除外恶性疾病和卵巢扭转。

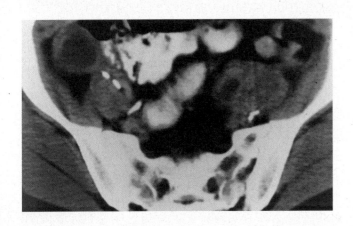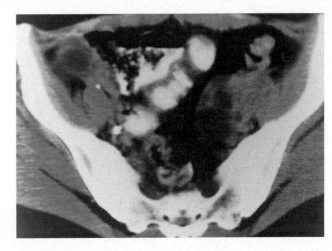

1. 上图所示为上部盆腔CT扫描。双侧低密度肿块是什么？
2. 患者行手术将性腺移出下部盆腔，此术式的名称是什么？
3. 为什么要行此手术？
4. 什么影像检查能够证实这一解剖结构？

病例 129

产科／妇科学：卵巢扭转

1. 扩张的右侧输卵管伴管壁增厚。
2. 卵巢部分或间断扭转。
3. 卵巢动脉（腹主动脉分支）和子宫动脉（髂内动脉前干的分支）。
4. 错。

参考文献

Kimura I, Togashi K, Kawakami S, et al: Ovarian torsion: CT and MR imaging appearances, *Radiology* 190: 337–341, 1994.

相关参考文献

Zagoria RJ, *Genitourinary Radiology: THE REQUISITES*, 2nd ed, pp 274–276.

点　评

对卵巢扭转进行诊断具有挑战性，尤其当临床症状不典型时（例如由于不完全扭转或扭转与扭转复位周期性交替时，病程呈间断性）。在许多病例中已存在的卵巢肿块是附件扭转的诱因，但正常的附件也可发生扭转。青春期前的女童发现盆腔一侧巨大肿块伴外周多发"囊肿"即皮质层滤泡时，应怀疑卵巢扭转。增大的卵巢容纳多发扩张的滤泡（直径8～12mm），对于这一年龄段女童来说，是不正常的。Kimura等发现，盆腔CT和MRI显示子宫向扭转侧移位、血管充血、腹水、盆腔脂肪层消失提示卵巢扭转。其他被报道的征像包括同侧输尿管扩张伴管壁增厚，如本例所示。据报道，卵巢肿块相关的附件扭转，扭转开始前和开始后的CT扫描图像上显示可确认的肿块标记（如钙化的赘生物或畸胎瘤Rokitansky突起）的位置明显改变。部分或间断性卵巢扭转的不典型表现为卵巢重度水肿。

多普勒超声诊断附件扭转作用有限。不伴有扭转的肿块内可无多普勒血流，肿块内探查到血流不能除外这一诊断。一些扭转的病例在只有静脉受累时，动脉血流可保持完好。此外，卵巢接受子宫动脉和卵巢动脉双重血供，因此，卵巢的动脉血供减少时，附件的动脉血供仍可保持。

病例 130

产科／妇科学：卵巢固定术

1. 卵巢。
2. 卵巢固定术。
3. 将性腺从放射治疗区移开。
4. 经腹超声或MRI。

参考文献

Hricak H, Yu KK: Radiology in invasive cervical cancer, *Am J Roentgenol* 167:1101–1108, 1996.

相关参考文献

Zagoria RJ, *Genitourinary Radiology: THE REQUISITES*, 2nd ed, pp 258–259.

点　评

此例为一年轻的宫颈癌患者行子宫切除和术后放射治疗。卵巢被移至盆腔外，沿骨盆上侧壁将其固定，从而使卵巢位于放射区域外。了解这一术式非常重要，这样才不会将固定的卵巢与淋巴结肿大相混淆，尤其当一侧卵巢被切除时。需要时，恰当的影像方法包括经腹超声（通常卵巢位置过高，经阴道超声不能探查到）或MRI，能够证实固定卵巢的位置。

早期浸润性癌患者（Ib和IIa期）出现盆腔播散性结节的危险性为10%～15%；主动脉前淋巴结转移的危险性为5%。这些患者通常需要根治性子宫切除术和淋巴结清扫术，伴或不伴放射治疗。由于早期宫颈癌较少扩散至卵巢，通常不需行卵巢切除术。患者可保留卵巢功能，不会出现继发于卵巢切除术的并发症（如骨质疏松症），无需外源性激素替代治疗。盆腔放射治疗作用于卵巢，可导致卵巢功能受损。因此，放射治疗会抵消早期宫颈癌手术治疗的优势，这也可以解释为什么准备实施放射治疗的患者要行卵巢固定术。

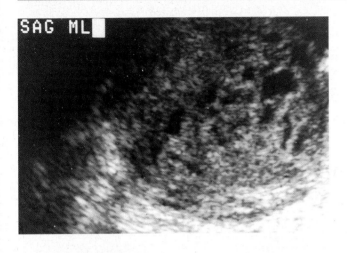
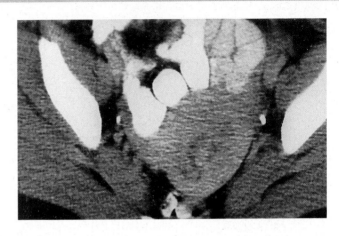

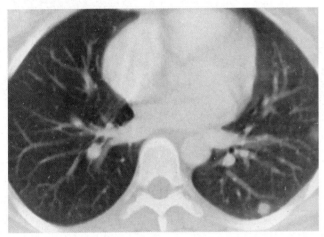

1. 上图所示为经阴道超声矢状位子宫图像和上部盆腔以及下胸部CT扫描图像。最可能的诊断是什么？

2. 根据子宫影像的表现，鉴别诊断是什么？

3. 为疾病进行分期的临床适应证是什么？

4. 患病组织的异常染色体核型是什么？

产科／妇科学：妊娠滋养细胞病

1. 葡萄胎妊娠。
2. 退化的子宫平滑肌瘤、胎盘水肿变性和子宫内膜增殖性疾病，包括癌。
3. 当出现子宫大小超过胎儿孕周，复查人绒毛膜促性腺激素与孕周不符，在孕24周前出现严重的妊娠高血压和阴道出血时，应选择超声检查。当怀疑恶性时可行CT检查。
4. 90%的完全性葡萄胎具有染色体核型，10%为46XY，当无核的卵子通过单倍体精子受精时可产生。部分性葡萄胎通常（80%）具有XXY核型且存在三倍体变形胎儿。

参考文献

Jauniaux E: Ultrasound diagnosis and follow-up of gestational trophoblastic disease, *Ultrasound Obstet Gynecol* 11:367–377, 1998.

相关参考文献

Zagoria RJ, *Genitourinary Radiology: THE REQUISITES*, 2nd ed, pp 302–305.

点　评

术语妊娠滋养细胞病（gestational trophoblastic disease，GTD）是指一系列妊娠疾病，从良性[完全性（水肿型）或部分性葡萄胎]到完全恶性（破坏性绒毛膜腺瘤和绒癌）。所有这些疾病都可产生人绒毛膜促性腺激素（hCG）。患者在妊娠前3个月内通常表现为无痛性阴道出血。少见表现有妊娠高血压或妊娠剧吐。葡萄胎的治疗方法为子宫内膜腔真空吸引刮除术。血清hCG水平12周内保持正常，预示治疗成功。

妊娠葡萄胎超声表现较典型。子宫增大，水肿退化的葡萄绒毛形成多发小的（直径3～10mm）无回声结构，此表现称为葡萄珠样。子宫肌层正常。有时，伴有出血或坏死区域形成不规则低回声或无回声区。

如果存在胎膜和部分胎儿组织则提示为部分葡萄胎。在妊娠前3个月，这种特征性的表现不会存在，而葡萄胎组织表现为均匀回声的子宫内膜肿块。子宫肌层受侵或腹部转移性病变能够证实恶性妊娠滋养细胞病的诊断。

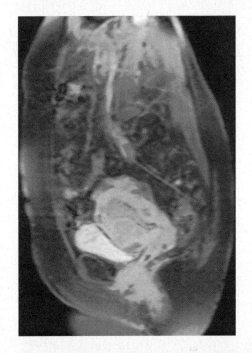
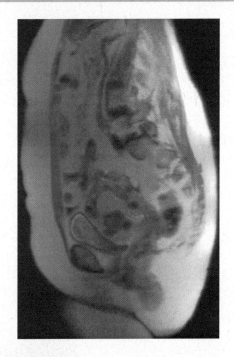

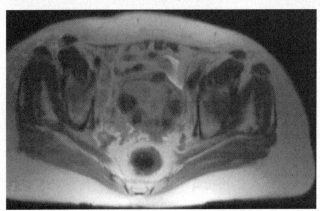

1. 列出绝经后女性子宫内膜增厚的四个原因。
2. 与宫颈内口梗阻性病变相关的并发症是什么?
3. 正确还是错误:肌层受浸润程度越深,宫外受累的可能性越大。
4. 正确还是错误:他莫昔芬会增加子宫内膜癌的危险性。

病例 132

产科 / 妇科学：子宫内膜癌 I A 期

1. 子宫内膜增生、息肉、癌和药物（他莫昔芬或雌激素替代治疗）。

2. 子宫积脓或子宫积血。

3. 对。如果肌层未受侵，仅3%的患者会有盆腔淋巴结转移。然而，如果浸润至肌层外1/2处，大约40%的病例会出现淋巴结转移。

4. 正确。

参考文献

Frei KA, Kinkel K, Bonél HH, Lu Y, et al: Prediction of deep myometrial invasion in patients with endometrial cancer: clinical utility of contrast-enhanced MR imaging, *Radiology* 216:444, 2000.

Kinkel K, Kaji Y, Yu KK, Segal MR, et al: Radiologic staging in patients with endometrial cancer: a meta-analysis, *Radiology* 212:711–718, 1999.

相关参考文献

Zagoria RJ, *Genitourinary Radiology: THE REQUISITES*, 2nd ed, pp 298–302.

点 评

MRI扫描显示子宫内膜增厚，子宫增大伴多发性子宫肌瘤。子宫内膜异常未累及子宫肌层。子宫内膜癌是女性生殖道最常见的恶性浸润性疾病。组织学上，绝大部分子宫内膜癌为腺癌（70%）。预后主要取决于肿瘤的组织学、分级和分期。子宫内膜分化较好的腺癌通常局限于初始部位；而未分化的腺癌或罕见的子宫内膜肉瘤则不同。子宫肌层浸润程度越深，远处转移的发生率越高。肿瘤还可以局部直接侵犯宫颈、附件、阔韧带以及腹膜转移和骨转移。妇产科国际联盟（FIGO）对于子宫内膜癌的改良手术分期如下：

　0期：原位癌

　I A：肿瘤局限于子宫内膜

　I B：肿瘤侵犯肌层厚度小于50%

　I C：肿瘤侵犯肌层厚度大于50%

　II A：侵犯宫颈内膜

　II B：侵犯宫颈基质

　IIIA：侵犯浆膜和（或）附件或腹膜细胞学检查阳性

　IIIB：侵犯阴道

　IIIC：盆腔和（或）主动脉旁淋巴结转移

　IVA：侵犯膀胱或直肠黏膜

　IVB：远处转移（包括腹腔内或腹股沟淋巴结转移）

子宫内膜癌的MRI表现多种。大多数在T1加权像上与子宫信号强度相等；在T2加权像上，肿瘤结节的信号强度介于正常子宫内膜与子宫肌层信号强度之间。有时不能显示散在的结节，只见到子宫中心高信号区域增宽。钆增强后T1图像有助于鉴别肿块与增多的子宫分泌物。大多数肿瘤强化程度低于子宫肌层，尽管有些病例可以看到早期明显强化或与肌层信号强度相等。由于子宫内膜癌主要见于绝经后女性，而此年龄段女性T2加权像上高信号的子宫内膜非常薄（小于5mm），所以这一区域增厚时应怀疑肿瘤。此外，T2加权像上低信号强度的结合带保持完整提示子宫肌层未受累。

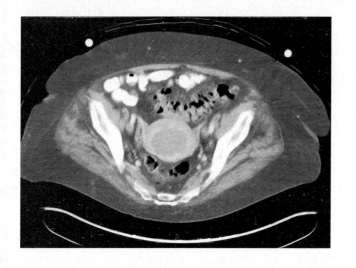 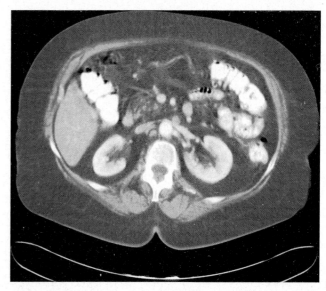

1. 此病最常见的临床表现是什么？
2. 评价子宫内膜首选的影像学检查方法是什么？
3. 列出此病症的三个危险因素。

病例 133

产科 / 妇科学：子宫内膜癌

1. 异常出血或绝经后子宫出血。
2. 经阴道超声检查。
3. 危险因素包括：肥胖、糖尿病、未生育、暴露于雌激素、他莫昔芬治疗、乳腺和结肠癌病史。

参考文献

Dubbins PA, Subba B: Screening for gynecological malignancy, *Semin Ultrasound CT MRI* 20:231–238, 1999.

Hardesty LA, Sumkin JH, Hakim C, et al: The ability of helical CT to preoperatively stage endometrial carcinoma, *Am J Roentgenol* 176:603–606, 2001.

Lim PS, Nazarian LN, Wechsler RJ, et al: The endometrium on routine contrast-enhanced CT in asymptomatic postmenopausal women. Avoiding errors in interpretation, *Clin Imaging* 26:325–329, 2002.

相关参考文献

Zagoria RJ, *Genitourinary Radiology: THE REQUISITES*, 2nd ed, pp 300–302.

点　评

图像示子宫内膜明显增厚、无子宫外播散或子宫梗阻的征像。在发达国家，子宫内膜癌是最常见的妇科恶性疾病。子宫内膜癌多发生在绝经后。危险性随年龄增加而增加。

绝经期和绝经后出现异常子宫出血的患者（其中15%～20%因癌所致）应将经阴道超声检查作为首选检查方法。超声可以特征性地描述子宫内膜的厚度和形态。异常表现（厚度超过5mm或局限性不规则）需要进一步检查，包括子宫超声（子宫内膜腔注入生理盐水后经阴道超声）或子宫内膜活检。然而，子宫内膜的厚度依赖于月经状态和是否使用激素替代治疗。异常增厚也可见于其他一些不同疾病，包括增生、黏膜下肌瘤和子宫内膜息肉。

通过结合影像与手术，可在确诊的同时完成对疾病的分期。MRI因其能够很好地评价子宫肌层受侵的深度和侵犯宫颈的程度，成为术前分期的可选检查方法。子宫肌层浸润超过50%，是淋巴结清扫手术的指征。子宫内膜癌CT表现为子宫增大伴内膜增厚，边界不清或不规则。肿瘤的强化程度通常低于邻近的正常肌层。子宫下段或宫颈长期阻塞的患者可出现子宫积脓。疾病可通过直接扩散，经输卵管到达附件和盆腔侧壁的淋巴结以及后腹膜。血行播撒首先导致肝转移。

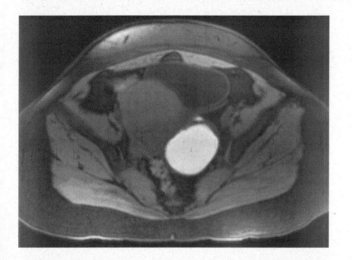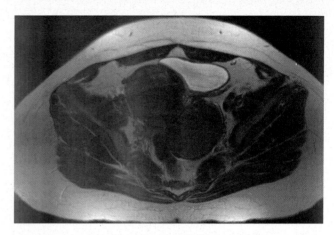

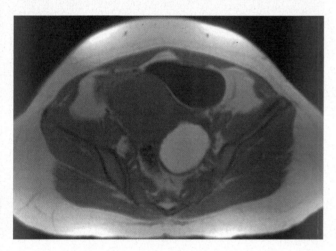

1. 列出此疾病最常见的部位？
2. 列出此疾病腹腔和盆腔以外不太常见的两个部位？
3. 正确还是错误：卵巢扭转是此病最常见的并发症。
4. 正确还是错误：MRI是诊断子宫内膜异位症的可选检查方法。

病例 134

产科/妇科学：子宫内膜瘤

1. 卵巢、子宫韧带、直肠子宫陷凹和盆腔腹膜在子宫、输卵管、直肠乙状结肠和膀胱的反折处。

2. 肺（月经性气胸）和中枢神经系统。

3. 错。与其他卵巢肿物相比，子宫内膜瘤因粘连而不易发生扭曲。

4. 错。腹腔镜检查用于子宫内膜异位症的诊断与分期。经阴道超声或MRI可用于诊断子宫内膜瘤。

参考文献

Gougoutas CA, Siegelman ES, Hunt J, Outwater EK: Pelvic endometriosis, various manifestations and MR imaging findings, *Am J Roentgenol* 175:353–358, 2000.

Jeong YY, Outwater EK, Kang HK: Imaging evaluation of ovarian masses, *Radiographics* 20:1445, 2000.

相关参考文献

Zagoria RJ, *Genitourinary Radiology: THE REQUISITES,* 2nd ed, pp 267–270.

点 评

MR显示左侧附件T1高信号T2低信号病灶，压脂扫描无变化；病灶可见低信号环，这些提示出血性囊肿。卵巢子宫内膜瘤（"巧克力囊肿"）是子宫内膜异位症的一种表现。患者常出现典型三联征中的一个或所有症状，包括月经痛、性交疼痛和不育。子宫内膜瘤常双侧多发，根据MRI的特征性表现，可与其他卵巢肿瘤相鉴别。子宫内膜瘤通常为多房性病变，T1加权序列为高信号，T2加权序列为相对低信号，有时称为阴影。T2加权像上的典型表现是由于高浓度蛋白质（如胞浆内正铁血红蛋白和铁成分）所致。由于血液成分不同，导致一些子宫内膜瘤信号强度不均匀。探查到铁离子（含铁血黄素蛋白）能够帮助鉴别子宫内膜瘤和囊腺癌。子宫内膜瘤在T1和T2加权像上都可显示低信号环，代表含铁血黄素或纤维包膜。较大的子宫内膜瘤可显示血液分层或包含薄的分隔。

与卵巢其他肿瘤相比，子宫内膜瘤不易出现卵巢扭转。这可能是因为易与周围组织粘连，导致子宫内膜瘤活动度降低。子宫内膜瘤较少发生恶变。如果实性成分在T2加权像上呈中–高信号，或T1加权像上出现强化的乳头状突起，则提示恶性可能。

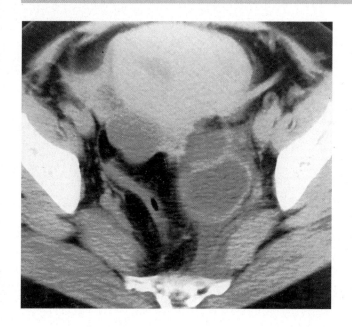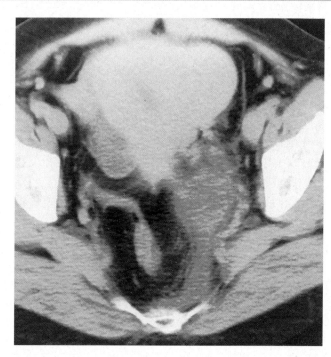

1. 此影像表现最可能的诊断是什么?

2. 下一步该如何做?

3. 已明确感染的可能性大。正确还是错误:经皮引流是可选的治疗方法。

4. 本病的并发症是什么?

产科／妇科学：输卵管卵巢脓肿

1. 盆腔炎性疾病、脓肿、卵巢扭转或肿瘤可能性较小。
2. 明确临床病史并进行体检。
3. 错。抗生素治疗为一线方法。对于抗生素治疗无反应的患者，经皮引流可以使卵巢脓肿体积缩小并可明确致病微生物。
4. 输卵管瘢痕和输卵管周围粘连、反复盆腔炎性疾病、不育和慢性盆部疼痛。

参考文献

Caspi B, Zalel Y, Or Y, et al: Sonographically guided aspiration: an alternative therapy for tubo-ovarian abscess (see comments), *Ultrasound Obstet Gynecol* 7:439–442, 1996.

Sam JW, Jacobs JE, Birnbaum BA: Spectrum of CT findings in acute pyogenic pelvic inflammatory disease, *Radiographics* 22:1327–1334, 2002.

相关参考文献

Zagoria RJ, *Genitourinary Radiology: THE REQUISITES*, 2nd ed, pp 270–274.

点　评

盆腔炎性疾病（pelvic inflammatory disease，PID）被定义为子宫内膜、输卵管和卵巢的炎症和上行性感染。PID是指一系列连续进展的疾病，可能从宫颈炎发展为子宫内膜炎，再到输卵管炎，以致盆腔腹膜炎。输卵管卵巢脓肿（tuboovarian abscess，TOA）是疾病进展的一种类型，在卵巢和输卵管形成小脓肿。约1%的急性PID患者进展成TOA，如本例所示。

对于临床诊断不清楚的病例，影像检查非常有益。超声是评价年轻女性盆腔疼痛的一线影像学检查方法。TOA超声表现为卵巢增大，其内或邻近可见不均匀回声的肿块。90%以上证实为TOA的患者可探查到不均匀回声的肿块。CT上TOA表现为复杂肿块伴不均匀强化和内部分隔增厚。炎症使附件脂肪内可见索条影。TOA的影像学表现与卵巢癌相似，但临床症状迥异。TOA患者急性起病伴发热，触诊腹软；而卵巢癌患者临床症状轻微。

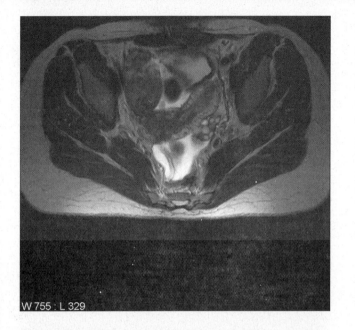

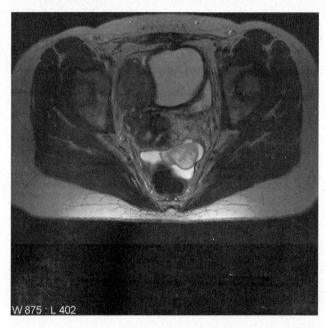

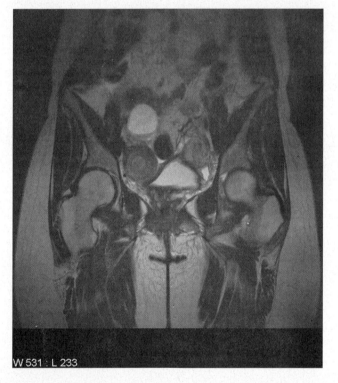

1. 有何异常表现?
2. 最常见合并的肾畸形是什么?
3. 为什么右侧子宫宫腔扩张?
4. 此异常的胚胎起源是什么?

产科 / 妇科学：双子宫伴右角梗阻

1. 双子宫伴右角狭窄。
2. 单侧肾发育不全。
3. 阴道横断分隔或宫颈狭窄。
4. müller管未完全融合。

参考文献

Reinhold C, Hricak H, Forstner R, et al: Primary amenorrhea: evaluation with MR imaging, *Radiology* 203:383–390, 1997.
Troiano RN, McCarthy SM: Müllerian duct anomalies: imaging and clinical issues, *Radiology* 233:19–34, 2004.

相关参考文献

Zagoria RJ, *Genitourinary Radiology: THE REQUISITES,* 2nd ed, p 264.

点　评

　　双子宫是müller管未完全融合所致。形成两个半子宫，在T2像上每个子宫有各自的肌层、结合带和子宫内膜，还可见两个低信号的宫颈和两个阴道头侧。所有müller管畸形中，相关的肾畸形尤其是肾发育不全可以同时存在。临床常因不育就诊，体检可发现双阴道双宫颈，然而，仍需与完全分隔的子宫鉴别，应检查子宫的外轮廓。双子宫有明显分开的两个角，与纵隔子宫的扁平或突起表面完全不同。有时，横断分隔可在阴道水平阻塞一侧宫腔，导致子宫积血，有时还可导致子宫内膜组织所致的子宫内膜瘤逆行性扩散至输卵管伞外。本病例中右侧宫颈狭窄导致扩张的宫腔内可见T2低信号的血液成分，右侧输卵管可见子宫内膜瘤。缓解梗阻的治疗方法为单纯分隔切除或扩张狭窄的宫颈。对于相关的不育无治疗方法，但许多双子宫和单角子宫女性可怀胎至足月。

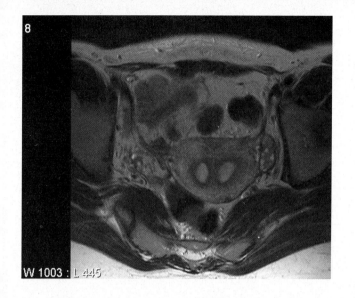 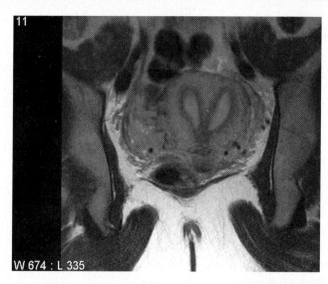

1. 何谓müller管畸形?

2. 鉴别双角子宫与纵隔子宫的最重要特征是什么?

3. 为什么鉴别这两种畸形很重要?

4. 最常见的合并肾畸形是什么?

产科 / 妇科学：纵隔子宫

1. 纵隔子宫，分隔的尾侧部分再吸收。
2. 子宫底外轮廓。
3. 确定治疗方案；纵隔子宫可通过宫腔镜子宫成形术进行修复。
4. 一侧肾发育不全。

参考文献

Troiano RN, McCarthy SM: Müllerian duct anomalies: imaging and clinical issues, *Radiology* 233:19–34, 2004.

相关参考文献

Zagoria RJ, *Genitourinary Radiology: THE REQUISITES*, 2nd ed, pp 262–263.

点　评

　　MRI可用于确诊müller管畸形。müller管畸形在女性人群中发病率不及1%。不育女性，尤其是经历过两次或更多次自然流产的女性，畸形的发生率约15%。子宫输卵管造影或子宫超声检查可以明确输卵管是否通畅。当发现子宫内轮廓异常而怀疑重复畸形时，可选择手术治疗，影像科医师必须明确鉴别纵隔子宫或双角子宫。这是因为纵隔子宫可通过宫腔镜子宫成形术治疗，而非开腹手术。6周内可受孕。

　　MRI或超声上，完全根据子宫外轮廓鉴别双角子宫和纵隔子宫。双角子宫是müller管未融合，双侧子宫角未完全联合在一起，因此，子宫底外轮廓形成明显的中央凹陷状。纵隔子宫是müller管完全融合后，分隔再吸收失败所致。子宫外轮廓为扁平或外凸。双角子宫和纵隔子宫分隔的头侧部分均包含肌组织。

　　在完全性纵隔子宫病例中，尾侧的分隔通常包含T2低信号，即纤维组织。

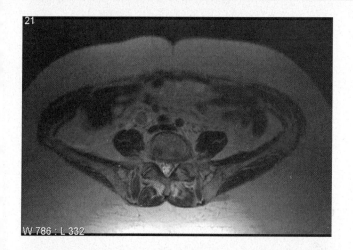

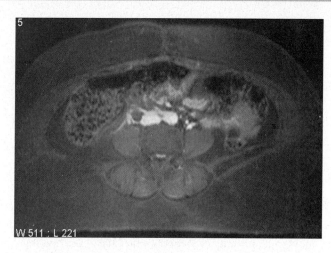

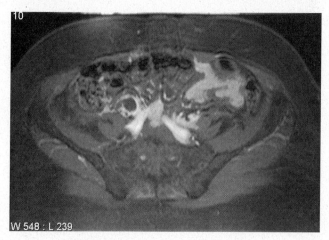

1. 行盆腔腹腔镜手术的患者，中线右侧盆腔后区圆形结构是什么？
2. 请解释病灶在T2加权像和造影剂增强T1加权像上信号强度的变化？
3. 此疾患最常见的原因？
4. 诊断此疾病最好的检查方法？

产科 / 妇科学：卵巢静脉血栓形成

1. 右侧卵巢静脉。
2. 形成血栓的血液在T2加权自旋回波像上是高信号，在对比增强T1加权梯度回波像上是低信号。
3. 盆腔手术，通常为肿瘤性病变。
4. 对比增强CT或MRI。

参考文献

Yassa NA, Ryst E: Ovarian vein thrombosis: a common incidental finding in patients who have undergone total abdominal hysterectomy and bilateral salpingo-oophorectomy with retroperitoneal lymph node dissection, *Am J Roentgenol* 172:45–47, 1999.

相关参考文献

Zagoria RJ, *Genitourinary Imaging: THE REQUISITES,* 2nd ed, pp 36–37.

点　评

卵巢静脉血栓形成是妇产科肿瘤手术后常见的后遗症，发生率约占所有病例的80%。这些外科手术包括剖腹子宫切除术、卵巢切除术和盆腔侧壁腹膜后淋巴结清扫术。血栓形成也可发生于流产或卵巢感染后，如伴发输卵管卵巢复合物。对于无症状患者，这些发现并无临床意义。而对于良性疾病行腹腔镜检查后盆腔疼痛的患者，可见血栓充盈并延伸至右侧卵巢静脉内，这些在T2加权像上表现为高信号，在造影剂增强压脂T1加权像上为低信号。此外，影像检查还可发现血栓自卵巢延伸至卵巢静脉，汇入下腔静脉水平。尽管感染可引起周围组织水肿，但静脉周围高信号的液体仍被认为是近期手术所致。使用造影剂增强CT扫描也可以诊断卵巢静脉血栓形成。完全血栓形成的静脉在横断面图像上表现为靶征、中心低信号、周围高信号并强化。卵巢静脉的位置过于靠后，超声很难探查到。对于无症状患者行抗凝治疗仍受到争议。随时间推移，血栓大小缩小，静脉可再通；相反，卵巢静脉也可永久性地形成血栓。

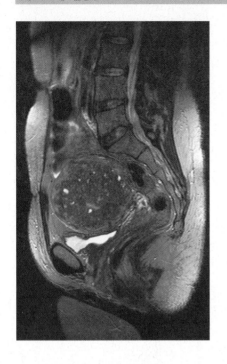
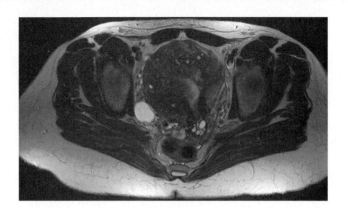

1. 结合带正常厚度是多少？
2. 异常子宫肌层内的高信号区是什么？
3. 与此诊断相关的临床症状是什么？
4. 此疾病的表现与肌瘤有何不同？

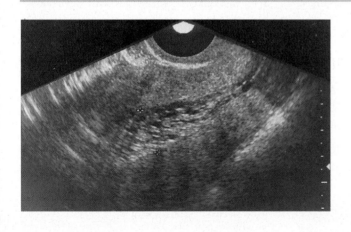
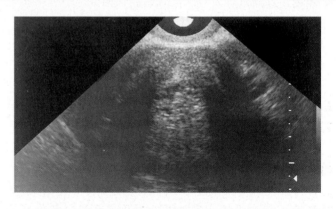

1. 在月经周期的哪一期正常子宫内膜最厚？在月经周期中，内膜厚度的变化范围是多少（mm）？
2. 正确还是错误：他莫昔芬治疗的患者，子宫内膜增生是导致内膜异常增厚最常见的组织病理学改变。
3. 正确还是错误：使用他莫昔芬导致子宫内膜癌的危险性与药物剂量无关。
4. 正确还是错误：子宫内膜异常增厚的发生率依赖于使用他莫昔芬的持续时间。

病例 139

产科/妇科学：子宫腺肌症

1. 小于12mm。
2. 异位的子宫内膜岛、囊状扩张的子宫内膜腺体或血性液体。
3. 患者可无症状或出现盆部疼痛、月经过多和子宫增大。
4. 子宫肌瘤在T2加权像上为圆形，边界清楚。子宫腺肌症是结合带增宽呈卵圆形，且外周边界不清。

参考文献

Tamai K, Togashi K, Ito T, et al: MR imaging findings of adenomyosis: correlation with histopathologic features and diagnostic pitfalls, *Radiographics* 25:21–40, 2005.

相关参考文献

Zagoria RJ, *Genitourinary Radiology: THE REQUISITES*, 2nd ed, pp 267–272.

点　评

　　子宫腺肌症是月经期女性最常见的疾病，据报道子宫切除的标本中，其发生率高达25%。临床症状包括痛经、月经过多，与子宫肌瘤症状相似。子宫腺肌症被定义为子宫内膜的腺体/基质异位到肌层。这些异位的腺体/基质可呈弥漫性，显微镜下可见或呈局灶性（腺肌瘤为局灶性结节）。

　　MRI根据T2加权像进行诊断。低信号的结合带增厚大于或等于12mm即可诊断。肌层内也可见局灶性T2低信号，为异位的子宫内膜腺体或血液。

　　T1加权像上肌层内高信号的病灶代表出血区域。出血较为严重时，可见囊状子宫腺肌症。

　　弥漫性病变累及整个子宫伴继发子宫体积增大。局灶性子宫腺肌症、腺肌瘤可累及子宫肌层各个部分，表现为结合带局限性增厚。其他相关表现包括相应区域肌层边界模糊；或肌层内低信号边界不清的肿物。

　　子宫腺肌症主要与子宫肌瘤进行鉴别。倾向于子宫腺肌症的征像包括病灶边界不清、卵圆形病灶沿子宫内膜方向分布、结合带内高信号小病灶和肿块效应不明显。

病例 140

产科/妇科学：他莫昔芬治疗的患者子宫内膜的变化

1. 分泌期；8～12mm。
2. 错。
3. 错。
4. 正确。

参考文献

Hann LE, Giess CS, Bach AM, et al: Endometrial thickness in tamoxifen-treated patients: correlation with clinical and pathologic findings, *Am J Roentgenol* 168:657–661, 1997.

相关参考文献

Zagoria RJ, *Genitourinary Radiology: THE REQUISITES*, 2nd ed, p 258.

点　评

　　他莫昔芬为人造雌激素拮抗剂，用于治疗乳腺癌。反常的是，他莫昔芬对子宫内膜具有雌激素效应。1985年，首次报道了他莫昔芬治疗与子宫内膜癌之间的关系。与历史对照相比，他莫昔芬剂量为20mg/d时，子宫内膜癌的相对危险度为2.2；当剂量增至40mg/d时，相对危险度为6.4。

　　上面所引用的研究中，Hann等发现91位绝经后服用他莫昔芬（20mg/d）的患者中，约一半患者经阴道超声显示子宫内膜厚度为8mm或以上。大约半数患者发现组织学异常，包括息肉（子宫内膜或宫颈内膜）和癌；其他研究还发现内膜下囊肿和增生。子宫内膜息肉是最常见的异常表现。异常子宫内膜增厚与绝经后出血之间无关联，且子宫内膜组织学异常的女性中半数以上无症状。作者发现了他莫昔芬使用时间长短与子宫内膜厚度之间的关系，使用他莫昔芬不到5年的患者，子宫内膜厚度的中位数为5mm；但接受他莫昔芬治疗达到或超过5年的患者，子宫内膜厚度的中位数为14mm。

　　许多研究提示他莫昔芬治疗的患者子宫内膜癌的发生率增高，但发生率小于1%。子宫内膜癌的危险性随他莫昔芬使用时间的延长而增加，尤其当使用5年以上时。

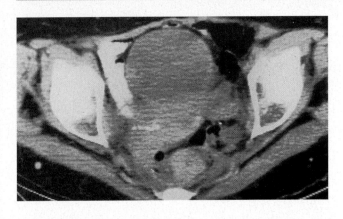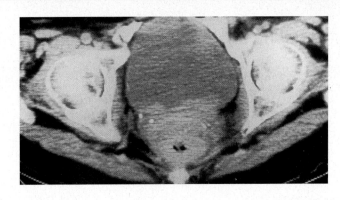

1. 当膀胱癌侵及膀胱壁全层时，提示如何治疗？

2. 盆腔哪种原发肿瘤可继发侵犯充盈的膀胱？

3. 前驱病变是什么？

4. 正确还是错误：所有的膀胱外炎症或肿瘤侵犯膀胱都可以通过膀胱镜探查到。

产科/妇科学：宫颈癌侵犯膀胱

1. 完全切除肿瘤不太可能，可能需行放射治疗。
2. 子宫颈、前列腺、尿道和直肠的肿瘤。
3. 因膀胱外肿瘤或炎症所致膀胱黏膜病变伴炎性特征。
4. 错。

参考文献

Kim SH, Han MC: Invasion of the urinary bladder by uterine cervical carcinoma: evaluation with MR imaging, *Am J Roentgenol* 168:393–397, 1997.

相关参考文献

Zagoria RJ, *Genitourinary Radiology: THE REQUISITES*, 2nd ed, p 309.

点　评

　　宫颈癌侵犯膀胱或直肠黏膜为Ⅳa期，可行化疗和放射治疗。化疗可使局部进展期肿瘤缩小，能够改善放射治疗的效果或使肿瘤大小缩小至手术可切除范围。一项关于局部进展期子宫颈癌患者给予顺铂为基础的化疗方案治疗的研究报道，其反应率达90%。

　　前驱病变是膀胱外肿瘤或炎症所致的膀胱黏膜病变。膀胱镜显示无蒂、粗糙的黏膜病变周围可见毛细血管扩张、大疱状水肿或出血。但内镜不能检出所有膀胱周围病变所致的膀胱受侵，如局限于浆膜和肌层的膀胱局部侵犯，就不能被膀胱镜探查到，但其治疗原则与黏膜病变相同。

　　横断面成像对局部进展期宫颈癌进行分期非常有帮助。CT或MRI上见不连续的肿块向膀胱腔内突出，或膀胱后壁无蒂的结节与宫颈肿块相邻，提示膀胱侵犯。此外，MRI上膀胱后壁内异常高信号（正常为T2低信号）和子宫膀胱间隙内条状异常软组织信号，也可提示肿瘤为Ⅳa期。但子宫膀胱间隙内异常信号或异常强化可能不是肿瘤浆膜浸润，而是对宫颈肿瘤的促结缔组织增生或炎性反应。

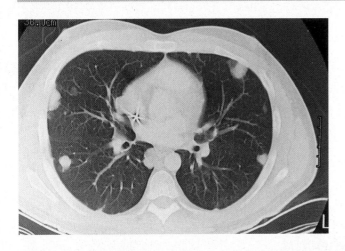

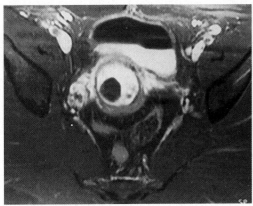
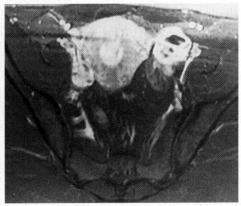

1. 根据胸部CT有哪些鉴别诊断?

2. 宫颈内膜肿物最常见的原因是什么?

3. 正确还是错误:子宫内膜癌不伴有淋巴结转移时,较少发生肺转移。

4. 正确还是错误:注射造影剂Gd-DTPA后,大部分子宫内膜癌会强化。

病例 142

产科/妇科学：良性转移性平滑肌瘤

1. 肺转移、真菌病、脓毒性肺栓子和血管炎。

2. 子宫内膜癌。

3. 对。

4. 对。

参考文献

Maredia R, Snyder BJ, Harvey LA, Schwartz AM: Benign metastasizing leiomyoma in the lung, *Radiographics* 18:779–782, 1998.

Martin E: Leiomyomatous lung lesions: a proposed classification, *Am J Roentgenol* 141:269–272, 1983.

相关参考文献

Zagoria RJ, *Genitourinary Radiology: THE REQUISITES*, 2nd ed, pp 276–281.

点 评

　　Martin将肺内含平滑肌组织的病变分为三大类。第一类为肺原发平滑肌瘤，即良性纤维平滑肌瘤性错构瘤；第二大类为源于子宫以外器官的转移性平滑肌瘤，这类肿瘤的生长不受激素影响，属于低级别的肉瘤；第三大类为本例所示的良性转移性平滑肌瘤（benign metasizing leiomyoma，BML）。

　　本例中子宫肿物为宫颈内肌瘤。伴有子宫肌瘤的女性子宫内膜癌的发病率增高。恶性未分化性平滑肌瘤非常罕见。组织学上，良性肌瘤转移至盆腔淋巴结、腹盆腔腹膜、心脏和肺也较罕见。医学文献上报道大约50例BML胸部影像检查可见多发性肺结节。其他影像表现还包括粟粒样结节和巨大囊性肿物阻塞支气管主干。BML的肺部病变为纤维平滑肌瘤包含多种黏液腺体。肿瘤缺乏组织学恶性特征（即核异形、有丝分裂或血管浸润），且多数具有雌激素和孕激素的受体。此疾病的临床过程与患者体内雌激素水平相平行。此病在绝经前女性较难控制，但在绝经后女性病程逐渐趋于稳定。

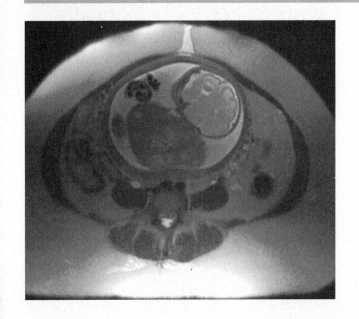 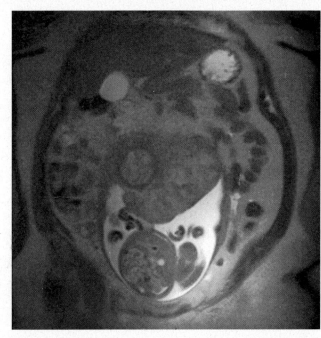

1. 诊断是什么？
2. 此疾病的哪种特殊退化类型与妊娠有关？
3. 与此类型病变相关的表现有哪些？
4. 妊娠患者伴盆腔疼痛还应与哪些病变进行鉴别？

病例 143

产科 / 妇科学：妊娠期子宫肌瘤退行性变

1. 妊娠期退行性子宫肌瘤。
2. 红色样变或出血性退变。
3. T1加权像示周围或弥漫性高信号，T2加权像信号多种。可见含铁血黄素低信号环。
4. 子宫内膜腺肌症、实性附件肿块、局灶性肌层收缩和绒毛膜下血肿。

参考文献

Leyendecker JR, Gorengaut V, Brown JJ: MR imaging of maternal diseases of the abdomen and pelvis during pregnancy and the immediate postpartum period, *Radiographics* 24:1301–1316, 2004.

相关参考文献

Zagoria RJ, *Genitourinary Radiology: THE REQUISITES*, 2nd ed, pp 276–281.

点　评

单次激发、长回波、自旋-回波T2加权序列示患者宫内单胎妊娠。胎盘植入部位接近子宫底。此病例还显示一肿物位于右侧宫底子宫壁内，边界清晰。肿块为不均匀T2信号，伴低信号强度环。附件未见肿物，此表现为典型的妊娠期平滑肌瘤退变。

妊娠期间出现的各种症状应首选超声进行评价。因没有电离辐射，所以MRI成为进一步影像学检查的最佳方法。MRI对于诊断妊娠期急腹症和评价腹盆腔肿瘤的部位及范围很有帮助。

平滑肌瘤是子宫最常见的肿瘤。在妊娠期，肌瘤并发症的发生率增高，包括疼痛、出血、自然流产、胎盘早剥、胎儿错位和子宫机械性梗阻。平滑肌瘤过度生长血供不足，导致肌瘤退变，这会引起疼痛、发热、白细胞增多等临床表现。妊娠期常发生的出血性梗死被称为红色样变，在大体标本上可见出血表现。这一亚型的退变继发于肿瘤周围静脉栓塞伴肿瘤内动脉破裂。

大部分平滑肌瘤表现为T1等信号、T2低信号肿物。但根据组织学成分，其表现各异。肌瘤的部位可分为黏膜下、壁间或浆膜下。红色样变表现为外周或弥漫性T1高信号，T2信号多样伴或不伴低信号环。T1高信号继发于正铁血红蛋白，如果T1高信号位于外周，说明血液的产物位于外周栓塞的血管内。"血管桥"征可帮助鉴别带蒂的平滑肌瘤和附件肿物，即可见流空的血管自子宫延伸至肿瘤。

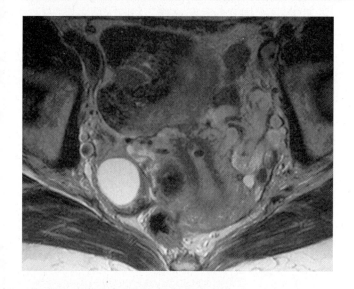

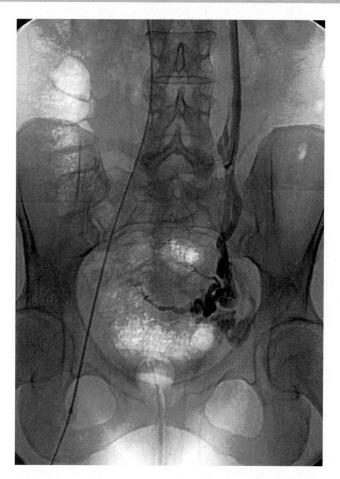

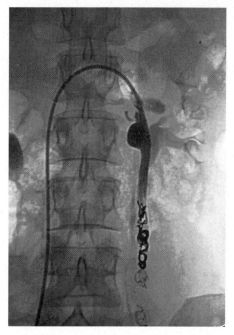

1. 盆腔T2加权像所示有何异常（第一幅图）？
2. 第二幅图中，哪根血管内插入了导管，通过什么路径？
3. 盆腔淤血综合征中，哪些指征提示盆腔/卵巢静脉血栓形成？
4. 这种治疗对于月经周期和生育能力有什么效应？

病例 144

产科/妇科学：盆腔淤血综合征

1. 盆腔静脉曲张。
2. 左侧卵巢静脉。插管路径经右侧股静脉、髂静脉、下腔静脉、左肾静脉，到卵巢静脉。
3. 盆腔疼痛和发胀，激素治疗不能缓解的性交疼痛。
4. 无影响。

参考文献

Maleux G, Stockx L, Wilms G, Marchal G: Ovarian vein embolization for the treatment of pelvic congestion syndrome: long term technical and clinical results, *J Vasc Interv Radiol* 11:859–864, 2000.

Venbrux AC, Chang AH, Kim HS, et al: Pelvic congestion syndrome (pelvic venous incompetence): impact of ovarian and internal iliac vein embolotherapy on menstrual cycle and chronic pelvic pain, *J Vasc Interv Radiol* 13:171–178, 2002.

相关参考文献

Zagoria RJ, *Genitourinary Radiology: THE REQUISITES*, 2nd ed, pp 266–281.

点　评

盆腔淤血综合征是慢性（超过6个月）盆腔疼痛的罕见原因，它是由于性腺静脉反流引起卵巢或髂内静脉曲张（盆腔静脉曲张）所致。典型表现为盆腔发胀、沉重或疼痛，这些症状在晚上久站后加重，清晨减轻；性交困难是另一常见症状；还可存在外阴和（或）下肢静脉曲张。反流的病因学尚不清，可能的原因包括缺少静脉瓣膜；多产妇卵巢和盆腔静脉瓣膜功能不全以及"胡桃夹"现象（主动脉和肠系膜上动脉外压左肾静脉，导致左侧卵巢静脉压力增加）。临床病史可提示该诊断，根据盆腔MR、CT和超声检查所示的静脉曲张可支持此诊断。治疗选择包括控制激素、腹腔镜结扎以及经导管栓塞治疗。卵巢静脉栓塞治疗经下腔静脉和肾静脉放置线圈或硬化剂。技术和临床成功率较高且疗效持久——一些作者推荐同时栓塞卵巢和髂内静脉，可降低复发危险。此治疗对于月经周期和生育力无明显的临床后期效应。

患者具有持续性盆腔疼痛，MRI（第一幅图）显示盆腔增大的管状结构；第二幅图是选择性左侧卵巢静脉注射，记录静脉反流至子宫水平；使用金属线圈经导管栓塞后，左侧性腺静脉注射证实栓塞成功，反流停止（第三幅图）。

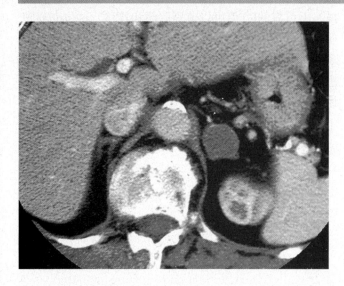

1. 此病变的鉴别诊断是什么？

2. 在平扫CT上，哪种密度值可以帮助鉴别良性腺瘤和恶性肿物？

3. 如果平扫CT看到此病变，应如何进一步评价此肿瘤？

4. 哪些临床问题可以帮助诊断此疾病？

病例 145

肾上腺：评价CT偶然发现的肾上腺肿物

1. 腺瘤、转移和嗜铬细胞瘤。
2. 10HU。
3. 计算增强CT扫描延时10min或15min时的廓清率。
4. 是否有肾上腺增生的生化证据？是否有原发肿瘤转移至肾上腺的临床病史？

参考文献

Caoili EM, Korobkin M, Francis IR, et al: Adrenal masses: characterization with combined unenhanced and delayed enhanced CT, *Radiology* 222:629–633, 2002.

Mayo-Smith WW, Boland GW, Noto RB, Lee MJ: State of the art adrenal imaging, *Radiographics* 21:995–1012, 2001.

相关参考文献

Zagoria RJ, *Genitourinary Radiology: THE REQUISITES*, 2nd ed, pp 369–379.

点　评

　　腹部CT检查中1%的病例可见肾上腺肿瘤，肾上腺腺瘤在肾上腺很常见（尸检发生率为1.5%）。此外，肾上腺是转移的常见部位，尤其是肺癌患者。但因为肾上腺腺瘤发病率很高，对于已知肺癌的患者肾上腺的孤立肿瘤仍首先考虑腺瘤可能。除腺瘤和转移，还有高功能性肾上腺肿瘤。而肾上腺皮质癌在肾上腺肿瘤中较为罕见。

　　影像学医师的作用在于与内科医师一起对这些疾病进行鉴别。首先是明确患者的病史和症状。患者是否存在已知的恶性疾病？患者是否具有高功能性肾上腺肿瘤的症状（库欣综合征、嗜铬细胞瘤、醛固酮瘤、男性化肿瘤）？临床病史应指导影像检查策略，在本书其他病例中将对此进行详述。如果患者无肿瘤病史，亦无与生化活性增高相关的症状，应首先考虑无功能腺瘤可能性大。腺瘤多呈圆形或卵圆形，边界清晰，直径通常小于3cm。由于胞浆内有大量液体，测量CT值可帮助诊断腺瘤。在平扫CT上，CT值小于10HU可以诊断腺瘤，然而本例所示的动态增强CT扫描，无可靠的CT值可以鉴别腺瘤和转移。这位65岁腹痛患者无恶性疾病病史，门诊动态增强CT扫描偶然发现肾上腺肿物。左侧肾上腺密度为35HU，无特异。患者又返回行CT平扫，肾上腺肿物密度为-20HU，可诊断为良性腺瘤。

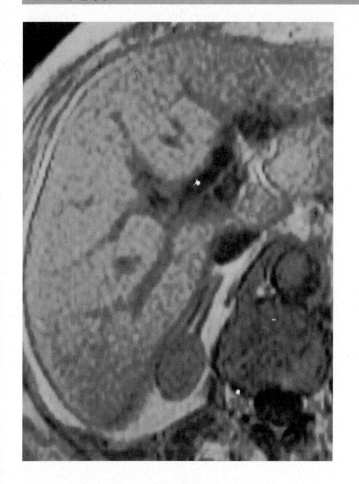 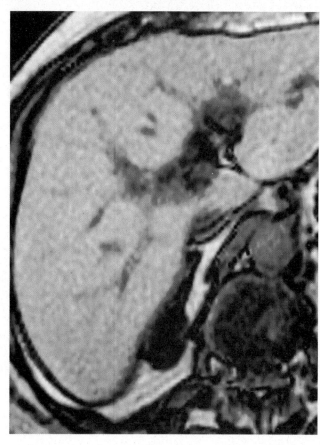

1．列出同一层面两个图像的成像序列。

2．成像序列的参数有什么不同？

3．第二幅图像信号丢失的原因是什么？

4．诊断是什么？

病例 146

肾上腺：肾上腺肿瘤化学位移MRI的特征

1. 正相位（左图）和反相位T1加权序列。
2. 回波时间。
3. 同一像素内同时存在脂肪和水质子时，导致相位抵消。
4. 肾上腺腺瘤

参考文献

Haider MA, Ghai S, Jhaveri K, Lockwood G: Chemical shift MR imaging of hyperattenuating (>10 HU) adrenal masses: does it still have a role? *Radiology* 231:711–716, 2004.

Israel GM, Korobkin M, Wang C, et al: Comparison of unenhanced CT and chemical shift MRI in evaluating lipid-rich adrenal adenomas, *Am J Roentgenol* 183: 215–219, 2004.

相关参考文献

Zagoria RJ, *Genitourinary Radiology: THE REQUISITES*, 2nd ed, pp 354–356.

点　评

　　肾上腺皮质细胞和源于这些细胞的良性肿瘤（腺瘤）包含有大量胞浆胆固醇、脂肪酸和中性脂肪。肾上腺腺瘤在CT和化学位移MRI上均具有特征性表现，因其含有大量"透明"细胞（皮质细胞含有丰富的脂肪）。

　　MRI上，质子周围局部化学环境（尤其是邻近电子所致的磁屏蔽）可导致质子的共振频率发生改变或位移。当一层组织被首次激活时，所有质子同步共振（正相位），但很快，由于化学位移，水和脂肪质子相互异步共振（反相位）。这一循环时相，同步-异步的时间周期大约为3.4ms除以磁场强度T（单位Tesla）的商。像素的信号强度取决于振幅的平均向量和其构成质子的相位。如果梯度-回波脉冲序列的回波时间与反相位的时间相符，由于像素内的相位抵消，导致包含相同数量脂肪和水的像素的信号强度减低。然而，如果像素内包含较多的脂肪或较多的水时，不会产生明显的相位离散，因此，在反相位图像上不会丢失信号。在大多数病例中，视觉评价信号丢失的准确性与定量测量（如病变-脾信号强度比）相似。美国在过去10年中，随CT廓清计算的进展和PET在肿瘤患者中的广泛应用，MRI对肾上腺疾病的特征性诊断作用正逐渐下降。

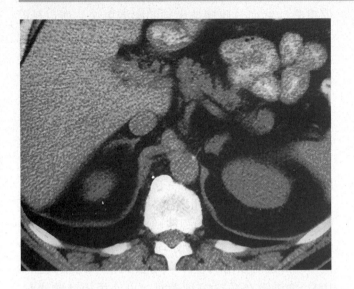
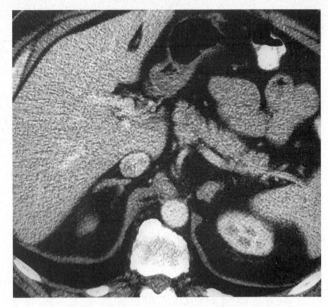
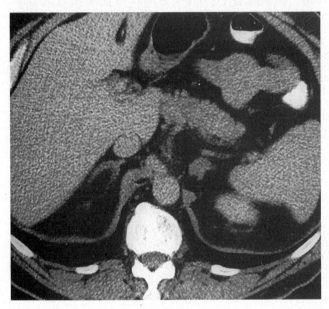

1. 腹部CT平扫（第一幅图），左侧肾上腺肿瘤密度测量CT值为23HU。CT平扫图像上哪一CT值对偶然发现的肾上腺肿瘤诊断为腺瘤最具特征性？

2. 静脉注射造影剂后，行动态CT扫描（第二幅图），左肾上腺肿瘤CT值为81HU。在动态增强CT扫描早期，CT值为多少时可诊断肾上腺腺瘤？

3. 第三幅图为注射造影剂后15分钟的图像，用来计算肾上腺造影剂的廓清值；左肾上腺肿瘤CT值为31HU。肾上腺廓清的含义是什么？

4. 什么是相对廓清和绝对廓清？

肾上腺：动态增强CT评价肾上腺肿物

1. CT值小于10HU。

2. 由于在动态增强CT上腺瘤与转移的强化形式有重叠，因此未发现特异性CT值将两者鉴别开。需要进行15min后的延时扫描和计算廓清值来进行鉴别。

3. 它是指与增强早期图像相比，肾上腺肿瘤在延时图像上密度或信号强度相对降低。

4. 绝对廓清是通过增强前图像、动态增强图像和15min延时强化图像来进行计算的。绝对廓清率大于或等于60%时可诊断腺瘤。相对廓清率是通过动态增强CT和15min延时强化CT来计算的。不需要增强前的CT。相对廓清率大于或等于40%即可诊断肾上腺腺瘤。

参考文献

Caoili EM, Korobkin M, Francis IR, et al: Adrenal masses: characterization with combined unenhanced and delayed enhanced CT, *Radiology* 222:629–633, 2002.

Mayo-Smith WW: CT characterization of adrenal masses [Letter], *Radiology* 226:289–290, 2003.

相关参考文献

Zagoria RJ, *Genitourinary Radiology: THE REQUISITES,* 2nd ed, pp 369–374.

点 评

肾上腺腺瘤是肾上腺最常见的良性肿瘤。尸检病例中检出率为1.5%，CT检出率为1%。肾上腺还是转移常见部位，尤其是支气管源性癌。影像科医师最常遇到的临床问题是对于已知恶性疾病的患者如何评价CT上肿大的肾上腺。在过去的10年里，许多临床研究致力于探讨CT、MRI与PET对肾上腺腺瘤和转移的鉴别。根据两者不同的参数、组织学和生理学可鉴别这些疾病。鉴别的组织病理学基础建立在腺瘤胞浆内脂肪含量增多上。因此，在CT平扫图像上腺瘤为低密度，而在化学位移MRI上可见信号丢失。腺瘤和转移生理学上的区别表现在静脉注射造影剂后两者灌注和廓清不同。动态增强图像（注射造影剂后约90s扫描）、腺瘤和转移均可见明显强化，两者强化后密度值重叠。然而，腺瘤造影剂的廓清更快，所以延时15min扫描，腺瘤的密度低于转移。转移对造影剂廓清较慢，因此，延时图像密度较高。不同医疗机构使用不同类型、浓度和剂量的造影剂，因此，延时图像上不能通过测量CT值代表肿物的绝对密度。但是，廓清值比较了增强早期与延时期的肿物密度，对诊断有所帮助。通过比较肾上腺肿瘤延时早期影像和延时强化影像上的密度，可最大限度减小因造影剂种类、浓度和剂量所致的衰减变异。

Caoili等的研究使用平扫CT与延时强化CT来鉴别肾上腺腺瘤与转移，发现能够准确评价166个腺瘤中的160个（96%）。绝对廓清率的计算公式为（增强CT值–15min延时强化CT值）/（增强CT值–平扫CT值）× 100。如果没有平扫CT图像时，可使用相对廓清率。相对廓清率的计算公式为[（增强CT值–15min延时强化CT值）/增强CT值]× 100。

此例患者，平扫CT值为23HU，不能诊断腺瘤。但绝对廓清率为86%，可诊断腺瘤。此例疾病即属于"脂肪缺乏"型肾上腺腺瘤。

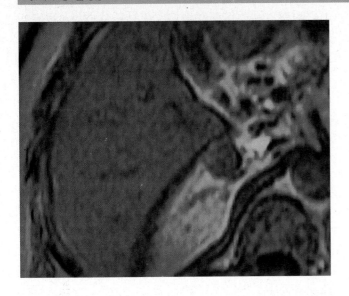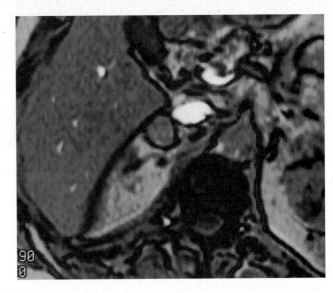

1. 请列出所示MRI图像的类型（脉冲序列和加权）。

2. 化学位移图像上肾上腺转移的典型表现是什么？

3. 对于肾上腺腺瘤化学位移MRI，如何解释假阴性病例？

4. 除了细胞内脂肪成分，肾上腺的什么其他生理学因素能否帮助鉴别腺瘤与转移？

肾上腺：肾上腺化学位移成像：假阴性和假阳性

1. 右侧肾上腺肿物的正相位和反相位T1加权梯度-回波MRI图像。
2. 正相位图像上，与脾或肌肉信号强度相似。反相位图像，转移的信号强度仍与脾或肌肉一致（无信号强度丢失）
3. 组织学差异。约80%的肾上腺腺瘤含有细胞内脂肪。约20%腺瘤属于"脂肪匮乏"，因此，在反相位图像上无信号降低（或在平扫CT上CT值小于10HU）
4. 静脉内造影剂的廓清。

参考文献

Haider MA, Ghai S, Jhaveri K, Lockwood G: Chemical shift MR imaging of hyperattenuating (>10 HU) adrenal masses: does it still have a role? *Radiology* 231:711–716, 2004.

Israel GM, Korobkin M, Wang C, et al: Comparison of unenhanced CT and chemical shift MRI in evaluating lipid-rich adrenal adenomas, *Am J Roentgenol* 183: 215–219, 2004.

Mayo-Smith WW, Boland GW, Noto RB, Lee MJ: State of the art adrenal imaging, *Radiographics* 21:995–1012, 2001.

相关参考文献

Zagoria RJ, *Genitourinary Radiology: THE REQUISITES*, 2nd ed, pp 355–358, 369–374.

点　评

使用MRI描述肾上腺肿物的特征应选择化学位移成像。然而，同许多无创性影像检查一样，化学位移成像并不完美。上面列出的化学位移MRI图像显示为活检证实的右侧肾上腺腺瘤的假阴性病例。

对于诊断肾上腺腺瘤，化学位移成像的敏感性较其特异性低。假阴性的比例（即与正相位相比，在反相位T1加权梯度回波图像上肿瘤无信号丢失）可高达20%。这是因为腺瘤内胞浆脂肪的含量不同所致。约80%的无功能腺瘤由胞浆内富含大量胆固醇、脂肪酸和中性脂肪的"透明"细胞组成。其余20%的腺瘤由相对脂肪匮乏的"致密"细胞组成。

相反，在许多研究报道，化学位移成像诊断肾上腺腺瘤的特异性接近100%。转移病灶内含有脂肪（肾细胞癌和脂肪肉瘤转移至肾上腺）导致的假阳性病例多半只是理论上存在。总结观点，即肾上腺肿物在反相位图像上信号丢失，可诊断腺瘤；但无信号丢失时，不能诊断转移。如果肾上腺肿物无信号丢失且高度怀疑转移时，应进一步行影像学检查或活检。

在美国，CT对于肿瘤患者诊断和分期的作用越来越大，最新文献通过静脉内造影剂的廓清来鉴别腺瘤与转移，使MRI在肾上腺肿物诊断上的作用越来越局限。此外，PET对于鉴别良性腺瘤与已知原发恶性肿瘤患者的转移非常有效。用于鉴别腺瘤与转移的高效无创性影像检查在不断发展，应根据患者临床表现选择适当方法。

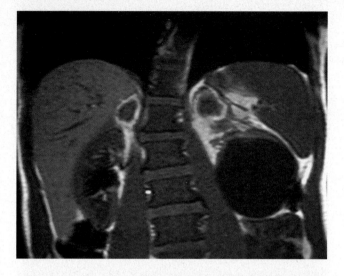
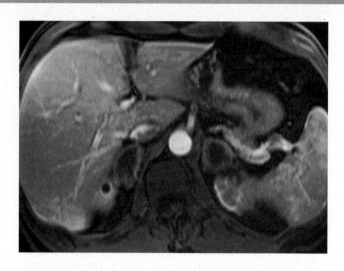
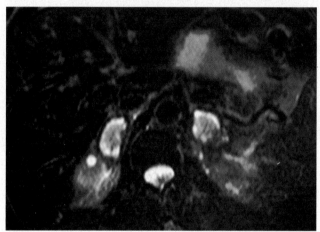

1. 以上图像分别为冠状位T1加权梯度回波图像，注射钆造影剂后横断面T1加权压脂图像，与脂肪抑制快速T2加权自旋回波图像。诊断是什么？
2. 列出此病变的三个病因。
3. T2加权像上肾上腺周围的低信号区是如何形成的？
4. 什么是Waterhouse-Friderichsen综合征？

肾上腺：肾上腺出血的MRI表现

1. 肾上腺出血。
2. 抗凝治疗、外伤、手术。
3. 含铁血黄素（巨噬细胞内）磁敏感性所致的信号丢失。
4. 暴发性脑膜炎球菌血症引起双侧肾上腺出血性损伤，导致急性肾上腺皮质功能不全。

参考文献

Kawashima A, Sandler CM, Ernst RD, et al: Imaging of nontraumatic hemorrhage of the adrenal gland [Review], *Radiographics* 19:949–963, 1999.

Mayo-Smith WW, Boland GW, Noto RB, Lee MJ: State of the art adrenal imaging, *Radiographics* 21:995–1012, 2001.

相关参考文献

Zagoria RJ, *Genitourinary Radiology: THE REQUISITES*, 2nd ed, p 366.

点　评

　　肾上腺出血原因复杂。新生儿出血的原因可能是分娩损伤、缺氧、脱水、肾静脉栓塞或系统性凝血障碍，主要鉴别诊断为神经母细胞瘤。成人自发性肾上腺出血可见于手术所致的系统性"应激"、身体广泛烧伤、败血症或低血压。抗凝药物、弥漫性血管内凝血和抗磷脂抗体综合征可形成出血体质，引起肾上腺出血。大部分抗凝药物治疗所致的病例在使用抗凝药物3周内即可出现肾上腺出血，如果发生出血并发症，患者不必过度抗凝治疗。

　　肾上腺出血的医源性因素包括开放和经皮活检；肾上腺静脉采样；外源性促肾上腺皮质激素或其他皮质类固醇治疗；原位肝移植。肝移植后右侧肾上腺的出血性梗死或血肿是由于肝切除术中右侧肾静脉结扎或切断所致。右侧肾上腺的钝器伤血肿也较为常见。

　　双侧肾上腺出血较少引起急性肾衰竭。MRI是探查和诊断肾上腺出血敏感性和特异性最高的影像学方法。无论碘造影剂增强CT扫描还是钆造影剂增强MRI扫描，肾上腺出血均不会强化。

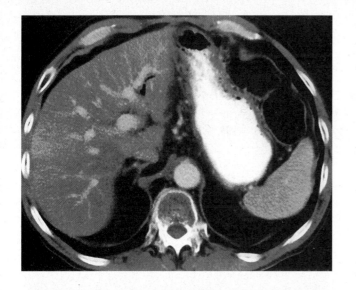
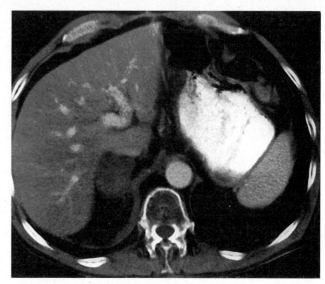
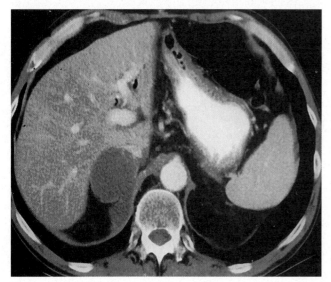

1. 上图所示：分别为间隔2个月的三张腹部CT。诊断是什么？导致异常的原因是什么？
2. 哪些肾上腺原发肿瘤表现为以囊性病变为主的肿块？
3. 手术切除肾上腺囊肿的指征是什么？
4. 此病的自然转归是怎样的？

病例 150

肾上腺：肾上腺假性囊肿

1. 继发于出血的肾上腺假性囊肿。
2. 腺瘤、坏死性转移和较罕见的嗜铬细胞瘤。
3. 因囊肿体积过大而引起症状、内分泌功能亢进、感染或可能的恶性。
4. 随时间而退化。

参考文献

Castillo OA, Litvak JP, Kerkebe M, Urena RD: Laparoscopic management of symptomatic and large adrenal cysts, *J Urol* 173:915–917, 2005.

Rozenblit A, Morehouse HT, Amis ES Jr: Cystic adrenal lesions: CT features, *Radiology* 201:541–548, 1996.

相关参考文献

Zagoria RJ, *Genitourinary Radiology: THE REQUISITES*, 2nd ed, pp 366–367.

点　评

　　肾上腺囊肿分为几种病理亚型：真性囊肿、假性囊肿和感染性囊肿。一些真性囊肿源于内皮，此类型中淋巴管瘤的囊肿较血管瘤更常见。上皮性囊肿是另一类真性囊肿，分为潴留型、胚胎型和腺瘤型。感染性囊肿较少见，大部分感染性肾上腺囊肿因包虫所致。

　　之所以称为假性囊肿，是因为此类囊肿的囊壁无内衬良性内皮或上皮细胞，而是根据囊肿的病因，囊壁组成各异。假性囊肿可继发于慢性肾上腺出血（如本例所示）、良性血管肿瘤或畸形的出血性并发症或原发或转移性肿瘤的囊性退变。良性原发肾上腺肿瘤较少出现假性囊肿，其中包括：囊性腺瘤、嗜铬细胞瘤、腺瘤样肿瘤和神经鞘瘤。如果囊肿的CT值超过30HU，可考虑因出血所致，囊内蛋白质残余物或钙化也可使囊肿的CT值高于水。

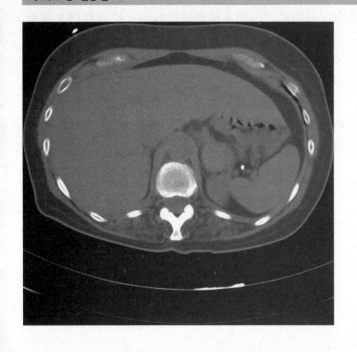 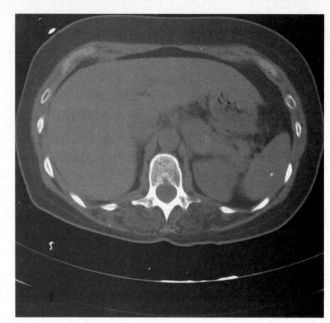

1. 哪些临床疾病会造成这样的影像学表现？
2. 何谓Waterhouse-Friderichsen综合征？
3. 由肾上腺血肿演变来的慢性囊性肾上腺肿物被称作什么？
4. 创伤时，哪一侧身体更易受损伤？

肾上腺：肾上腺出血

1. 外伤、严重的机体应激、凝血障碍、新生儿应激和肾上腺肿物。
2. 暴发性脑膜炎球菌血症相关的肾上腺出血。
3. 肾上腺假性囊肿。
4. 右侧肾上腺更易于出现创伤性出血，可能是由于邻近的肝压迫所致。

参考文献

Elsayes KM, Mukundan G, Narra VR, et al: Adrenal masses: MR imaging features with pathologic correlation, *Radiographics* 24:573–586, 2004.

Kawashima A, Sandler CM, Ernst RD, et al: Imaging of nontraumatic hemorrhage of the adrenal gland, *Radiographics* 19:949–963, 1999.

相关参考文献

Zagoria RJ, *Genitourinary Radiology: THE REQUISITES,* 2nd ed, p 366.

点　评

平扫CT示左侧肾上腺稍高密度病灶，伴肾上腺周围条状软组织影。这些提示肾上腺血肿。肾上腺出血常见于以下一种或几种情况：创伤；严重机体应激状态（如败血症）；凝血障碍；新生儿应激或已存在的肾上腺肿瘤。临床表现多种多样，也可无症状。双侧肾上腺大量出血的病例（如机体应激或凝血障碍）可以损伤肾上腺组织，引起致命性的肾上腺功能不全。

通常，肾上腺出血的影像学特征和演变过程与机体其他部位的血肿相似。在急性到亚急性期，如本例所示，CT典型表现为均匀的圆形或卵圆形肿物，CT值为50～90HU。同时，肾上腺周围脂肪内可见条状影，并延伸至肾周间隙。一段时间后，肿块密度减低，并可能完全吸收，或机化成慢性低密度囊性病变伴或不伴钙化。此疾病称为肾上腺假性囊肿。

在新生儿，肾上腺出血可表现为侧腹部肿物，可通过超声进行诊断。急性肾上腺出血表现为实性肿物，在多普勒成像上缺乏血流。随访检查示肿瘤体积缩小，病灶进展成无回声，囊性表现。在1～2周时可出现钙化。

MRI可明确血肿的时间，如无其他致病因素的证据，MRI可评价肾上腺隐匿性肿瘤。亚急性肾上腺血肿的典型表现是注射造影剂前，T1加权像因正铁血红蛋白而呈高信号，在出血后7天，即可在血肿周围见到T1高信号。如果出现明显的不均匀，中心强化，或一段时间后肿块体积未减小，可能提示存在肾上腺隐匿性肿瘤。例如，肾上腺血肿内中心脂肪成分提示潜在髓质脂肪瘤。

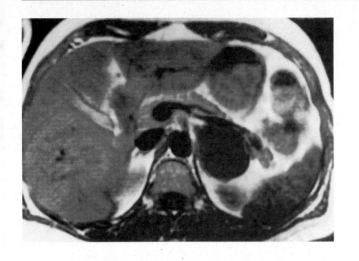
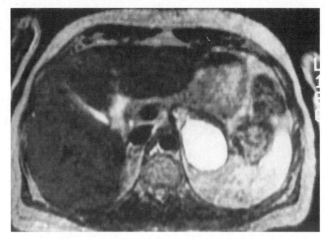

1. 正确还是错误：此肾上腺病变因其T2高信号，故诊断为嗜铬细胞瘤。
2. 肾上腺真性囊肿最常见的类型是什么？
3. 囊壁钙化是肾上腺囊肿最常见的特征吗？
4. 肾上腺假性囊肿最常见的原因是什么？

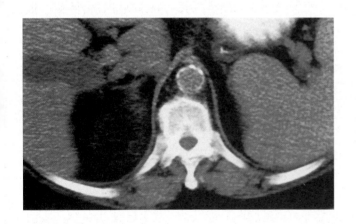
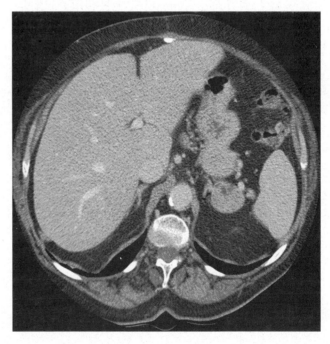

1. 两位不同患者诊断相同。这一肿瘤的组织学成分是什么？
2. 此类疾病患者最常见的表现是什么？
3. 此肿瘤患者是否会有内分泌紊乱？
4. 有潜在恶性可能吗？

病例 152

肾上腺：肾上腺囊肿

1. 错。T2高信号对于诊断嗜铬细胞瘤既无敏感性，也无特异性。
2. 内皮性囊肿。淋巴管瘤较血肿更常见。
3. 是。15%～54%的肾上腺囊肿CT扫描可见钙化。
4. 肾上腺出血。

参考文献

Otal P, Escourrou G, Mazerolles C, et al: Imaging features of uncommon adrenal masses with histopathologic correlation, *Radiographics* 19:569–581, 1999.

Rozenblit A, Morehouse HT, Amis ES Jr: Cystic adrenal lesions: CT features, *Radiology* 201:541–548, 1996.

相关参考文献

Zagoria RJ, *Genitourinary Radiology: THE REQUISITES*, 2nd ed, pp 366–369.

点 评

肾上腺真性囊肿较罕见。典型的囊肿无功能且肿块体积较大，直径可达20cm。当巨大囊肿压迫周围器官时，患者可有背痛；或因肾上腺囊肿伴出血或感染并发症时，出现症状。

一项研究报道60%的肾上腺囊肿为真性囊肿内衬上皮细胞；40%为假性囊肿继发于慢性肾上腺出血。肾上腺囊肿可有不同表现，54%以上的囊肿可见周围钙化。壁增厚且囊壁强化的复杂囊肿很难与坏死或囊性肿瘤鉴别，可考虑囊肿抽吸或手术切除。不确定的囊肿可行细针抽吸，对囊液进行评价，如果显示高浓度皮质醇或少量肾上腺雄激素或可见胆固醇结晶，即可证实其良性本质和肾上腺来源。异位嗜铬细胞瘤很少表现为囊性肿物，所以要用正确的临床设备进行恰当的生化检查。

病例 153

肾上腺：肾上腺髓质脂肪瘤

1. 成熟的脂肪组织和造血组织。
2. 没有。通常肿瘤偶然发现，但是大病灶可出血，引起疼痛。
3. 是，但较罕见。
4. 无。

参考文献

Elsayes KM, Mukundan G, Narra VR, et al: Adrenal masses: MR imaging features with pathologic correlation, *Radiographics* 24(Suppl 1):73–86, 2004.

Mayo-Smith WW, Boland GW, Noto RB, Lee MJ: State of the art adrenal imaging, *Radiographics* 21:995–1012, 2001.

相关参考文献

Zagoria RJ, *Genitourinary Radiology: THE REQUISITES*, 2nd ed, pp 368–369.

点 评

肾上腺髓质脂肪瘤是肾上腺皮质的良性肿瘤。根据尸检结果，其在人群中的总发生率为0.08%～0.20%。肿瘤由成熟的脂肪组织和类似于骨髓的造血成分组成。大约1/3可存在钙化。

肿瘤通常无症状，为偶然发现。但巨大病灶（超过10cm）可出血，引起疼痛或低血压。这些肿瘤较少引起内分泌紊乱（如Cushing综合征或Conn综合征）。如果CT检查可见脂肪，即能确诊，无需随访，除非患者出现症状或内分泌功能紊乱。

肾上腺髓质脂肪瘤的影像标志是增大的肾上腺内肉眼可识别的脂肪。超声上，这些肿瘤为典型的高回声伴病灶内低回声髓样成分。CT上病灶边界清楚，密度不均，可见高密度组织内散在的层状脂肪组织，如这2例所示。这2例患者肾上腺髓质脂肪瘤内脂肪含量不同。左图，患者右侧肾上腺肿大，并可见大量脂肪组织；右图，患者左侧肾上腺肿大，脂肪含量较少。

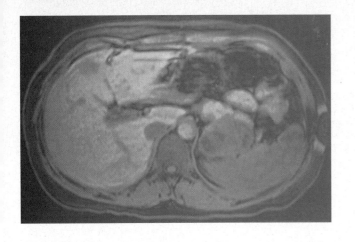
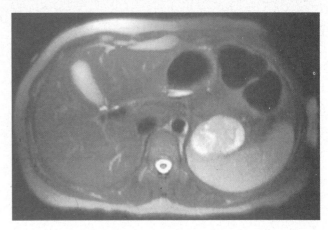

1. 肿块的鉴别诊断有哪些?

2. 最终如何确诊?

3. 这些肿瘤中, MRI示T2高信号的肿瘤所占比例是多少?

4. 诊断肾上腺疾病有哪三种不同的影像学检查?

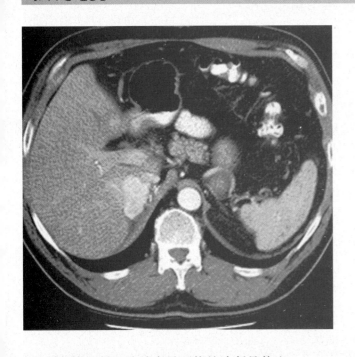
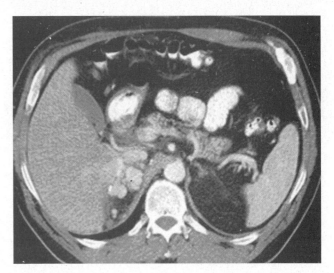

1. 富血管的肾上腺肿瘤最可能的诊断是什么?

2. 52岁男性, 5年前曾行腹腔镜切除右侧5cm大小的嗜铬细胞瘤, 病变可在哪里复发?

3. 此诊断是如何建立的?

4. 评价此疾病复发可选择的影像学检查是什么?

病例 154

肾上腺：嗜铬细胞瘤

1. 嗜铬细胞瘤或转移。
2. 根据临床症状和血、尿实验室检查。
3. 85%。
4. 具有廓清技术的CT可用于诊断腺瘤，奥曲肽和 ^{131}I–间碘苄胍（MIBG）检查能够对具有生化活性的肿瘤进行定位，PET扫描是转移性病变有效的诊断方法。

参考文献

Elsayes KM, Narra VR, Leyendecker JR, et al: MRI of adrenal and extraadrenal pheochromocytoma, *Am J Roentgenol* 184:860–867, 2005.

相关参考文献

Zagoria RJ, *Genitourinary Imaging: THE REQUISITES,* 2nd ed, pp 358–365.

点 评

　　肾上腺实性肿物的鉴别诊断主要有腺瘤、转移、嗜铬细胞瘤和原发肾上腺皮质癌。一般而言，嗜铬细胞瘤的诊断主要依靠症状学和实验室评价。尤其是尿液中香草扁桃酸水平升高是有分泌活性嗜铬细胞瘤的重要标志。一旦怀疑此肿瘤，需行影像学检查，明确其起源部位。大部分嗜铬细胞瘤来源于肾上腺，其余源于腹膜后腔（尤其邻近肠系膜下动脉起始部），较少病例源于其他器官，如膀胱或心脏。在肾上腺，肿瘤源于腺体的髓质部，因此常为圆形或卵圆形，而非肾上腺形状。细胞内含有大量液体，大部分肿瘤（85%）在T2加权像上为亮信号。因为肿瘤不含有胞浆内脂肪，所以与多数腺瘤不同，在反相位上无信号丢失。如果临床表现符合，腹部影像检查为阴性结果时，使用奥曲肽或 ^{131}I–MIBG的核素检查可帮助定位多发或异位肿瘤。

病例 155

肾上腺：嗜铬细胞瘤复发（嗜铬细胞瘤病）

1. 转移或嗜铬细胞瘤。
2. 嗜铬细胞瘤复发可发生在手术部位或局部转移至同侧后腹膜。
3. 生化评价：血清儿茶酚胺水平、24小时尿香草扁桃酸和3–甲基肾上腺素水平。
4. CT。如果儿茶酚胺增高的患者CT检查阴性，可行MRI或核素检查。

参考文献

Blake MA, Kalra MK, Maher MM, et al: Pheochromocytoma: an imaging chameleon, *Radiographics* 24(Suppl):87–99, 2004.

Li ML, Fitzgerald PA, Price DC, Norton JA: Iatrogenic pheochromocytomatosis: a previously unreported result of laparoscopic adrenalectomy, *Surgery* 130: 1072–1077, 2001.

相关参考文献

Zagoria RJ, *Genitourinary Radiology: THE REQUISITES,* 2nd ed, pp 358–365.

点 评

　　此患者曾行腹腔镜肾上腺嗜铬细胞瘤切除术，5年后复发。肿瘤复发被认为是医源性种植所致。嗜铬细胞瘤是儿茶酚胺高分泌的肾上腺髓质肿瘤。评价嗜铬细胞瘤可疑患者的一线检查为血浆儿茶酚胺水平，24小时尿香草扁桃酸和3–甲基肾上腺素水平。

　　此例为罕见病例，但如果患者有复发症状，应考虑嗜铬细胞瘤复发。参考文献所引用的研究中，因嗜铬细胞瘤行腹腔镜肾上腺切除的3位患者在腹腔镜位置发生转移。原发肿瘤大小为5～6cm，无恶性，手术切除后平均复发时间为3～4年。可能的病因是肿瘤在腹腔镜切除时破碎并种植。本例患者再次手术切除后症状缓解，儿茶酚胺水平正常。

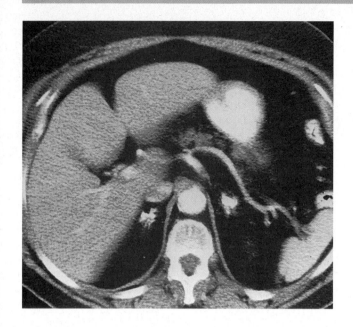

1. 此表现的鉴别诊断是什么?
2. 可能出现什么生化异常?
3. 此疾病如何治疗?
4. 哪位美国总统患有此病?

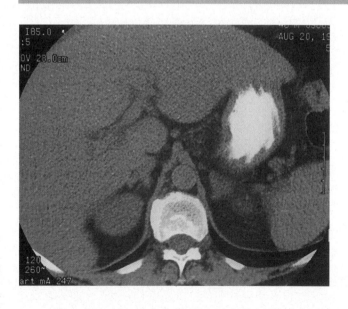 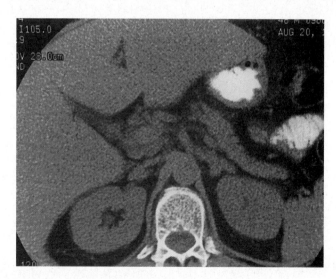

1. 已知患者病史：胰岛素依赖型糖尿病、自身免疫性甲状腺炎和Addison病。最可能的诊断是什么?
2. Addison病的临床表现有哪些?
3. 肾上腺肿大和Addison病的鉴别诊断有哪些?
4. 特发性Addison病的主要自身抗原是什么?

病例 156

肾上腺：Addison病所致肾上腺钙化

1. 肉芽肿性疾病（如结核或组织胞浆菌病）、既往肾上腺出血和治疗后的转移。
2. 血浆醛固酮和皮质醇水平下降。
3. 口服补充皮质醇和盐皮质激素。
4. John F. Kennedy。

参考文献

Ammini AC, Gupta R, Mukopadhyay C, et al: Computed tomography morphology of the adrenal glands of patients with Addison's disease, *Australas Radiol* 40:38–42, 1996.

Morgan HE, Austin JH, Follet DA: Bilateral adrenal enlargement in Addison's disease caused by tuberculosis: nephrotomographic demonstration, *Radiology* 115:357–358, 1975.

相关参考文献

Zagoria RJ, *Genitourinary Radiology: THE REQUISITES*, 2nd ed, pp 367–369.

点 评

Addison病是肾上腺皮质生成的糖皮质激素减低所致。疾病可原发，即肾上腺组织不足，引起糖皮质激素生成减少；或继发，即因垂体生成的刺激肾上腺腺体的肾上腺皮质激素（ACTH）减少所致。半数以上的原发Addison病具有自身免疫性病因。这些患者的肾上腺在CT和MRI上显示体积较小。Addison病也可能由于结核、组织胞浆菌病、球孢子菌病或隐球菌病伴发肾上腺出血或感染引起腺体破坏所致。双侧转移是Addison病较少见的病因。出现肾上腺功能减低时，90%肾上腺有破坏。

典型情况下，感染（如结核）累及肾上腺时间较短，可使腺体体积增大，伴或不伴钙化。感染治疗后，若肾上腺长期受累，可使腺体萎缩并伴有致密钙化。

通过ACTH刺激试验可以诊断Addison病，但如果CT显示肾上腺腺体小或增大并伴钙化，则可以提示Addison病。

病例 157

肾上腺：Schmidt综合征

1. 多腺体综合征2型（Schmidt综合征）。
2. 衰弱（虚弱和疲劳）、动脉血压低、食欲缺乏、体重下降、疼痛、恶心、呕吐和腹泻、色素沉着。
3. 肉芽肿性肾上腺炎、肾上腺出血、转移性疾病、淋巴瘤、结节病和淀粉样变。
4. 甾体合成相关的酶（17-α羟化酶、21-α羟化酶和侧链裂解酶）。

参考文献

Baker JR Jr: Autoimmune endocrine disease, *JAMA* 278: 1931–1937, 1997.

相关参考文献

Zagoria RJ, *Genitourinary Radiology: THE REQUISITES*, 2nd ed, pp 377–379.

点 评

在美国，原发性肾上腺功能不全的表现多见于中年女性，自发性肾上腺萎缩是Addison病最常见的原因。免疫组织化学染色显示残余的少量腺体细胞上有抗体和补体。同时还可出现自身免疫性卵巢炎所致的原发卵巢功能障碍。Addison病也是自身免疫性内分泌疾病的一部分，称为多腺体综合征（polyglandular syndrome，PGS）。青少年Addison病的所有病例以及成人Addison病1/3以上的病例均可用此综合征解释。PGS有三种类型：1型PGS通常发生于儿童期，被定义为黏膜皮肤念珠菌病和甲状旁腺功能减退症，半数以上的患者进展为Addison病，还可以出现性腺功能障碍、慢性肝炎、脱发；Addison病和胰岛素依赖性糖尿病或自身免疫性甲状腺疾病被定义为2型PGS（Schmidt综合征）；3型PGS不会出现Addison病，它包括自身免疫性甲状腺疾病和任两种其他自身免疫性疾病，包括胰岛素依赖性糖尿病、恶性贫血或任何非内分泌性自身免疫性疾病（如重症肌无力）。

此病例较少见，因为肾上腺轻度增大，而非萎缩；实验室检查（促肾上腺皮质激素刺激试验结果异常）示肾上腺功能不全，肾上腺增大为偶然发现。

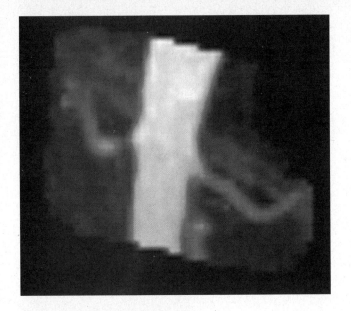
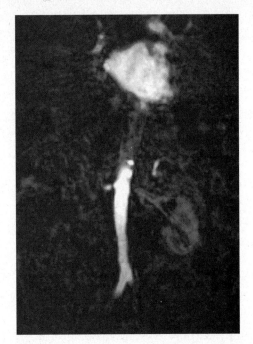
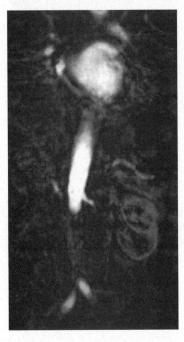

1. 所示图像，右侧肾体积减小的原因是什么，此病变如何导致高血压？

2. 第一与第二、第三幅图的区别是什么？

3. 列出筛查肾血管性高血压的三种影像学检查方法。

4. 若有系统性高血压，不放置支架的血管成形术对于开口狭窄和肾动脉中段狭窄的成功率是多少？

病例 158

血管与介入：肾动脉狭窄

1. 肾动脉开口狭窄，引起小球性高血压和原发高肾素性高血压。

2. 第一幅图为最大强度投影图像，另两幅图像为注射造影剂后直接获得的冠状位T1加权像。

3. 卡托普利肾扫描、MR血管造影、多排螺旋CT血管造影术和数字减影血管造影术。

4. 对于开口狭窄，血管成形术的成功率为30%；如果使用血管内支架，此比例会提高。对于肾动脉中段狭窄，血管成形术的成功率高于80%。

参考文献

Vasbinder GB, Nelemans PJ, Kessels AG, et al: Renal Artery Diagnostic Imaging Study in Hypertension (RADISH) Study Group. Accuracy of computed tomographic angiography and magnetic resonance angiography for diagnosing renal artery stenosis, *Ann Intern Med* 141:674–682, 2004.

Volk M, Strotzer M, Lenhart M, et al: Time-resolved contrast-enhanced MR angiography of renal artery stenosis: diagnostic accuracy and interobserver variability, *Am J Roentgenol* 174:1583–1588, 2000.

相关参考文献

Zagoria RJ, *Genitourinary Radiology: THE REQUISITES*, 2nd ed, pp 129–130, 406–407.

点　评

动脉硬化是肾动脉狭窄（renal artery stenosis, RAS）最常见的原因。动脉狭窄的部位常位于开口或肾动脉近段2cm处。RAS好发于50岁以上的患者。30%肾血管性高血压病例与肌纤维发育不良有关，多见于20～50岁女性，好发于肾动脉中远段。

对人群进行肾血管性高血压的筛查应有选择性，因为它仅占系统性高血压的1%～5%。据报道，使用血管紧张素转化酶抑制剂（ACEI）的肾核素显像的敏感性为90%，特异性超过95%。ACEI抑制了血管紧张素2的产生，由此去除了肾缺血的代偿机制。此作用导致肾RAS灌注明显下降，所以肾RAS系统功能下降，并显示示踪剂浓聚延迟。插管血管造影是评价RAS的金标准，但此方法有创，价格昂贵，且需使用碘造影剂。近来MR血管造影被证实可用于筛查。最有效的技术为静脉内注射钆造影剂后团注追踪法、屏气、三维MR血管成像。此技术可为探查RAS提供较好的空间分辨率，可用于评价双侧肾灌注的对称性和造影剂的排泄。钆造影剂无肾毒性，能安全用于代偿性肾功能损害患者。由于成像技术的快速发展，评价比较影像学方法较为困难。多排螺旋CT作为评价肾动脉狭窄的诊断方法，较传统CT有更高的空间分辨率，静脉注射造影剂后准确定时扫描（通过使用团注追踪技术）能够降低造影剂剂量。一些团体推荐使用超声探查RAS，但此技术具有较强的操作者依赖性，结果常难以重复。

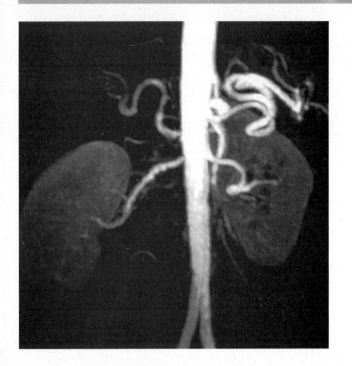 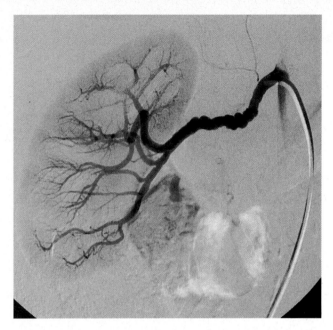

1. 这两项检查的诊断是什么?
2. 累及了哪两个动脉系统?
3. 诊断的金标准是什么?
4. 患者可选择的治疗是什么?

血管与介入：肌纤维发育不良

1. 肌纤维发育不良。
2. 肾动脉及颈动脉。
3. 传统插管血管造影。
4. 经皮腔内血管成形术。

参考文献

Sharafuddin MJ, Stolpen AH, Dixon BS, et al: Value of MR angiography before percutaneous transluminal renal artery angioplasty and stent placement, *J Vasc Interv Radiol* 13(Pt 1):901–908, 2002.

Slovut DP, Olin JW: Fibromuscular dysplasia, *N Engl J Med* 350:1862–1871, 2004.

Uder M, Humke U: Endovascular therapy of renal artery stenosis: where do we stand today? *Cardiovasc Intervent Radiol* 28:139–147, 2005.

相关参考文献

Zagoria RJ, *Genitourinary Radiology: THE REQUISITES*, 2nd ed, pp 406–407.

点 评

肌纤维营养不良（fibromuscular dysplasia，FMD）为因纤维营养不良性改变所致的非动脉粥样硬化性、非炎性中动脉狭窄。病变主要发生于分娩期女性。最常累及肾动脉（65%～75%），并可引起顽固性肾血管性高血压；其次易受累的血管是颈动脉（25%～35%）。但据报道，FMD可累及全身所有血管床。FMD肾病变的病理分类取决于病变主要累及的血管层——内层、中层和外层。中层纤维营养不良是最常见的亚型。

血管造影仍是诊断FMD的金标准，但MR和CT血管成像已被用于诊断（如本例所示）。典型的"串珠"改变伴狭窄与轻度扩张相交替被认为是插管血管造影诊断血管中层纤维不良的特征性表现。动脉瘤和夹层是FMD的并发症，而非其基本病理改变的一部分。如果累及颈动脉，C1–C2水平颈段最常受累。

在过去的20年中，FMD累及主肾动脉或其主干时，经皮腔内血管成形术是其首选治疗方法。治疗FMD的血管成形术的成功率超过90%，死亡率（morbidity rate）较低。支架未被广泛用于FMD的治疗，因为球囊血管成形术的结果非常好，且复发率明显低于动脉粥样硬化性肾动脉狭窄。本例患者为38岁女性，近期出现高血压，曾行血管成形术治疗FMD。

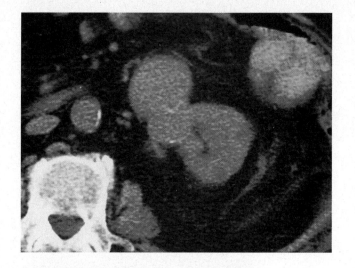

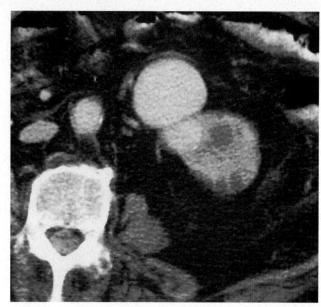

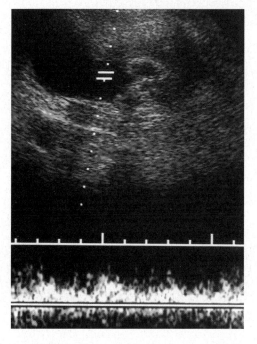

1．邻近左肾下极肿块的最可能诊断是什么？
2．此异常有临床意义吗？
3．CT哪种表现提示此病灶不是肿瘤？
4．此异常通常如何治疗？

病例 160

血管与介入：肾动脉瘤

1. 肾动脉瘤。
2. 有，因为存在血管破裂和肾栓塞的危险。
3. 病灶强化程度与主动脉一致，平扫CT在主动脉和肿块边缘可见粥样硬化性钙化。
4. 肾动脉瘤通常采用手术治疗，但一些病例可进行选择性血管内栓塞治疗。

参考文献

Davidson AJ, Hartman DS, eds: *Radiology of the Kidney and Urinary Tract*, 2nd ed, Philadelphia, 1994, Saunders, pp 544–557.

Schiller VL, Sytner S, Sarti DA, Krisiloff M: Color Doppler sonography of renal artery aneurysm, *Am J Roentgenol* 169:1750, 1997.

相关参考文献

Zagoria RJ, *Genitourinary Radiology: THE REQUISITES*, 2nd ed, p 385.

点　评

　　患者邻近左肾下极可见大小为25mm的双分叶肿物伴周围钙化。肿物强化程度与主动脉一致，超声肿块内可探及湍流，这些特征提示肿瘤为动脉结构。连续扫描层面显示肿物与左肾动脉相连。多数肾动脉瘤为后天获得性，缘于进展性动脉粥样硬化。一些是因肾动脉肌纤维病变所致；还有一些是血管炎所致。即使小的肾动脉瘤也具有临床意义，因为它们可能产生栓子进入肾，引起肾缺血、肾素过度分泌以及肾血管性高血压。随着肿瘤体积的增大，动脉瘤破裂的危险性增加。如果肾内或肾旁肿物强化程度与动脉一致，应考虑动脉瘤或血管畸形。传统血管造影、CT血管成像和MR血管成像可以诊断此病。很显然，因为存在出血的危险，此类疾病不应进行活检。大多数肾动脉瘤可通过肾动脉旁路手术进行治疗。然而，通过使用阻塞装置或支架植入的血管内技术能够成功治疗一些肾动脉瘤。

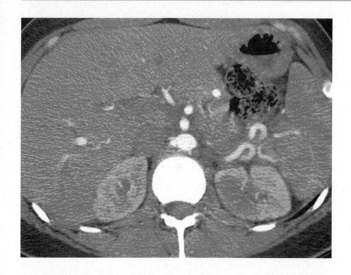
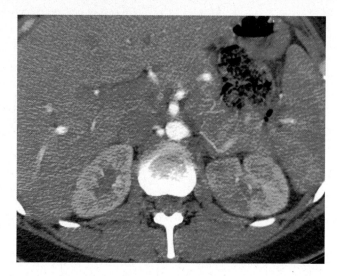
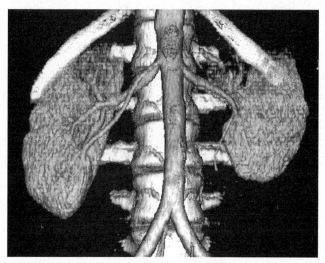

1．上图的检查方法是什么?此项检查的适应证是什么?
2．了解移植供体肾动脉解剖的临床意义是什么?
3．还有哪些无创性检查方法的诊断准确性同这项检查相同?
4．实施肾移植手术的外科医师还需要了解哪些其他信息?

血管和介入：双肾动脉的CT血管造影表现

1. CT血管造影。评价肾移植的供体肾；少数情况下用于肾动脉狭窄的诊断。
2. 如果右肾是双动脉供血，就选择左肾作为肾移植供体肾。
3. MR血管造影。
4. 了解肾动脉、静脉和输尿管的数目、大小和位置。

参考文献

Kawamoto S, Montgomery RA, Lawler LP, et al: Multi-detector row CT evaluation of living renal donors prior to laparoscopic nephrectomy, *Radiographics* 24:453–466, 2004.

Sahani DV, Rastogi N, Greenfield AC, et al: Multi-detector row CT in evaluation of 94 living renal donors by readers with varied experience, *Radiology* 235: 905–910, 2005.

相关参考文献

Zagoria RJ, *Genitourinary Radiology: THE REQUISITES*, 2nd ed, pp 24–29.

点　评

肾移植是晚期肾病的治疗方法。供体肾可源自活着的、有血缘关系的亲属；或无血缘关系的尸体。HLA配型相符，免疫抑制更强以及外科移植技术的改进使肾移植后1年存活率达75%～90%。

移植前评价供体肾的目的是了解：（1）两个供体肾有无潜在的病变；（2）有无血管（动脉和静脉）异常，这是移植的禁忌证或导致仅剩一个功能不全的肾；（3）是否存在手术禁忌的尿道畸形。健康人群中肾动脉或静脉双血供的发生率约为35%。肾的双动脉供血是否为手术禁忌证决于重复血管的大小和数量。牺牲发育不良的小肾动脉，通常不会损伤太多肾功能。多发的小肾动脉在术中需要进行多次吻合，导致手术时间延长，增加术后并发症的可能。这种限制条件同样适用于双肾静脉。通常，因左肾静脉较长，易于吻合，更适合做肾移植。

多排螺旋CT（MDCT）血管造影和MR血管造影已经取代了常规的血管造影，用于评价供体肾。MDCT可以提供肾动脉和静脉血管数目、位置以及大小的准确信息。有经验的放射科医师识别副肾动脉和静脉的准确率可达95%以上。

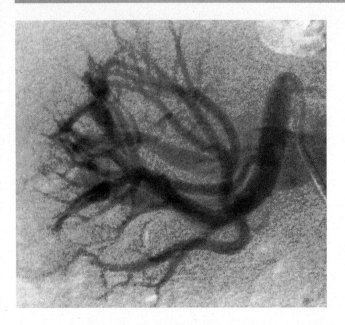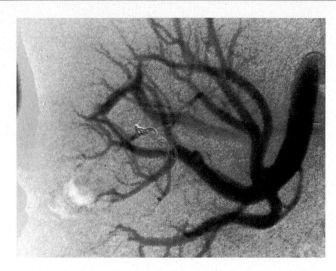

1. 左图是移植肾穿刺术后的动脉造影图。肾穿刺最常见的并发症是什么？
2. 左图所示病变的自然病程和发病率是什么？
3. 此病变多普勒超声特征是什么
4. 此病如何治疗？（提示：参考右图）

病例 162

血管和介入：移植肾活检后并发动静脉瘘

1. 活检部位的血肿、血尿、肾周血肿、假性动脉瘤和动静脉（AV）瘘。
2. AV瘘的发病率约为9%；70%～95%可自发形成血栓。
3. 动脉血流速度快、声阻抗低（收缩末期血流增加）；引流静脉探及快速、搏动的血流。
4. 需行远端动脉的超选择性栓塞，以最大限度减少肾实质损伤。

参考文献

Benson DA, Stockinger ZT, McSwain NE Jr: Embolization of an acute renal arteriovenous fistula following a stab wound: case report and review of the literature, *Am Surg* 71:62–65, 2005.

Shlansky-Goldberg RD: Renal transplantation. In Baum S, ed: *Abrams' Angiography,* 4th ed, Boston, 1997, Little, Brown.

相关参考文献

Zagoria RJ, *Genitourinary Radiology: THE REQUISITES,* 2nd ed, pp 400, 407–409.

点　评

　　尽管在超声检查中有许多参数可用于鉴别急性肾小管坏死和环孢素A毒性所致的肾小管损伤，但这些参数均无特异性，所以需穿刺活检进行鉴别。超声是一种可以引导肾移植活检的影像学检查方法。为避开肾门血管，活检部位应当选在肾的上下两极。约9%的穿刺患者可以出现动静脉瘘（AV瘘）。本病例中，穿刺部位在肾中部，导致了AV瘘的形成。

　　肾移植的血管造影用于评价活检后血管的并发症和导致高血压的可疑肾动脉狭窄。左图移植肾的动脉内可见导管，同时肾静脉早期显影。这些所见即可诊断AV瘘。尽管大多数AV瘘可以自愈，但也有形成血栓的可能。移植肾血栓形成可引起缺血、急性肾小管坏死或同时并发两种病变，因此，需早期介入治疗。对于放射科医师来说，在血管造影之前识别移植肾血

管吻合的类型非常重要。如果是端-端吻合，可以选择对侧股动脉作为动脉入路；如果是端-侧吻合，选择同侧或对侧股动脉作为动脉入路均可。

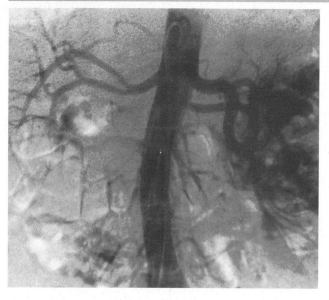
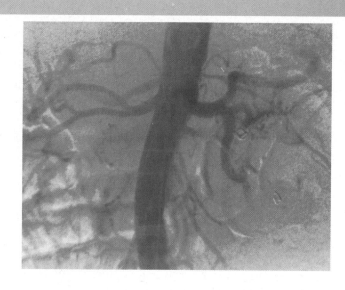

1. 上两图显示了肾动脉栓塞治疗的过程。在此病例中，为什么要进行这项操作？
2. 此项操作和最终手术之间的时间间隔是多久？
3. 此项操作的其他适应证是什么？
4. 此项操作的潜在并发症是什么？

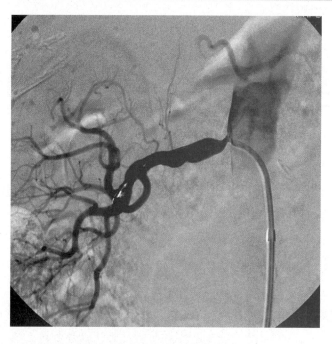
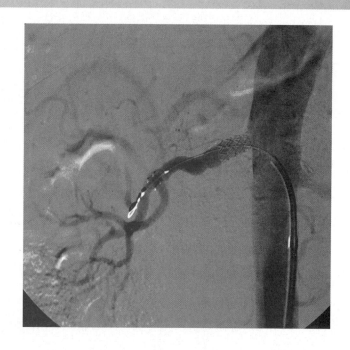

1. 继发性高血压的发病原因是什么？
2. 肾动脉狭窄所致高血压的发病率是多少？
3. 肾动脉支架植入的并发症是什么？
4. 肾动脉支架植入后动脉硬化引起的肾动脉再狭窄发生率是多少？

病例 163

血管和介入：肾细胞癌的动脉栓塞治疗

1. 在治疗肾细胞癌的肾全切手术中，减少出血。
2. 通常在全肾切除术前数小时内，行肾动脉栓塞。
3. 对影像引导下肿瘤消融术前的患者行选择性的肾动脉栓塞，或肾外伤的止血治疗。
4. 并发症包括：肾脓肿形成、一过性血压升高、一过性或可逆性肾衰竭和非病变部位的栓塞。

参考文献

Bakal CW, Cynamon J, Lakritz PS, Sprayregan S: Value of preoperative renal artery embolization in reducing blood transfusion requirements during nephrectomy for renal cell carcinoma, *J Vasc Interv Radiol* 4: 727–731, 1993.

Hom D, Eiley D, Lumerman JH, et al: Complete renal embolization as an alternative to nephrectomy, *J Urol* 161:24–27, 1999.

相关参考文献

Zagoria RJ, *Genitourinary Radiology: THE REQUISITES,* 2nd ed, pp 407–408.

点　评

　　肾动脉栓塞的治疗目的是为了减少高血供肾细胞癌肾全切术中的出血。肾动脉栓塞的方式和栓塞剂的选择多取决于治疗的适应证。在绝大多数病例中，选用高浓度（98%）的乙醇，肾动脉主干及其分支均可被栓塞。这项操作的争议很大，尽管许多泌尿科医师认为这种方法缺乏已经验证的效果，但仍有一些医师选用这项方法。有时，肾动脉栓塞可作为一种姑息治疗，用于那些不能手术但有症状的肾癌患者、手术风险高的肾癌患者、孤立肾的肾癌患者以及在影像引导下射频消融术前缩减肿瘤体积。

　　肾动脉栓塞也用于治疗意外或医源性外伤导致的不可控制的血尿，外伤可能引起肾动脉撕裂、假性肾动脉瘤形成，以及动静脉瘘或动脉肾盏瘘。在这些病例中，用明胶海绵进行栓塞，对于血流流速快的动静脉瘘和大血管，应放置栓塞线圈。

病例 164

血管和介入：肾源性高血压的肾动脉支架植入

1. 肾动脉狭窄、嗜铬细胞瘤、醛固酮增多症、甲状腺功能亢进、Cushing综合征以及药物。
2. 大约1%。
3. 腹股沟穿刺部位血肿、假性动脉瘤、肾动脉破裂、夹层、血栓形成、外周栓子、梗死和肾功能受损。
4. 10%～25%。

参考文献

American Heart Association. www.americanheart.org.

Leertouwer TC, Gussenhoven EJ, Bosch JL, et al: Stent placement for renal arterial stenosis: where do we stand? A meta-analysis, *Radiology* 216:78–85, 2000.

相关参考文献

Zagoria RJ, *Genitourinary Radiology: THE REQUISITES,* 2nd ed, pp 406–407.

点　评

　　65 000 000例美国人患有高血压，90%～95%病因不明；5%～10%为继发性，如肾动脉狭窄（renal artery stenosis，RAS）和嗜铬细胞瘤。RAS最常见病因是动脉粥样硬化，但也可见于肌纤维发育不良。狭窄的肾动脉限制血流进入肾，导致肾素分泌，从而引发一系列化学反应，最终引起高血压。

　　RAS可以引起同侧肾缺血性改变。对侧正常肾可能发展为高血压性肾硬化。这种情况下，动脉狭窄和非狭窄的肾都可能发展为慢性肾衰竭。核医学闪烁显像、CT和MR血管造影术是初级筛选手段。

　　RAS可以通过药物、肾动脉支架植入和血管成形术治疗。药物治疗来控制血压并不是对所有患者均有效，特别是应用血管紧张素转换酶抑制剂时。支架植入相对于肾动脉血管成形术而言，发病率和死亡率较低。尽管支架植入治疗RSA有很大益处，但其与支架植入后的动脉内特别是在动脉粥样硬化治疗部位，形成血栓有一定的相关性。为避免栓子进入肾内，远端保护装置的应用也越来越普遍。肾动脉粥样硬化再狭窄的发生率为10%～25%。

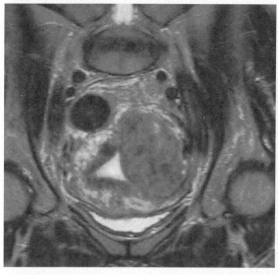
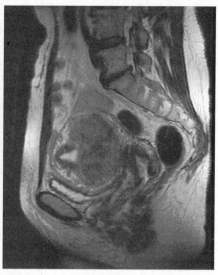
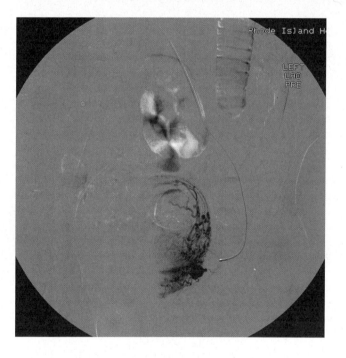
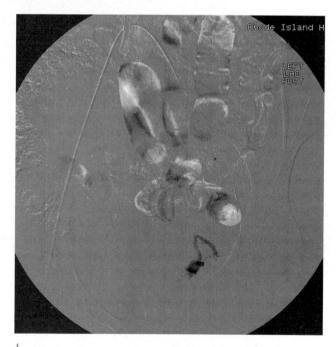

1. 上图中MRI显示的主要改变是什么?

2. 影像学检查对于子宫动脉栓塞治疗前的作用是什么?

3. 子宫动脉栓塞的适应证是什么?

4. 子宫动脉栓塞的成功率是多少?

病例 165

血管和介入：子宫动脉栓塞

1. MRI显示子宫增大，内可见多个纤维肌瘤，致使宫腔变形和膀胱受压。

2. 子宫动脉栓塞前影像学检查的目的是评价子宫和卵巢，诊断子宫肌瘤，除外引发盆腔疼痛的其他病因。

3. 子宫平滑肌瘤引起疼痛和出血且药物（激素或止痛药）治疗无效的患者。也可以考虑其他有创的方法（子宫肌瘤切除术、子宫切除术、子宫内膜消融术）。

4. 80%～90%。

参考文献

Spies JB, Spector A, Roth AR, et al: Complications after uterine artery embolization for leiomyomas, *Obstet Gynecol* 100:873–880, 2002.

Worthington-Kirsch R, Spies JB, Myers ER, et al, for the FIBROID Investigators: The Fibroid Registry for Outcomes Data (FIBROID) for uterine embolization: short-term outcomes, *Obstet Gynecol* 106:52–59, 2005.

相关参考文献

Zagoria RJ, *Genitourinary Radiology: THE REQUISITES*, 2nd ed, pp 408–410.

点 评

子宫动脉栓塞（uterine artery embolization，UAE）或子宫肌瘤栓塞，用于缓解子宫肌瘤引起的症状。子宫肌瘤在年龄大于35岁的妇女中发病率为20%～40%，可出现月经过多、过频或盆腔"压迫"症状，包括疼痛、压迫、发胀、尿频和性交困难等。介入的术前评价包括邀请介入科医师会诊以及盆腔影像学检查[超声和（或）MRI]，影像学检查用于子宫肌瘤的诊断，显示其大小和位置，以及除外卵巢肿瘤、盆腔感染、子宫内膜异位和子宫腺肌症等其他病变。

UAE包含选择性子宫动脉置管，随后应用聚乙烯醇或微球栓塞两个过程。第一幅血管造影图是应用微导管选择性插入左侧子宫动脉，显示子宫充血、子宫动脉扩张的典型子宫肌瘤改变。为避免血管痉挛，应使用微导管选择性插入迂曲的子宫动脉。栓塞剂应到达子宫肌瘤旁毛细血管丛。第二幅血管造影图显示了栓塞后左侧子宫动脉的改变，主子宫动脉内少量的前行血流，且分支不显影。应用500～700μm的微粒栓塞治疗后，大多数患者在术后同一天给予非激素类口服抗炎药物，必要时服用止吐和麻醉性镇痛处方药后，即可出院。临床上症状缓解和改善的成功率达80%～90%。轻微并发症的发病率小于5%（包括疼痛/恶心、动脉入路处血肿和闭经）；严重并发症的发生率小于0.5%（包括感染、深静脉血栓和肺动脉栓塞）。术后MRI检查用于评价肌瘤缩小的尺寸或评价不良的临床反应和（或）并发症。

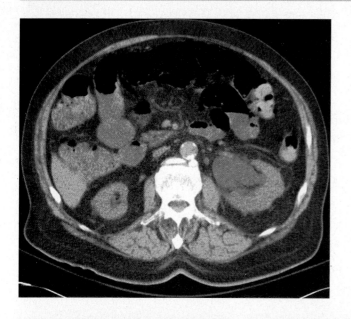

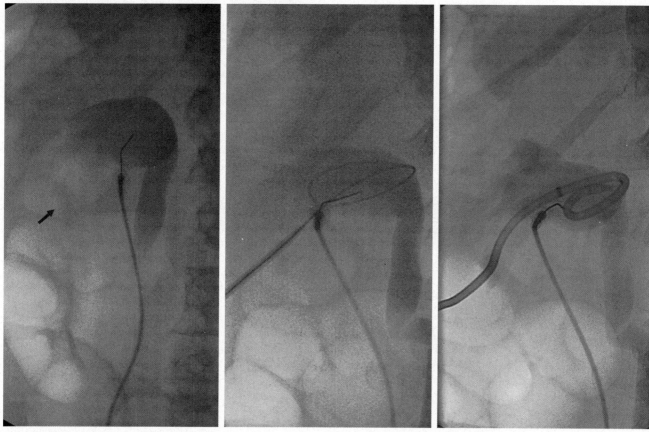

1. 上图中CT显示的主要改变是什么？
2. 引起尿路梗阻的常见和少见病因是什么？
3. 经皮肾造瘘的适应证是什么？
4. 经皮肾造瘘的潜在并发症是什么？

病例 166

血管和介入：经皮肾造瘘术

1. 尿路梗阻引起的肾积水、肾周索条影和肾增大。

2. 常见病因：尿路结石、肾盂输尿管连接部梗阻以及狭窄；少见病因：肿瘤（移行细胞瘤、盆腔肿瘤，例如转移性妇科肿瘤或结肠恶性肿瘤）、血肿和真菌球。

3. 缓解尿路梗阻、进入肾集合系统/输尿管的入路行经皮肾切开取石术、肾盂压测定（Whitaker试验）、输尿管扩张、泌尿道上皮活检或泌尿道上皮肿瘤消融。

4. 最常见是败血症和少量出血，但通常为自限性（48小时内停止）。肾动脉撕裂、假性动脉瘤和动静脉瘘的发生率小于2%。

参考文献

Dyer RB, Regan JD, Kavanagh PV, et al: Percutaneous nephrostomy with extensions of the technique: step by step, *Radiographics* 22:503–525, 2002.

Wah TM, Weston MJ, Irving HC: Percutaneous nephrostomy insertion: outcome data from a prospective multi-operator study at a UK training centre, *Clin Radiol* 59:255–261, 2004.

相关参考文献

Zagoria RJ, *Genitourinary Radiology: THE REQUISITES*, 2nd ed, pp 384–388.

点　评

经皮肾造瘘（percutaneous nephrostomy，PCN）是显示上尿路的主要泌尿学影像方法。此项操作常用于缓解尿路梗阻。梗阻最常见的原因是肾结石。PCN对于缓解其他原因的尿路梗阻也有效，包括先天性肾盂输尿管连接部狭窄、泌尿道上皮肿瘤或转移瘤（妇科或肠道恶性肿瘤）引起的输尿管梗阻。PCN通过使用肾盂内压测定法也可用于评价尿路部分梗阻，或作为其他泌尿生殖系统介入治疗的手术入路，如经皮肾切开取石术、经皮肾输尿管造瘘术或输尿管扩张或活检。

PCN最常用于快速缓解感染和（或）肾功能不全。术前CT和超声可明确有无肾梗阻、梗阻病因及梗阻部位。在PCN操作过程中，患者俯卧，静脉麻醉，

预防性给予抗生素以减少介入过程中败血症的发生。在透视或超声引导下，用22G穿刺针进入肾集合系统（第一幅透视图），经穿刺针注入少量造影剂和气体，使集合系统显影，便于直接穿刺进入肾后盏。选择肾后盏作为穿刺入路是为了避开血管结构，降低血管损伤的风险。导丝通过穿刺针进入（第二幅透视图），随后扩张尿路，以便放置8～12F的PCN管（第三幅透视图）。主要并发症的发生率小于4%。最常见的是一过性败血症，需要术后密切观察。少量出血可在48小时内停止。出血时间延长，应考虑动脉损伤（撕裂、假性动脉瘤、动静脉瘘），需施行肾动脉血管造影伴栓塞。

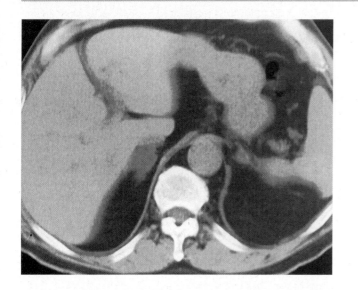
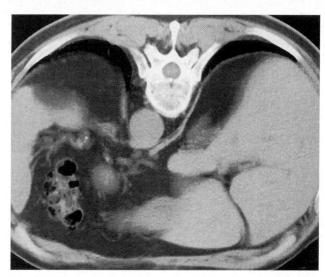

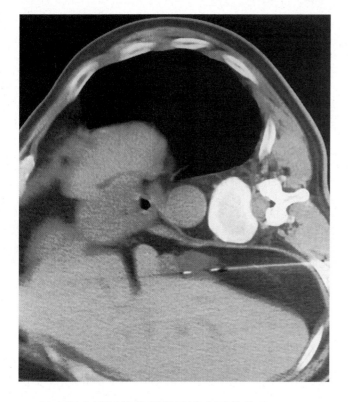

1. 经皮肾上腺活检的最常见适应证是什么？
2. 经皮肾上腺活检发生假阳性和假阴性的机会哪个多？
3. 经皮肾上腺活检的常见并发症是什么？
4. CT引导下的经皮肾上腺活检，为了避免气胸，最常用的体位是什么？

血管和介入：经皮肾上腺活检

1. 支气管肺癌患者出现肾上腺肿物。
2. 假阴性。
3. 腰痛、血肿和气胸。
4. 病变同侧卧位，如第三幅图像所示。

参考文献

Paulsen SD, Nghiem HV, Korobkin M, et al: Changing role of imaging-guided percutaneous biopsy of adrenal masses: evaluation of 50 adrenal biopsies, *Am J Roentgenol* 182:1033–1037, 2004.

Welch TJ, Sheedy PF, Stephens DH, et al: Percutaneous adrenal biopsy: review of a ten-year experience, *Radiology* 193:341–344, 1994.

相关参考文献

Zagoria RJ, *Genitourinary Radiology: THE REQUISITES*, 2nd ed, p 373.

点　评

近几年，经皮肾上腺活检（percutaneous adrenal biopsy，PAB）数量有所减少，部分原因是由于CT、化学位移MRI以及近期出现的PET可以很好地显示肾上腺肿瘤的特征。然而，（1）为了确定治疗方法，而需要对转移性肿瘤进行组织学诊断；（2）影像诊断不明确或意见不一致时，PAB仍有重要的诊断作用。

据作者的经验，CT是进行肾上腺活检的首选影像学方法。通常用20G或18G切割针穿刺取样。右侧肾上腺在右侧卧位时，从后方或经肝穿刺取样。左侧肾上腺肿物可直接从后方或左侧卧位穿刺取样。作者采用同轴技术进行针吸活检，患者侧卧位，而同侧的肾上腺显示较大。同侧的肺与对侧肺相比，膨胀不显著，这样同侧的肺组织几乎不与肾上腺重叠，从而可以获得足够的活检样本。此点在本病例的图像中可说明。如果患者采取俯卧位，肺部膨胀显著，而穿刺到肾上腺较困难。如果患者采取侧卧位，下侧肺膨胀不全，就会形成一个良好穿刺窗。有报道穿刺并发症的发生率为3%～9%，而与穿刺针的大小无关。

患者有单发的肾上腺肿瘤，而无原发肿瘤病史，在行影像引导下穿刺活检前，应当进行内分泌的辅助检查以除外嗜铬细胞瘤。生化检查证实嗜铬细胞瘤的患者，应直接手术切除而无需活检，因为在嗜铬细胞瘤活检中无α和β肾上腺素能阻滞，有发生恶性高血压的风险。

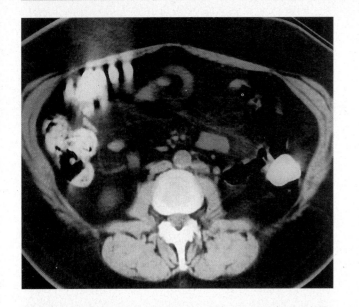

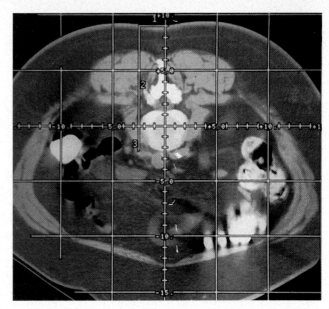

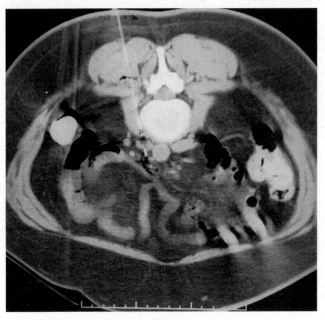

1. 第一幅图像的异常所见是什么?

2. 根据图像所见的鉴别诊断是什么?

3. 第二幅图像中显示的网格是什么?

4. 两种腹膜后肿物穿刺活检技术的名称是什么?

血管和介入：腹膜后淋巴结病经皮穿刺活检

1. 主动脉左旁淋巴结。
2. 单纯根据此幅图像判断，是一个淋巴结或下腔静脉重复畸形。其他图像显示为单个下腔静脉。
3. 用于穿刺定位的电子网格。纸质网格也可以有相同的作用，但是容易丢失或被污染，而且价格较昂贵。
4. 并列或同轴。

参考文献

Gupta S: New techniques in image-guided percutaneous biopsy, *Cardiovasc Intervent Radiol* 27:91–104, 2004.

Silverman SG, Deuson TE, Kane N, et al: Percutaneous abdominal biopsy: cost-identification analysis, *Radiology* 206:429–435, 1998.

相关参考文献

Zagoria RJ, *Genitourinary Radiology: THE REQUISITES,* 2nd ed, pp 400–401.

点　评

此患者为子宫颈癌，行CT扫描分期。唯一的异常发现就是一个主动脉旁小淋巴结。子宫颈癌的分期对于治疗方法的选择非常关键。如果腹膜后淋巴结受肿瘤侵犯，患者的病变为四期，就不能行手术治疗，由盆腔和主动脉旁放疗，也可行化疗代替。如果淋巴结内无恶性细胞，患者可采取根治性子宫切除术和盆腔淋巴结切除。此病例中淋巴结活检为阳性。

影像引导的活检在许多机构内是常规操作，被医疗机构普遍接受。本文参考了上面提及的Silverman等的研究结果，他们对400例近期发现腹部肿瘤患者的经皮穿刺活检和手术活检费用进行了比较，研究发现首选经皮穿刺活检进行诊断的患者，相对可以节约大约3000美元的费用。

穿刺技术因医疗机构、放射科医师和病理科的不同而不同。穿刺针的类型和大小变化范围很广，取决于放射科医师的个人喜好、需活检肿瘤的类型和病理科医师的喜好。给病理科医师提供准确的病史，对于建立正确和最终诊断非常关键，这一点同放射科诊断相同。两种技术常用于腹部病变的影像引导下穿刺活检。同轴技术是指在病灶缘放置较大的穿刺针，然后较小的穿刺针穿过它，达到病变部位取样。此项技术常用于肺肿物的活检。此外，此项技术也多用于较难穿刺的病灶，因为外层的穿刺针只需放置一次。一旦外层穿刺针放置好了，无需影像引导，就可多次取样。对于较大的病变，同轴和并列技术都可选用。并列技术是将两个穿刺针前后放置。第一根穿刺针用于定位；第二根穿刺针用于活检。在影像引导下，第一根穿刺针放在病变内。第一根穿刺针做引导；第二根穿刺针可以多次取样，而无需影像引导。并列技术常用于易于穿刺的较大肿瘤。

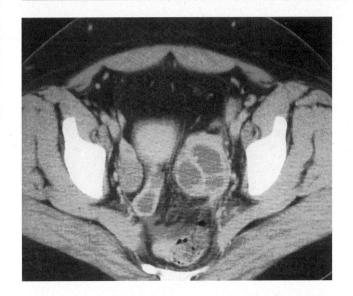

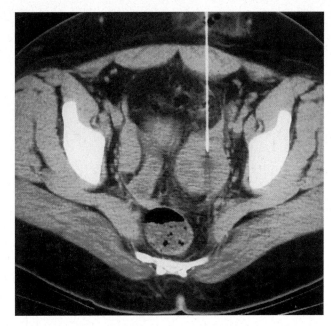

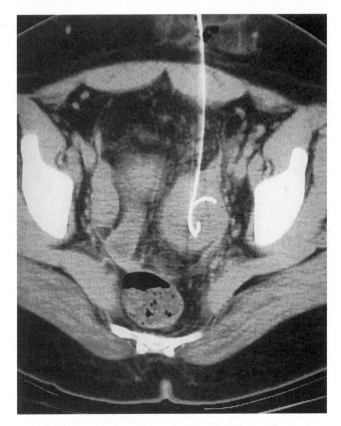

1. 第一幅图像所见是什么，鉴别诊断是什么？

2. 正确还是错误：患者的病史和临床检查对于缩小鉴别诊断范围没有帮助。

3. 正确还是错误：第二和第三幅图显示的治疗方法是这个疾病的一线治疗方法。

4. 此项操作的可选择方法是什么？

血管和介入：输卵管卵巢脓肿经皮引流

1. 输卵管卵巢脓肿或其他盆腔脓肿和卵巢肿瘤。
2. 错。输卵管卵巢脓肿的患者常有疼痛、发热和与宫颈移动相关的肌紧张，而这些症状在卵巢肿瘤中不常见。
3. 错。
4. 经阴道超声引导下针吸技术。

参考文献

Caspi B, Zalel Y, Or Y, et al: Sonographically guided aspiration: an alternative therapy for tubo-ovarian abscess (see comments), *Ultrasound Obstet Gynecol* 7:439–442, 1996.

Fabiszewski NL, Sumkin JH, Johns CM: Contemporary radiologic percutaneous abscess drainage in the pelvis, *Clin Obstet Gynecol* 36:445–456, 1993.

相关参考文献

Zagoria RJ, *Genitourinary Radiology: THE REQUISITES*, 2nd ed, pp 273–275.

点　评

输卵管卵巢脓肿（tuboovarian abscess，TOA）在影像中的典型表现为复杂的生殖腺肿物。因为超声易于显示生殖腺，且无电离辐射，从而成为临床可疑输卵管脓肿的首选诊断方法。超声典型的TOA表现为增大的复杂性生殖腺肿物，伴随盆腔积液。如果在肿物内或周边见扩张的管状结构（扩张的输卵管），增加了诊断的特异性。女性患者盆腔部位疼痛、肌紧张以及发热，应当考虑肾结石、阑尾炎，并用超声、CT或两者结合的影像检查进行评估。

TOA的一线治疗方法是抗生素、水化和镇痛药，这种药物治疗对大多数患者有效。药物治疗72小时无效的患者，可进行经皮针吸治疗。如果采取了经皮穿刺，抽吸感染物质通常就已足够，几乎很少需要放置引流管。一项研究表明，实施经皮穿刺抽吸治疗的TOA患者可减少住院时间和总体花费。

尽管此病例显示的是CT引导的引流术，但一些医师更愿意行经阴道超声引导的引流术，因为此项技术操作起来容易且快速。实施这两项操作时，为避免一过性的菌血症，临床医师在术前和术后均静脉给予抗生素治疗。憩室穿孔和术后引起的盆腔脓肿常采用经皮引流术。影像引导下的脓肿引流术死亡率低，可快速改善临床症状。

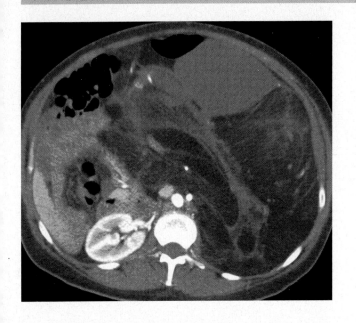 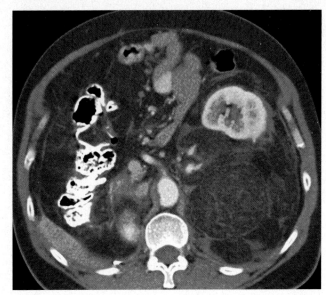

1. 上图所示肿瘤的主要组织成分是什么?

2. 肿瘤可能是良性, 还是恶性?

3. 肿瘤来源的器官是什么?

4. 组织学分类上, 应当是高分化的, 还是低分化的?

病例 170

腹膜后：脂肪肉瘤

1. 脂肪。
2. 肿物巨大，其内除了脂肪还有其他组织成分，肿物不是起源于肾，更像恶性。
3. 不能识别，可能是后腹膜的原发肿瘤。
4. 根据肿物内含有大量脂肪，考虑为高分化。

参考文献

Nishino M, Hayakawa K, Minami M, et al: Primary retroperitoneal neoplasms: CT and MR imaging findings with anatomic and pathologic diagnostic clues, *Radiographics* 23:45–57, 2003.

相关参考文献

Zagoria RJ, *Genitourinary Radiology: THE REQUISITES*, 2nd ed, pp 74–79.

点　评

　　CT图像显示肾和腹腔内结构明显的占位效应。占位效应是由脂肪和少量软组织成分构成的肿物引起。肿物边界清楚、巨大，是脂肪肉瘤的典型表现。

　　评价腹膜后肿物时，识别肿物的器官来源是有帮助的。但对于有些肿物，辨别起来可能比较困难。器官受到推挤和压迫而无侵犯就不可能是肿瘤的起源脏器。如果器官组织呈"鸟嘴"样改变，可以认为是器官组织包绕了部分肿瘤，因而支持是肿瘤起源器官的诊断。如果腹膜后肿物无起源器官，就应当认为是原发的腹膜后肿瘤。

　　脂肪肉瘤是最常见的腹膜后肉瘤，常发生于40～60岁。肿瘤的分级也是肉瘤预后的关键特征，是由组织学来判断的，分为高分化、未分化或低分化。典型的脂肪肉瘤包含脂肪和软组织成分，边界不清。低分化的脂肪肉瘤可能不含脂肪。脂肪肉瘤的治疗方法是手术切除。边界清楚且只有脂肪成分的为脂肪瘤。

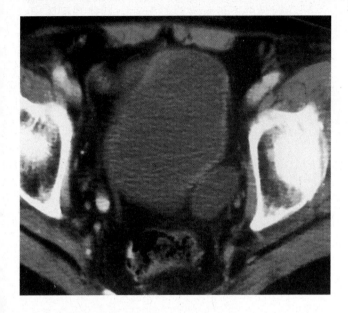
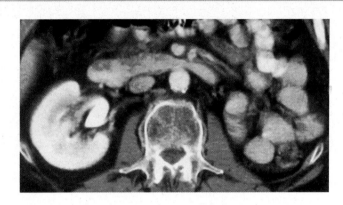

1. 前列腺旁囊肿的鉴别诊断是什么？

2. 合并肾发育不全的是什么前列腺囊肿？

3. 合并精囊腺囊肿的肾和输尿管畸形是什么？

4. 精囊腺囊肿是先天的，还是获得性的？

前列腺：Zinner 综合征（精囊腺囊肿合并肾发育不全）

1. 前列腺旁囊肿包括精囊腺囊肿和输精管囊肿；müller管囊肿多位于中央。膀胱憩室可以位于前列腺旁，也可位于中央。
2. Wolff管衍生囊肿；肾发育不全极少合并子宫囊肿和müller管囊肿。
3. 同侧肾发育不全、异位肾、成人多囊性肾病、集合系统重复畸形和输尿管开口异位。
4. 两者都有。

参考文献

King BF, Hattery RR, Lieber MM, et al: Congenital cystic disease of the seminal vesicle, *Radiology* 178:207–211, 1991.

相关参考文献

Zagoria RJ, *Genitourinary Radiology: THE REQUISITES*, 2nd ed, p 314.

点　评

精囊腺管和输精管壶腹汇合形成射精管。精囊腺囊肿既可因先天性（闭锁），又可因后天性射精管阻塞而形成。一些后天因素包括慢性前列腺炎和良性前列腺增生。输精管囊肿患者表现为无症状的盆腔肿物，可有不育、血尿、血精、射精后会阴部疼痛或附睾炎。从输精管囊肿内抽出的液体通常为血性，含不活动的精子。

Zinner综合征，即伴发同侧肾发育不全的精囊腺囊肿的第一次描述是在1914年。约2/3的精囊腺囊肿患者合并同侧肾发育不全。这种并发改变是由于男性的内生殖系统和输尿管有共同的胚胎起源。在胚胎大约5周时，输尿管芽（后肾管）从中肾（Wolff）管发出，延伸到后肾芽胚，输尿管芽最终形成肾。正常发育后期，Wolff管和输尿管分离，最后在男性以附睾附件、旁睾、附睾、输精管、射精管、精囊管和膀胱三角区存在。中肾管早期发育不全可以解释单侧肾发育不全（约占总体的0.1%），可以合并同侧的生殖道畸形。

精囊腺囊肿可以伴发囊性肾病。即使无家族史，精囊腺囊肿患者，尤其是双侧发病患者，应当评价其肾，了解有无成人型的多囊性肾病。

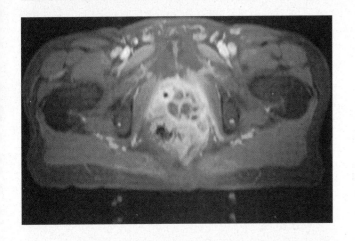

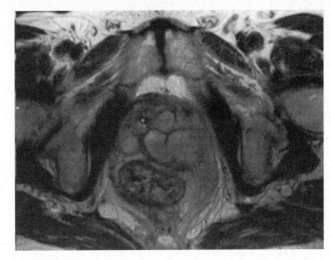

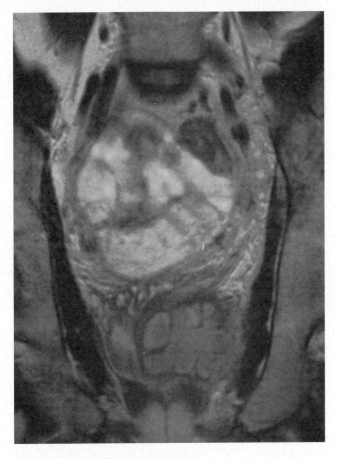

1. 上图病变的诊断是什么？

2. 引发此病的相关病原菌是什么？

3. 位于前列腺后上方的卵圆形T2高信号结构是什么？

4. 在首诊时，哪些相关检查有辅助作用？

前列腺和精囊腺：前列腺脓肿

1. 前列腺脓肿。
2. 大肠埃希菌。
3. 精囊腺。
4. 前列腺的直肠内超声。

参考文献

Barozzi L, Pavlica P, Menchi I, et al: Prostatic abscess: diagnosis and treatment, *Am J Roentgenol* 170: 753–757, 1998.

相关参考文献

Zagoria RJ, *Genitourinary Radiology: THE REQUISITES*, 2nd ed, p 345.

点　评

　　MRI显示前列腺增大，可见强化，其内可见不规则液性区域，前列腺结构变形。这些改变符合前列腺脓肿诊断，本病例累及精囊腺。

　　症状和体征，如白细胞增多、脓尿、直肠指诊有与前列腺相关的波动感，可引导临床诊断为前列腺炎。前列腺脓肿一直被认为是急性和慢性细菌性前列腺炎的并发症。然而，血行播散的病例也有记载。首次直肠内超声和针吸就可确诊。CT和MRI可能有一定的帮助。治疗包括适当的抗生素治疗和引流，必要时手术治疗。

　　影像中可见主要位于中央带和移行带内的成分复杂的囊性病灶，前列腺结构变形。鉴别诊断包括前列腺囊肿和新生物。CT或MRI的多平面重建有助于了解病变的范围，特别是病变对泌尿道和邻近盆底肌肉的侵犯。正常精囊腺对称，其内可见细小分隔，本病例中精囊腺内间隔增厚，射精管阻塞。

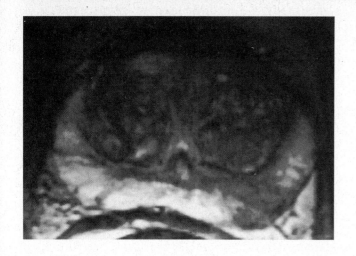
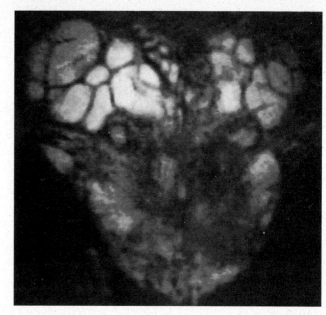

1. 前列腺外周带T2局灶性低信号改变的鉴别诊断是什么？

2. 正确还是错误：前列腺MRI直肠内线圈扫描时，通常无需增强扫描。

3. 正确还是错误：MRI识别前列腺中央带和外周带腺癌的敏感性相同。

4. 正确还是错误：有些前列腺外周带癌在T2加权像上为高信号。

病例 173

前列腺和精囊腺：前列腺MRI

1. 腺癌、增生（纤维性、纤维肌性、肌性和不典型腺样增生）、前列腺炎和穿刺后出血。
2. 正确。大多数情况下，增强MRI不能提供更多信息。
3. 错。MRI通常不能发现中央带癌。
4. 正确。黏液性和印戒细胞腺癌。

参考文献

Schiebler ML, Schnall MD, Pollack HM, et al: Current role of MR imaging in the staging of adenocarcinoma of the prostate, *Radiology* 189:339–352, 1993.

相关参考文献

Zagoria RJ, *Genitourinary Radiology: THE REQUISITES*, 2nd ed, pp 332–333.

点　评

　　首先，评论关于直肠内MRI（erMRI）前列腺扫描的标准技术和序列：这项技术主要是用于前列腺癌分期。静脉注射1mg胰高血糖素，减少肠蠕动伪影。直肠指诊后，直肠内线圈置于前列腺后方，用100ml气体扩张线圈的球囊。薄层（3mm）快速自旋回波T2序列是erMRI前列腺扫描的基础序列（如本例）；需要时，补充扫描冠状或矢状快速T2图像，明确轴位图像的诊断。去除直肠内线圈前，对前列腺行横轴位的T1图像扫描。最后，行盆腔和下腹部T1加权像扫描，评价腹膜后淋巴结以及骨髓内的转移情况。常规情况下，无需注射造影剂。

　　在快速T2加权像上，大多数腺癌显示为较正常外周带信号减低的T2低信号。黏液腺癌，约占5%，在T2加权像上可能表现为高信号，而与前面所述的典型改变不同。新近穿刺出血亦可导致外周带低信号。穿刺后的局灶性出血显示为T1高信号，而T2图像上显示为相同区域的低信号。如果在可疑病灶周围见到T1高信号环，应考虑是近期活检导致的出血包绕肿瘤。取而代之，为避免混淆，临床医师应在穿刺后3周或4周后，行前列腺的分期MRI检查。

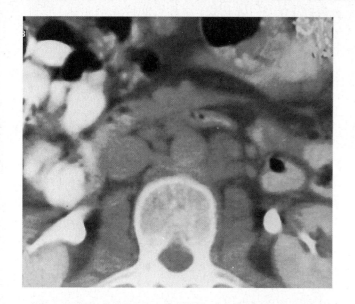
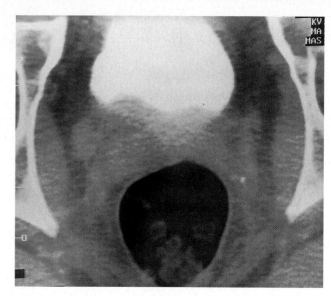

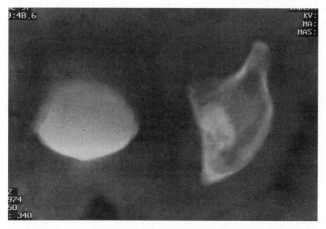

1. 上图所见最可能的诊断是什么？

2. 患者的肿瘤分期应当是什么？

3. 发生成骨转移的肿瘤包括哪些？

4. 如果患者的前列腺特异抗原水平为10mg/ml，是否有些不寻常？

病例 174

前列腺和精囊腺：前列腺癌分期

1. 前列腺癌合并骨和淋巴转移。

2. 根据Whitmore-Jewett临床分期的Hopkins修正方案，分期为D期。

3. 前列腺癌、乳腺癌、膀胱癌、淋巴瘤、肺癌、类癌和髓母细胞瘤。

4. 是。合并骨转移的前列腺癌患者的前列腺特异抗原低于或等于10ng/ml的几率低于2%。

参考文献

Hittelman AB, Purohit RS, Kane CJ: Update of staging and risk assessment for prostate cancer patients, *Curr Opin Urol* 14:163–170, 2004.

Perez CA: Carcinoma of the prostate: a model for management under impending health care system reform. 1994 RSNA annual oration in radiation oncology, *Radiology* 196:309–322, 1995.

相关参考文献

Zagoria RJ, *Genitourinary Radiology: THE REQUISITES*, 2nd ed, pp 336–342.

点 评

前列腺癌的分期对于临床治疗非常重要。显微镜下和不能触及的肿瘤（在TNM和Whitmore-Jewett分期中为T1和A期）通常见于经尿道前列腺切除术后或因血清内前列腺特异抗原（PSA）水平升高而行针刺活检的样本中。被限制在腺体的肿瘤（分期T2或B）通过成像既能触及，又能识别。穿透前列腺包膜（分期T3a或C1）和侵犯周围组织（分期T3b或C2）的肿瘤有很高的复发率和死亡率。因此，T2期（肿瘤局限于前列腺内）和T3b期（肿瘤大范围侵犯或向包膜外两侧侵犯）的分界对于治疗非常重要。T2或B期的患者行根治性前列腺切除术，有研究表明显微镜下侵犯包膜（T3a）的患者也应实行手术治疗。T3b期或较晚期的肿瘤患者应行外照射放疗、内分泌治疗或两者结合并姑息性治疗。

诊断了前列腺癌的患者应在超声引导穿刺后进行分期。血清PSA水平和肿瘤的组织学分级（Gleason评分）有助于判断肿瘤向前列腺外侵犯的可能性。例如血清PSA小于4ng/ml的肿瘤75%局限于前列腺内，而血清PSA在4～10ng/ml，这种可能性降至50%；当血清PSA超过30ng/ml，这种可能性只有2%。前列腺癌淋巴结转移的可能性与肿瘤临床T分期相关。例如边界欠清的T3期肿瘤患者，淋巴转移的可能性是68%～93%，而T1a期肿瘤患者淋巴转移的可能性为0。

一直以来，影像学方法用于发现前列腺癌和前列腺癌的分期。血清PSA水平和超声引导下穿刺用于诊断前列腺癌。如上所述，血清PSA水平也可用于前列腺癌的分期。目前，CT通常用于评价血清PSA水平显著升高（大于20ng/ml）患者的前列腺外侵犯。

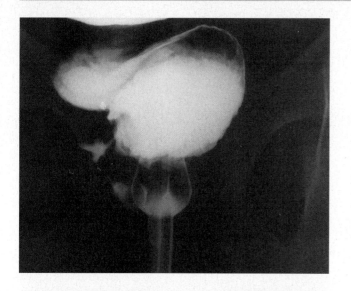

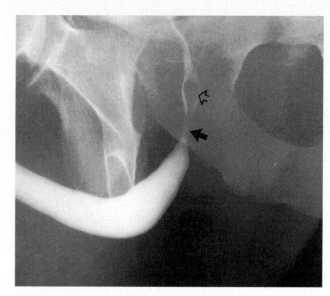

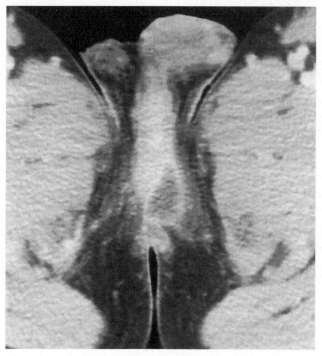

1. 患者有直肠Crohn病，下腹痛，排尿时刺激症状，诊断是什么？
2. 正确还是错误：实性箭头所指是后尿道狭窄。
3. 后尿道内的充盈缺损是什么？
4. 由肠道Crohn病和脂肪吸收不良引起的肾结石类型是什么？

病例 175

阴囊：Crohn病引起的会阴脓肿

1. 会阴脓肿。
2. 错。箭头所指是正常大小的尿道膜部。
3. 精阜。
4. 草酸盐结石。

参考文献

Furukawa A, Saotome T, Yamasaki M, et al: Cross-sectional imaging in Crohn disease, *Radiographics* 24:689–702, 2004.

Shield DE, Lytton B, Weiss RM, Schiff M Jr: Urologic complications of inflammatory bowel disease, *J Urol* 115:701–706, 1976.

相关参考文献

Zagoria RJ, *Genitourinary Radiology: THE REQUISITES*, 2nd ed, pp 78–79, 191–194, 222–223.

点　评

　　Shiled等报道了233例Crohn肠炎患者，有23%合并并发症。由于Crohn结肠炎可以局部蔓延、导致继发的吸收不良和脱水的代谢异常或继发的局部或全身慢性感染性病程（如淀粉样变性），从而引起肉芽肿性小肠结肠炎改变，累及泌尿生殖道。

　　Crohn病累及泌尿道通常是肉芽肿性小肠结肠炎直接蔓延的结果。局限性肠炎可以导致输尿管梗阻（通常为右侧）；膀胱壁病变（先驱病变）；或输尿管、膀胱、尿道或阴道瘘。长期Crohn病引起的腹膜后纤维化和淀粉样变性也可有泌尿道症状。Crohn病患者，10%可并发肾结石。由小肠病变引起的吸收不良导致肠道内脂肪与钙结合，加重食物中的草酸盐过度吸收。这一过程最终导致血中草酸盐增高而形成草酸盐结石。小肠造瘘患者引起脱水或尿内尿酸过多，可能形成尿酸结石。

　　本病例中，患者有直肠Crohn病和会阴脓肿引起的排尿刺激症状。尽管本病例中未显示，但直肠Crohn病可能并发膀胱、阴道和尿道瘘。

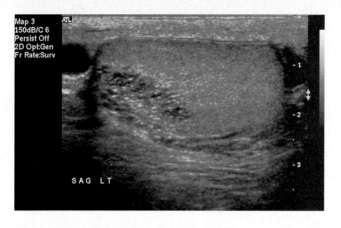
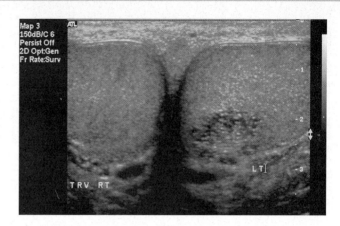

1. 上图显示的病变是良性，还是恶性？

2. 鉴别诊断是什么？

3. 伴随睾丸病变的附睾异常是什么？

4. 接下来应采取什么措施？

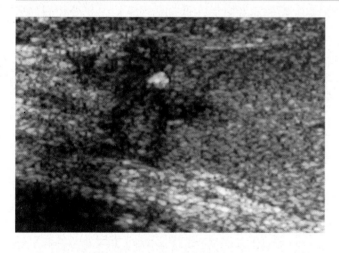
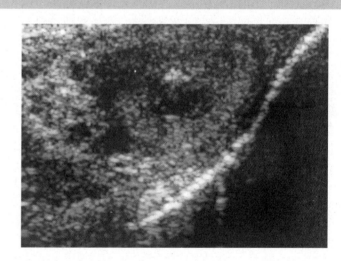

1. 这是两幅睾丸的超声检查图像。最有可能的诊断是什么？

2. 说出3个引起睾丸钙化的非恶性病变。

3. 衰竭的原发睾丸癌最常伴发的性腺外病变是什么？

4. 正确还是错误：有钙化的所有睾丸癌都形成具体的肿块，而不同于单纯钙化。

病例 176

阴囊：睾丸网的管状扩张

1. 这是一个良性过程——睾丸网的管状扩张。
2. 无鉴别诊断。
3. 多发囊肿。
4. 不需影像随诊。

参考文献

Weingarten BJ, Kellman GM, Middleton WD, et al: Tubular ectasia within the mediastinum testis, *J Ultrasound Med* 11:349–353, 1992.

相关参考文献

Zagoria RJ, *Genitourinary Radiology: THE REQUISITES,* 2nd ed, pp 313–314.

点　评

睾丸网的管状扩张通常是中老年男性在评价阴囊病变时的偶然发现。病因不确定，但认为可能与输出小管（输出管）的梗阻相关。超声上表现为睾丸纵隔内分支样的管状无回声区，其内可见纤细的分隔。偶然情况下，这些管状结构显著扩张，类似囊肿。因无血供，多普勒超声中探测不到血流。并发的附睾囊肿可以位于头部、体部和尾部。

认识这种异常是良性病变非常重要，可以避免不必要的手术探查和睾丸切除术。有些睾丸肿瘤相对于周围的实质为低回声，但它们是实性的。局灶性的睾丸炎是低回声的，但睾丸通常肿胀、血流增加。睾丸梗死也表现为低回声，通常表现为边界清楚的无血流区，但其内没有无回声区和分支状改变。精索静脉曲张位于睾丸之外，其内可见明显的血流。

病例 177

阴囊：钙化的睾丸肿物

1. 钙化的原发睾丸肿瘤，可能是非精原细胞的生殖细胞瘤。
2. 表皮样囊肿、已治愈的感染。血肿和梗死。
3. 最常见的是已消退的睾丸生殖细胞瘤伴发腹膜后肿块。
4. 错。

参考文献

Comiter CV, Renshaw AA, Benson CB, Loughlin KR: Burned-out primary testicular cancer: sonographic and pathological characteristics, *J Urol* 156:85–88, 1996.

相关参考文献

Zagoria RJ, *Genitourinary Radiology: THE REQUISITES,* 2nd ed, pp 322–325.

点　评

本病例是含小灶性钙化的睾丸畸胎癌。相对于精原细胞瘤，非精原细胞的生殖细胞瘤表现为更混杂的回声。畸胎瘤和畸胎癌通常回声不均，是分化好的多房囊肿，内含骨骼、软骨、角蛋白、黏液腺体或神经组织。这些肿瘤最常见于儿童。

典型的钙化的睾丸肿瘤表现为低回声占位内有局灶性高回声伴声影。肿瘤以局灶性钙化为特征的较为罕见。两个病例分别为衰竭的原发睾丸癌和钙化的睾丸大细胞支持细胞瘤。病灶可能表现为钙化灶周围显著多普勒血流信号，支持高血供肿瘤的存在。衰竭的原发睾丸癌可合并性腺外生殖细胞肿瘤，典型表现是同侧的腹膜后淋巴结肿大。反之，绝大多数的纵隔和中枢神经系统的生殖细胞瘤是原发的性腺外病灶。

钙化的睾丸肿瘤的鉴别诊断包括原发恶性和良性肿瘤，既可以是新出现的，也可以是治疗后的；衰退的肿瘤；睾丸微结石以及已治愈的感染、外伤后血肿或节段性梗死。

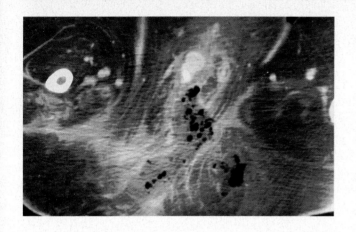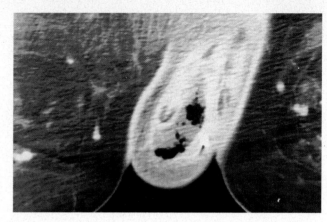

1. CT上显示的是睾丸和会阴。正确还是错误：梭状芽孢杆菌，特别是产气荚膜梭状芽孢杆菌，产生的A毒素是本病的主要致病因素。
2. 女性中，最常见的起病部位是哪儿？
3. 本病的阴囊超声所见包括哪些？
4. 正确还是错误：此病需要急诊手术。

病例 178

阴囊：富尼埃坏疽

1. 错。富尼埃坏疽通常是由多种微生物引起的坏死性筋膜炎，包括革兰阴性菌属或链球菌、葡萄球菌和厌氧性链球菌。
2. 外阴或前庭大腺脓肿。
3. 增厚的阴囊内可见气体和睾丸周围积液，睾丸和附睾不受累。
4. 完全正确。

参考文献

Rajan DK, Scharer KA: Radiology of Fournier's gangrene, *Am J Roentgenol* 170:163–168, 1998.

相关参考文献

Zagoria RJ, *Genitourinary Radiology: THE REQUISITES*, 2nd ed, pp 321–322.

点　评

　　富尼埃坏疽是由多种微生物引起的会阴坏死性筋膜炎。本病可通过筋膜向直肠肛门、下生殖器、前腹和盆腔的腹膜后间隙蔓延。24小时内实行手术清创可将死亡率由76%降至12%。临床上，患者发病几天后就诊，典型症状为会阴疼痛、瘙痒、发热和中毒症状；外生殖器可能有坏疽。19%～64%的患者在诊断时发现皮下捻发音。富尼埃坏疽的病因通常是肛周或结肠直肠周围的感染蔓延，也可以是外伤或手术引起。感染性的闭塞性动脉内膜炎是造成坏死性筋膜炎快速进展的根源。糖尿病是危险因素。

　　通常可通过临床确诊，无需影像诊断。CT和超声用于明确临床诊断，显示病变范围。阴囊超声显示为高回声病灶伴后方声影，典型表现在肿胀的阴囊和会阴软组织内可见气体。CT可以显示盆腔或腹腔感染性积液、肛周脓肿、瘘管、嵌顿性腹股沟疝或坏死性感染的其他病源。

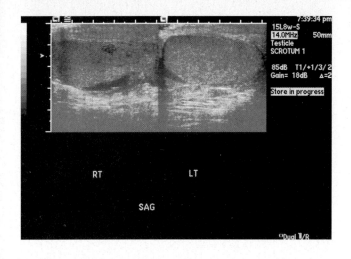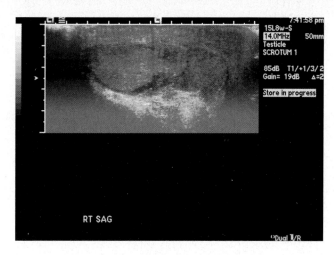

1. 图中所示异常的病因是什么？

2. 睾丸鞘膜完整吗？

3. 您认为多普勒超声中应当可以见到什么？

4. 正确的治疗是什么？

阴囊：睾丸破裂

1. 阴囊钝器伤。
2. 不完整，这是睾丸破裂，不是断裂。
3. 睾丸向外挤出的部分无血流。
4. 急诊手术。

参考文献

Ragheb D, Higgins Jr JL: Ultrasonography of the scrotum: technique, anatomy, and pathologic entities, *J Ultrasound Med* 21:171–185, 2002.

相关参考文献

Zagoria RJ, *Genitourinary Radiology: THE REQUISITES*, 2nd ed, p 327.

点　评

　　睾丸破裂表现为穿过睾丸实质线状低回声带，代表正常的睾丸结构分裂。因为睾丸的外形和鞘膜保持完整，故睾丸的整体轮廓仍光滑，通常也可探测到正常血流，可见鞘膜血肿。常规采取保护睾丸的保守治疗。本病例中，睾丸的破裂源于钝器伤，鞘膜的高回声带代表破裂处，可见出血和睾丸挤入阴囊的下部，其内未发现明显断裂线。多普勒超声示无血流信号。

　　睾丸破裂时，留在鞘膜内的睾丸通常显示为实质内局限性的回声改变，代表出血或梗死区域。相关的发现包括阴囊壁增厚和鞘膜积血。多普勒信号存在，但减低。本病应行手术治疗。

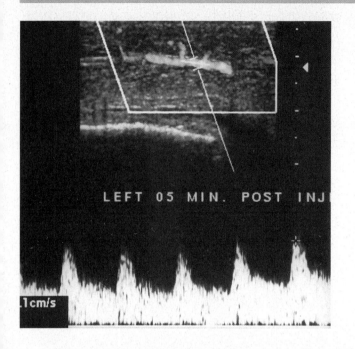 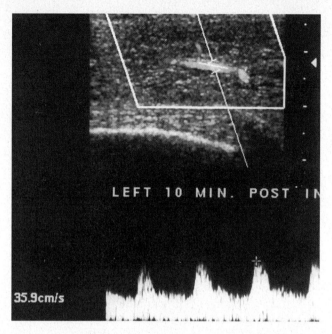

1. 上两图显示的是阴茎的多普勒超声检查。频谱分析显示收缩流速峰值为36cm/s；而舒张末期流速峰值为16cm/s。图中显示的是哪个血管？

2. 上图有异常发现吗？是什么？

3. 说出四种勃起功能障碍的病因。

4. 血管性勃起功能障碍的两种主要因素是什么？

阴茎：血管性勃起功能障碍

1. 两根海绵体动脉中的一根。
2. 有异常。异常升高的收缩期血流。
3. 勃起功能障碍的病因学包括内分泌性、神经性、药物性、心源性或血管源性。
4. 动脉循环疾病和静脉功能不全。

参考文献

Bacar MM, Batislam E, Altinok D, et al: Sildenafil citrate for penile hemodynamic determination: an alternative to intracavernosal agents in Doppler ultrasound evaluation of erectile dysfunction, *Urology* 57:623–626, 2001.

Kaufman JM, Borges FD, Fitch WP 3rd, et al: Evaluation of erectile dysfunction by dynamic infusion cavernosometry and cavernosography (DICC). Multi-institutional study, *Urology* 41:445–451, 1993.

Rosen M, Schwartz A, Levine F, et al: Radiologic assessment of impotence: angiography, sonography, cavernosography and scintigraphy, *Am J Roentgenol* 157:923–931, 1991.

相关参考文献

Zagoria RJ, *Genitourinary Radiology: THE REQUISITES*, 2nd ed, pp 345–350.

点　评

海绵体动脉和血窦的平滑肌舒张，双侧阴茎海绵体膨胀，阴茎勃起。膨胀压迫引流静脉，限制了静脉血流出。动脉血流入增加和静脉血流出受限导致阴茎勃起。

血管性病因据估计占所有勃起功能障碍的37%。阴茎多普勒超声检查中，测量双侧海绵体动脉的直径和血流流速。随后，用27号针头向一侧阴茎海绵体内注入30mg罂粟碱。罂粟碱为平滑肌松弛剂，引起海绵体动脉和海绵体的血窦扩张。药物注射可引起阴茎勃起。注入罂粟碱后每5分钟测量海绵体动脉的直径和动脉、静脉血流的流速，直至20分钟时。正常的药物反应是海绵体动脉的直径与基础直径比较增加了75%以上，而收缩期流速峰值在35～60cm/s之间。如果收缩期流速峰值小于25cm/s，说明有动脉循环病变。舒张期流速峰值应当小于3cm/s。正如本例图示，动脉血流充足的情况下，舒张期流速峰值超过3cm/s，反映静脉闭合性机制受损。动脉循环疾病的患者可行选择性动脉造影，了解是否有动脉粥样硬化或局灶性的动脉狭窄（通常是外伤后改变），这些可通过血管成形术和血管外科手术治疗。

西地那非（伟哥）可引起血窦的平滑肌舒张，使海绵体膨胀，勃起。昔多芬及其相关药物引入已使过去十年来阴茎的多普勒超声检查指征减少。

挑战篇

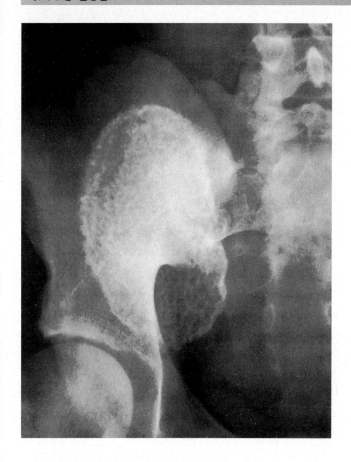

1. 图中是肾实质的哪部分钙化了?
2. 此种类型肾钙化的主要原因是什么?
3. 肾髓质钙化的常见原因是什么?
4. 什么原因引起此种类型的肾钙质沉着症?

病例 181

肾：肾皮质钙质沉着症

1. 皮质。
2. 慢性肾衰竭、急性肾皮质坏死、草酸盐沉着症、Alport综合征（先天家族遗传性出血性肾炎）和慢性移植排异反应。
3. 高钙血症、髓质海绵肾和肾小管酸中毒。
4. 肾皮质坏死的退行性钙化。

参考文献

Davidson AJ, Hartman DS, eds: *Radiology of the Kidney and Urinary Tract,* 2nd ed, Philadelphia, 1994, Saunders, pp 177–189.

相关参考文献

Zagoria RJ, *Genitourinary Radiology: THE REQUISITES,* 2nd ed, p 147.

点 评

通常肾髓质钙化沉积症是由于钙盐产物沉积在肾小管或正常肾组织内，与它不同的是，肾皮质钙化沉积症是继发于先前肾病变的退行性钙化，病变通常为缺血性改变。这种形式肾钙化的主要原因是由缺血或感染引起的肾皮质坏死。

肾皮质钙化沉积症易于识别，表现为蛋壳样改变。在肾边缘，钙化位于切线位，如本病例移植肾图中所示，表现为"轨道"征。正如本例慢性移植排异反应图中说明的那样，皮质钙化沉积症中的大多数患者有全肾萎缩，致使肾小而光滑和慢性肾功能不全。

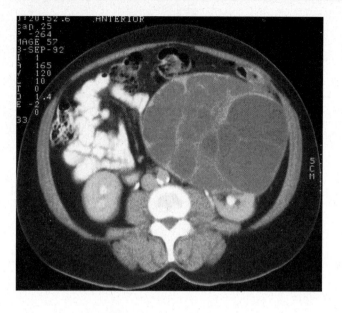

1. 图中肿瘤的特征是什么？

2. 鉴别诊断是什么？

3. 这是一个良性肿瘤，还是恶性肿瘤？

4. 如何正确治疗？

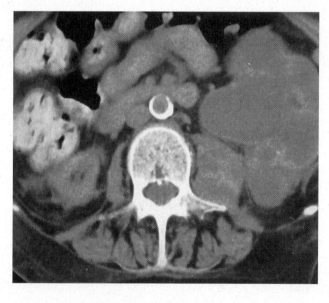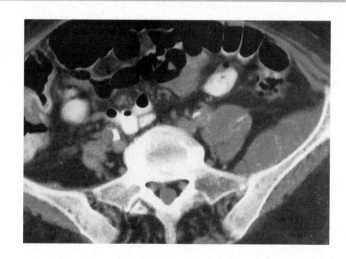

1. 这两幅图像的异常所见是什么？

2. 哪类人易患此病？

3. 这些患者的典型泌尿系三联症是什么？

4. 本病的并发症是什么？

病例 182

肾：多房性囊性肾瘤

1. 有分隔的多个囊肿，由厚的纤维包膜包裹。
2. 成年人中，应鉴别囊性肾癌和多房囊性肾瘤。
3. 多房性囊性肾瘤是良性病程。
4. 肾切除术——因为影像不能明确诊断。

参考文献

Lowe LH, Isuani BH, Heller RM, et al: Pediatric renal masses: Wilms' tumor and beyond, *Radiographics* 20:1585–1603, 2000.

相关参考文献

Zagoria RJ, *Genitourinary Radiology: THE REQUISITES*, 2nd ed, pp 101–103.

点 评

多房性囊性肾瘤是一种少见的肾良性肿瘤，通常为单侧和单灶。年龄和性别分布上有两极性，一个发病高峰为年轻男性；另一个发病高峰为中年女性。患者无症状，或者可以摸到腹部包块，特别在儿童患者。血尿不常见。增强CT中，肿瘤体积较大，由不同厚度间隔的多个囊肿构成。囊肿常为水样密度，间隔可见强化。几乎所有肿瘤都可见厚的纤维包膜，偶见钙化，罕有出血。肿瘤疝入肾盂生长较常见。这可使邻近肾盏梗阻，集合系统扭曲。肾皮质和尿路上皮正常。在儿童中，本病与囊性Wilms瘤鉴别困难，而成人中与囊性肾癌鉴别困难。因此，应采取手术切除治疗。

病例 183

肾：黄色肉芽肿肾盂肾炎并发髂腰肌脓肿

1. 左肾肿大、左输尿管结石和左侧腰大肌和髂肌肿大、密度减低。
2. 中年女性（45～65岁），反复的泌尿系感染病史。
3. 肾肿大、肾功能显著减低或丧失和肾结石。
4. 肾外蔓延和肾-皮肤、肾-肠瘘形成。

参考文献

Eastham J, Ahlering T, Skinner E: Xanthogranulomatous pyelonephritis: clinical findings and surgical considerations, *Urology* 43:295–299, 1994.

相关参考文献

Zagoria RJ, *Genitourinary Radiology: THE REQUISITES*, 2nd ed, pp 118–121, 139–141.

点 评

黄色肉芽肿肾盂肾炎（xanthogranulomatous pyelonephritis，XGP）是一种不常见的肾炎，是充满脂质的巨噬细胞浸润的慢性阻塞性炎症。80%的患者并发肾结石。除泌尿造影典型所见外，弥漫性的XGP超声和CT也有典型特点。超声通常显示肾盂结石、肾变形肿大以及皮髓分界消失。CT中，肾增大，肾实质变薄，边缘强化，其内可见多发低密度囊状区域（缘于坏死，而不是肾积水），同时可见中央结石。上述后两项CT特征被比作"熊掌印"样改变。另一个常见改变是"鹿角样"结石的破碎，被称为结石骨折征。以CT检查结果为依据，术前诊断准确率可达87%。

XGP肾外受累常见，CT可准确诊断病变的范围。常见累及肾周脂肪、Gerota筋膜以及同侧的腰大肌。进展形成肾-皮肤和肾-肠瘘罕见。

局灶性或肿块样XGP仅占全部病例的15%。这种类型的XGP因影像学无特异性，很难与肾肿瘤鉴别。局灶性和弥漫性XGP均为不可逆病程，因此，需手术治疗。

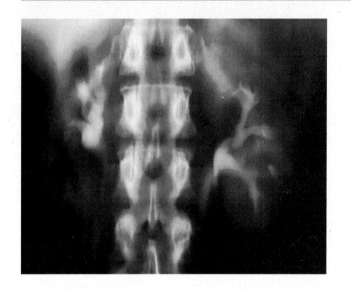
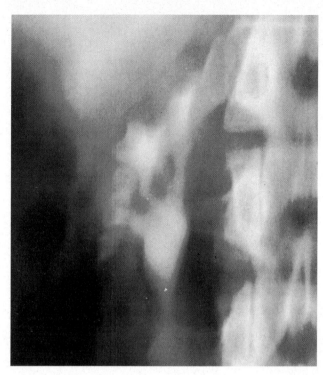

1. 单侧肾缩小而外形光滑的鉴别诊断是什么？
2. 何种原因导致单侧肾缩小而外形光滑，同时合并肾盏扩张？
3. 何种原因导致单侧肾缩小而外形不规则？
4. 双侧肾正常大小的下限值是多少？

肾：肾发育不良

1. 慢性缺血（如肾动脉狭窄和肾静脉栓塞引起的缺血）、梗阻后萎缩、肾发育不良、慢性被膜下血肿和放疗后改变。
2. 梗阻后萎缩。
3. 反流性肾病、镇痛剂肾病或一些病变选择性引起小血管动脉粥样硬化而引发的节段性肾动脉狭窄，例如糖尿病。
4. 每侧肾高度都不应小于3个椎体加椎间隙的高度。4个椎体加椎间隙的高度是肾大小的上限值。

参考文献

Daneman A, Alton DJ: Radiographic manifestations of renal anomalies, *Radiol Clin North Am* 29:351–363, 1991.

相关参考文献

Zagoria RJ, *Genitourinary Radiology: THE·REQUISITES,* 2nd ed, pp 128–132.

点 评

单侧肾萎缩有许多病因。最好根据肾萎缩的分类，尽可能缩小病变诊断的范围。常见病因为反流性肾病，也称慢性萎缩性肾盂肾炎，通常引起肾萎缩、外形不规则且伴有肾盏的杵状扩张。一侧的肾缩小而外形光滑通常是肾动脉狭窄所致，而肾盏大小正常。当单侧肾缩小而外形光滑，造影剂排泄正常，同时肾盏外形正常且数目减少时，应当考虑单侧肾发育不良的诊断。就像本病例那样，肾盏数目小于或等于5个，同时有其他肾发育不良的特征时，应诊断为肾发育不良。肾发育不良的病因学不明，但推测认为可能是宫内缺血引起这种病理改变。肾动脉造影显示小而通畅的肾动脉供血。

如本病例图中所示，对侧肾代偿性肥大是单侧肾发育不全常见的并发改变。代偿性肥大可出现在成年人，直到60或70岁，这并不意味着另一侧肾有先天性或儿童期肾异常。

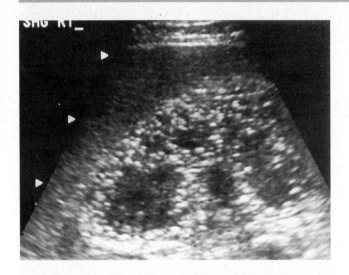
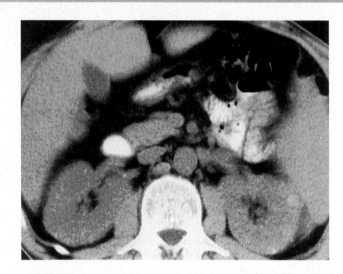
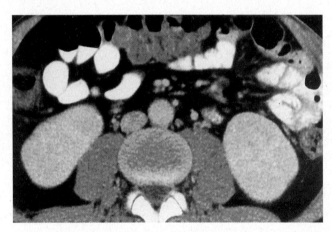

1．免疫缺陷患者，何种微生物感染可以出现以肾斑点状钙化为特征的改变。

2．怎样取得正确的诊断？

3．这种微生物通常会感染哪种器官？

4．钙化是否意味着病变已治愈、不活动？

病例 185

分枝杆菌和巨细胞病毒感染。经皮穿刺活检可确诊。本病例脾穿刺活检显示其内有多发的卡氏肺孢子虫。

肾：肾卡氏肺孢子虫感染

1. 卡氏肺孢子虫、细胞内鸟型分枝杆菌和巨细胞病毒。
2. 受累器官经皮穿刺活检。
3. 肺、肝、脾、淋巴结和骨髓。
4. 否。

参考文献

Kawashima A, LeRoy AJ: Radiologic evaluation of patients with renal infections, *Infect Dis Clin North Am* 17: 433–456, 2003.

Miller FH, Parikh S, Gore RM, et al: Renal manifestations of AIDS, *Radiographics* 13:587, 1993.

相关参考文献

Zagoria RJ, *Genitourinary Radiology: THE REQUISITES*, 2nd ed, p 148.

点　评

　　AIDS患者可合并各种各样的肾病变。此种人群中最常见的异常为HIV肾病，当出现肾功能不全、肾炎症状和肾小球肾炎时，即可诊断此病。

　　AIDS患者合并机会性微生物感染的机会增加，例如卡氏肺孢子虫、细胞内鸟型分枝杆菌和巨细胞病毒（CMV）和其他微生物的感染。当CD4细胞计数降低时（小于200），建议预防卡氏肺孢子虫感染，最常用的是口服复方新诺明。而戊烷脒气雾剂可以治疗肺部（最常受累的器官）卡氏肺孢子虫病，而不会产生身体的其他不良反应。然而，使用戊烷脒气雾剂的副作用是其他器官（如肝、脾、淋巴结和骨髓）更容易受到感染，这是缘于低于治疗水平的体内气雾剂浓度。因此，现在极少应用戊烷脒气雾剂进行预防性治疗。

　　肾肺囊虫病的影像学改变包括超声中肾实质内可见灶性高回声以及平扫CT中肾实质的小斑点状钙化。本病例增强CT中钙化通常显示不清（第三幅图像）。钙化在活动性和非活动性肾肺囊虫病均可见。尽管此类钙化最常见于肾肺囊虫病，但也可见于细胞内鸟型

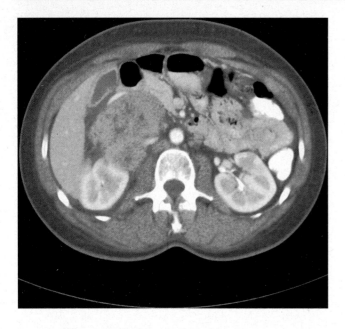 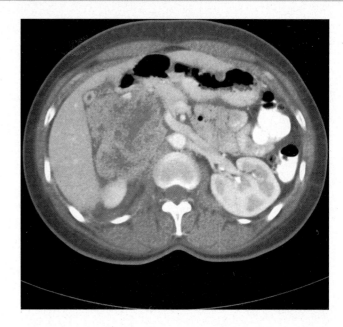

1. 上图所示肾肿瘤的三个主要鉴别诊断是什么?

2. 肿瘤的位置对鉴别是否有帮助?

3. 能否鉴别良性肾平滑肌瘤和原发性小肾平滑肌肉瘤?

4. 正确还是错误:肾平滑肌肉瘤源自肾髓质集合管的移行上皮细胞。

肾：肾平滑肌肉瘤

1. 肾细胞癌、嗜酸粒细胞瘤和肾肉瘤。
2. 起源于肾包膜的肿瘤，通常考虑是肉瘤。
3. 不确定。
4. 错。

参考文献

Shirkhoda A, Lewis E: Renal sarcoma and sarcomatoid renal cell carcinoma: CT and angiographic features, *Radiology* 162:353–357, 1987.

Srinivas V, Sogani PC, Hajdu SI, et al: Sarcomas of the kidney, *J Urol* 132:13–16, 1984.

相关参考文献

Zagoria RJ, *Genitourinary Radiology: THE REQUISITES*, 2nd ed, pp 81–83.

点　评

　　肾原发肉瘤罕见，占所有肾恶性肿瘤的1.1%。有报道的肾肉瘤亚型包括平滑肌肉瘤、纤维肉瘤、脂肪肉瘤、横纹肌肉瘤、原发骨肉瘤、软骨肉瘤、恶性神经鞘瘤、透明细胞肉瘤、血管肉瘤和肉瘤样癌。这些肉瘤中，平滑肌肉瘤是最常见的原发肾肉瘤。肾平滑肌肉瘤常见于40～70岁的人群，这与肾细胞癌（RCC）的年龄分布相似。最常见的症状是疼痛和可触及的包块，可以出现血尿，但较少见。

　　原发肾平滑肌肉瘤起源于肾包膜、肾盂或肾实质内血管的平滑肌细胞。当肿瘤起源于血管时，由于位于肾实质内，而无法与RCC鉴别。Srinivas等的系列报道中，肾平滑肌肉瘤在诊断时已长得很大，大小范围为10～15cm。CT中常见表现为大的不均匀强化的肾肿瘤。根据Shirkhoda 和Lewis报道的这类病例，可以诊断原发肾肉瘤的CT征象有：（1）起源于肾包膜或肾窦；（2）无包膜外侵犯；（3）脂肪密度（在脂肪肉瘤中可见）。

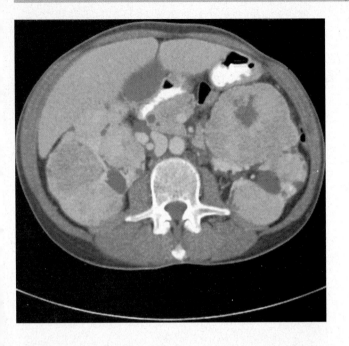
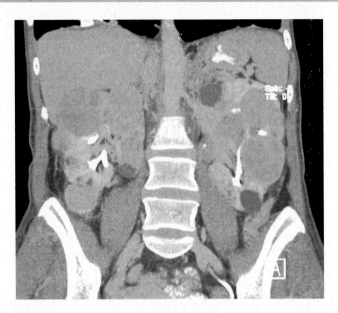
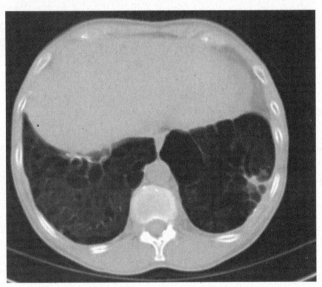

1. 上图所示综合征中，皮肤和胸部的并发症是什么？（本例患者无颅内病变）
2. 这种病变最常见的三种肾肿瘤是什么？
3. 说出其他三种遗传性肾肿瘤病变。
4. 描述几种常见原发性和遗传性肾肿瘤的不同之处？

病例 188

肾：Birt-Hogg-Dubé 综合征

1. 纤维毛囊瘤（白色丘疹）和软垂疣（皮赘）；自发性气胸（25%）。
2. 嫌色细胞和透明细胞肾癌和嗜酸粒细胞瘤。
3. 结节硬化、von Hippel-Lindau病、遗传性肾嗜酸粒细胞瘤、遗传性乳头状肾癌、遗传性平滑肌瘤肾细胞癌和髓质癌。
4. 遗传性肿瘤：双侧/多发；年轻患者；无显著的性别差异。

参考文献

Choyke PL, Glenn GM, Walthier MM, et al: Hereditary renal cancers, *Radiology* 226:33–46, 2003.

Pavlovich CP, Walthier MM, Eyler RA, et al: Renal tumors in the Birt-Hogg-Dubé syndrome, *Am J Surg Pathol* 26:1542–1552, 2002.

相关参考文献

Zagoria RJ, *Genitourinary Radiology: THE REQUISITES*, 2nd ed, pp 111–112.

点　评

图中显示的是肺内多发囊性病变和多发的肾实性肿瘤。其中一个肾肿瘤内可见星状瘢痕，表明它是嗜酸粒细胞瘤。Birt-Hogg-Dubé(BHD) 综合征是纤维毛囊瘤、肺囊肿和肾肿瘤的综合征，它是家族性常染色体显性遗传性肾肿瘤综合征。异常基因位于常染色体17。肾肿瘤的年轻患者必须考虑遗传性的可能。体检和用于分期的其他影像学检查可以显示某种特殊综合征的组成，可同主要综合征鉴别。迄今为止，4%肾癌患者可合并综合征，但实际的百分比可能更大。

Pavlovich等在不同BHD家族中发现了多种类型的肾肿瘤，同时发现BHD的患者个体可包含不同类型的肾肿瘤。最常见的肾肿瘤包括嫌色细胞癌、透明细胞癌以及包含嫌色癌细胞和嗜酸性粒细胞的混合肿瘤。良性肿瘤中包括嗜酸粒细胞瘤。这些患者发生肾肿瘤的几率为15%～25%。同BHD患者相反，原发性肾细胞癌中，透明细胞癌占绝对多数。透明细胞癌也是von Hippel-Lindau病和结节硬化中最常见的肾癌细胞类型。

BHD患者的影像中通常显示多发的实性肾肿瘤。嗜酸粒细胞瘤中可见中央瘢痕，瘢痕可以钙化，但这种表现并不常见。肺囊肿见于70%的患者，有时可在腹部扫描的肺底图像中见到。

一旦发现遗传性肾肿瘤综合征患者（如BHD），建议对其家族成员进行影像学筛查。CT和MRI优于超声。

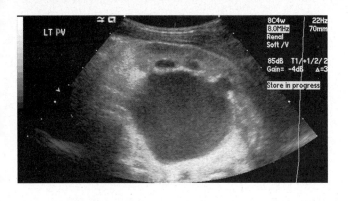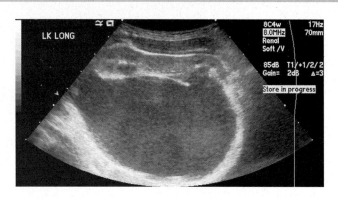

1. 图中所示的两种主要肾异常是什么？
2. 超声如何判定碎屑是否位于集合系统内。
3. 碎屑的成分是什么？
4. 如何正确治疗？

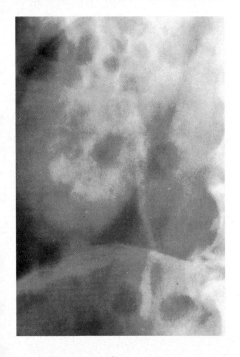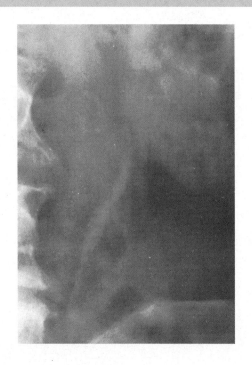

1. 老年患者反复泌尿道感染，上图所示最可能的诊断是什么？
2. 移行细胞癌累及双侧上尿路的百分比是多少？
3. 与反复泌尿道感染密切相关的多发输尿管病变是什么？
4. 囊性膀胱炎和腺性膀胱炎，哪种被认为是感染性癌前病变？

病例 188

肾盂肾盏和输尿管：肾盂输尿管连接部梗阻后肾盂积脓

1. 肾积水，特别累及肾盂时，以及肾盂积脓。
2. 让患者改变体位，可显示碎片随体位改变而移动。
3. 通常含红细胞和白细胞两种成分。
4. 减压和引流。

参考文献

Paterson A: Urinary tract infection: an update on imaging strategies, *Eur Radiol* 14:89–100, 2004.

相关参考文献

Zagoria RJ, *Genitourinary Radiology: THE REQUISITES*, 2nd ed, pp 152–153.

点　评

超声是评价儿童和成人肾衰竭和可疑性尿脓毒症的可选检查方法。鉴别弥漫性肾实质病变和肾后阻塞是选择治疗的关键。

本病例中显示儿童肾病变的两种常见改变：肾积水和肾盂积脓。肾盂显著扩张，表明梗阻部位位于肾盂输尿管连接部。儿童中，这种通常是功能性梗阻，可通过内镜或开腹的肾盂成形术修复。扩张的集合系统内可见碎屑，表明有脓或血存在。仔细准确地定位超声束的位置，避免产生反射伪影，因为有可能产生类似碎屑的影像学改变。患者改变体位，取仰卧位和左侧或右侧卧位有助于观察碎屑随重力方向的沉积。一旦明确诊断，必须通过放置输尿管内支架或经皮肾切开术将脓液引流出来，后者较常应用。未能诊断的肾盂积脓可以导致严重的尿脓毒症、肾衰竭和死亡。

病例 189

肾盂肾盏和输尿管：囊性肾盂输尿管炎

1. 囊性肾盂输尿管炎。
2. 1%～2%。
3. 囊性输尿管炎和软化斑。
4. 腺性膀胱炎。

参考文献

Banner MP: Genitourinary complications of inflammatory bowel disease, *Radiol Clin North Am* 25:199–209, 1987.

相关参考文献

Zagoria RJ, *Genitourinary Radiology: THE REQUISITES*, 2nd ed, p 196.

点　评

本病例显示双侧肾排泄造影剂减少，输尿管内大量充盈缺损和输尿管和肾盂边界不规则。可见多灶性的透光充盈缺损，最常见单侧。此外，反复的泌尿道感染史提示囊性肾盂输尿管炎的诊断。软化斑相当罕见，但也可以合并反复泌尿道感染。这种病变和囊性肾盂输尿管炎的表现比较相似，但其罕见性使得诊断此病的可能性显著降低。

囊性肾盂输尿管炎和囊性膀胱是同义词，后者在膀胱发病。慢性和反复性泌尿道感染均可引起黏膜下腺体的囊性变。这些囊肿通常小而多发，也可单发，直径达几个厘米，但较罕见。这种充盈缺损在炎症消退后可持续存在数月，但尚无已知的恶变可能性。腺性膀胱炎和本病表现相似。但与囊性膀胱炎常合并反复泌尿道感染不同，腺性膀胱炎通常不合并细菌感染。此外，腺性膀胱炎被认为是癌前病变。多灶性双侧移行细胞癌也有类似表现，但非常少见，且与反复泌尿道感染不相关。

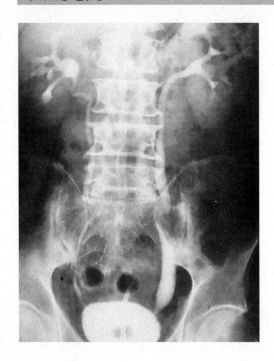 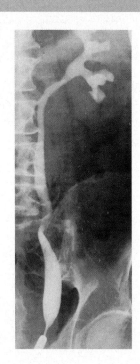

1. 上图静脉肾盂造影和逆行性肾盂造影的典型改变，诊断是什么？
2. 此病是单侧发病还是双侧发病？
3. 此病的病理学类似于先天性巨结肠，还是胃肠道失弛缓症？
4. 本病有性别差异吗？

病例 190

肾盂肾盏和输尿管：先天性巨输尿管

1．先天性巨输尿管。
2．单侧发病。
3．贲门失弛缓症。
4．有性别差异。男性比女性容易受累。

参考文献

Pfister RC, Papanicolaou N, Yoder IC: The dilated ureter, *Semin Roentgenol* 21:224–235, 1986.

相关参考文献

Zagoria RJ, *Genitourinary Radiology: THE REQUISITES,* 2nd ed, pp 176–180, 184.

点 评

输尿管直径大于10mm时，可以认为是巨输尿管改变。如果有引发巨输尿管的明确原因，如慢性输尿管阻塞、膀胱输尿管反流和尿崩症或精神性烦渴，即可诊断为继发性巨输尿管。典型的原发性巨输尿管为单侧发病，通常在左侧，男性发病率较高。就如本病例所示，原发性巨输尿管的典型改变为输尿管显著扩张，病变主要位于输尿管的下1/3。仔细观察本病例的上尿道，无显著的压力增加改变，也就是说，肾盏和输尿管上段未见扩张。这种改变强烈提示为巨输尿管。其他原因所致巨输尿管的典型改变是累及输尿管全长，同时有肾盏变钝和扩张。本病例的静脉肾盂造影显示肾盏完全正常，未见梗阻性改变。巨输尿管的病因学改变为近输尿管膀胱入口处、扩张段下方输尿管节段性的肌肉组织缺如。这种缺如使得该节段的蠕动波消失，而输尿管的神经支配完全正常。因此，本病的病理改变类似于贲门失弛缓，而不是先天性巨结肠，这点易于理解。节段的蠕动波缺如使得尿液排出延迟，上方的输尿管容量慢性增加，最后导致输尿管扩张，而腔内压力无显著增加。

累及输尿管全长和肾盏的原发性巨输尿管罕见。这种病例与输尿管梗阻引起的输尿管扩张很难鉴别。

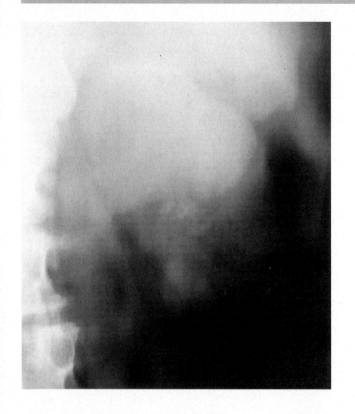

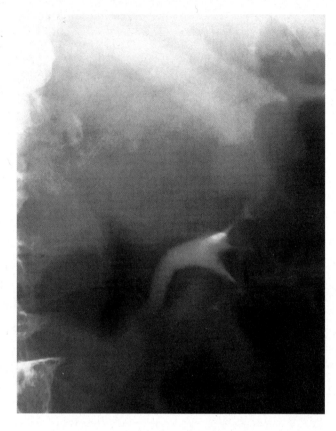

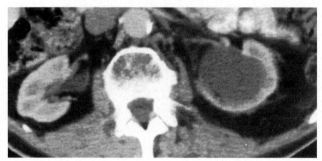

1. 80岁老年患者，肉眼血尿，可能的病变是什么？
2. 上图CT扫描中，填充左肾窦的液性结构是什么？
3. 在本病例和类似病例中，描述肾下极肾盏显影的术语是什么？
4. 常引起本病例类型梗阻的相关先天畸形是什么？

肾盂肾盏和输尿管：重复畸形

1. 重复畸形。
2. 阻塞的上部肾盂肾盏系统。
3. "凋谢的百合花"征。
4. 异位的输尿管囊肿和输尿管膀胱开口异位。

参考文献

Fernbach SK, Feinstein KA, Spencer K, Lindstrom CA: Ureteral dilatation and its complications, *Radiographics* 17:109–127, 1997.

相关参考文献

Zagoria RJ, *Genitourinary Radiology: THE REQUISITES*, 2nd ed, pp 163, 165.

点　评

　　本病例肾重复畸形的上部分梗阻，导致上部肾盏积水，其内无造影剂充盈，挤压下部肾盏。沿最内侧显影的左肾肾盏画线，此线会指向同侧的肩部，应注意这点。这通常是由于集合系统的上部无血供或肾上极被肿瘤挤压，向外侧移位。而本病例中的肾轴线是正常的，因此表明无肿瘤推挤肾。另外，下部肾盏显示正常。引起上部肾盏梗阻的两种先天性因素包括异位的输尿管囊肿和输尿管膀胱开口异位。这些畸形通常在儿童期就可发现。当输尿管膀胱开口异位，它在膀胱壁内的位置和走行异常，可能导致阻塞性异位输尿管囊肿。因为上部异位输尿管，可能开口到膀胱下壁。由于这种异常开口，限制了液体流出或开口位置纤维化，即可引起梗阻。如果输尿管开口位于女性尿道或阴道，慢性感染可以引起出口狭窄，从而导致梗阻。

　　肾重复畸形通常伴发其他畸形。约30%的患者有显著的其他泌尿道畸形，如肾发育不全、肾盂输尿管连接部狭窄。同时，重复系统可以发生所有病理改变，而这些病变可能只出现在其中的一个系统内。本病例为80岁老年患者，有肉眼血尿，有上部输尿管的移行细胞癌。此癌肿是引起肾积水的原因。

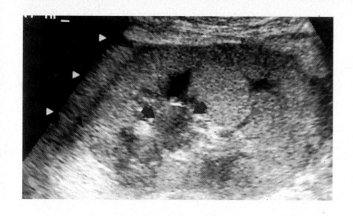

1. 上图显示移植肾的超声矢状影像。箭头所指是什么？
2. 这个肿瘤的鉴别诊断是什么？
3. 列举几个肾真菌感染的易感因素。
4. 泌尿道的真菌感染如何治疗？

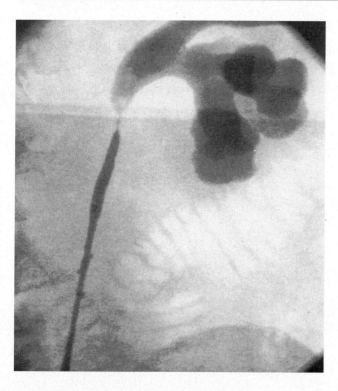
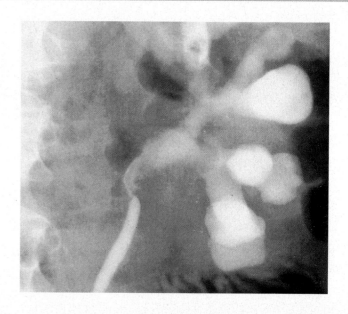

1. 输尿管向外的小突起的诊断是什么？
2. 这个突起是良性，还是恶性疾病？
3. 这些突起的临床意义是什么？
4. 肾上极肾盏内的充盈缺损和肾盂输尿管结合部狭窄最可能的诊断是什么？

病例 192

肾盂肾盏和输尿管：移植肾的真菌感染

1. 集合系统内的肿块。
2. 血块、真菌球、新生物和淋巴增殖性疾病。
3. 免疫缺陷、糖尿病、神经源性膀胱、长期导管置入和长期抗生素或激素的应用。
4. 全身应用抗真菌药、抗真菌药物的膀胱灌洗和经皮摘除术。

参考文献

Kennedy CA, Panosian CB: Infectious complications of kidney transplantation. In Danovitch GM, ed: *Handbook of Kidney Transplantation,* Boston, 1992, Little, Brown.

相关参考文献

Zagoria RJ, *Genitourinary Radiology: THE REQUISITES,* 2nd ed, p 194.

点　评

　　免疫抑制治疗是为了保证肾移植术后的长期存活，但同时会带来许多相关问题。这些问题中的首要问题是有机会性感染的可能。器官移植后的泌尿系感染是最常见的感染部位，约40%肾移植患者可以发生这种感染。应用甲氧苄啶-磺胺甲恶唑进行预防性治疗，使得发病率降低到10%左右。革兰阴性菌（76%）（如大肠埃希菌和克雷伯菌属）为最常见的病原体；其次是革兰阳性菌（22%）和真菌（1%）。移植术后泌尿系感染的易患因素包括：手术范围广泛；留置尿管置入；解剖异常导致的尿潴留和神经源性膀胱。感染常发生在移植后的前6个月。此后，感染通常与移植肾功能修复有关。

　　肾实质真菌感染常发生血行播散。与此相反，下尿路感染通常由膀胱逆行感染引起。在膀胱内发现真菌球的机会比上部集合系统多。真菌的发现依靠梗阻症状和体征以及伴发真菌尿。可以有肾积水，也可以没有。真菌球表现为集合系统内高回声肿块伴后方弱声影。

病例 193

肾盂肾盏和输尿管：重复畸形

1. 输尿管假性憩室。
2. 良性。
3. 这些病变预示同期或不同期伴发移行细胞癌的危险性增加。
4. 移行细胞癌

参考文献

Wasserman NF, Zhand G, Posalaky IP, Reddy PK: Ureteral pseudodiverticula: frequent association with uroepithelial malignancy, *Am J Roentgenol* 157:69–72, 1991.

相关参考文献

Zagoria RJ, *Genitourinary Radiology: THE REQUISITES,* 2nd ed, p 185.

点　评

　　输尿管假性憩室不常见，亦不罕见。通常显示为从输尿管管腔向外凸出的黏膜内小突起。就其本身而言，输尿管假性憩室是完全良性的，是尿路上皮向输尿管管壁内增生的细胞网内陷。由于逆行性肾盂造影中存在注射的压力，常可以显示出这些小的凸起，但这些小的凸起在静脉肾盂造影中也可见到。这些憩室的临床意义是，它常伴发移行细胞癌（TCC）。近1/4的输尿管假性憩室患者同时伴发TCC或几年后出现TCC。TCC通常出现在一侧有假性憩室的输尿管内或膀胱内。有假说认为，输尿管假性憩室缘于慢性输尿管感染，也是形成尿路上皮肿瘤的易患因素。当发现输尿管假性憩室时，应仔细评价泌尿系全程的尿路上皮，除外并发TCC的可能。如果未发现TCC，建议每半年一次进行影像学随访。

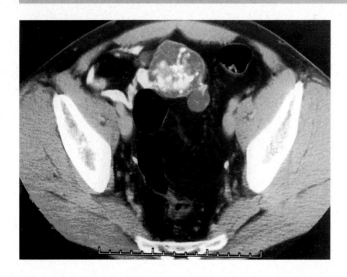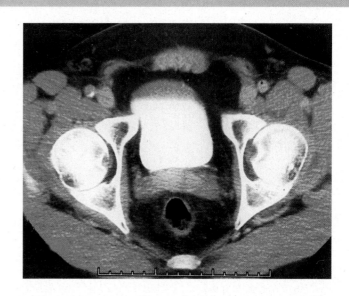

1. 上图盆腔肿块的鉴别诊断是什么？

2. 这个肿块位于哪个解剖间隙内？腹膜内，还是腹膜外？

3. 膀胱移行细胞癌的钙化比率占多少？

4. 正确还是错误：脐尿管癌患者的预后比非脐尿管膀胱恶性肿瘤预后好。

肾盂肾盏和输尿管：脐尿管腺癌

1. 良性（如血管瘤）或恶性膀胱肿瘤、脐尿管腺癌、卵巢转移和源自胃肠道腹膜转移。
2. 腹膜外耻骨间隙；脐尿管前方的腹横筋膜和后方的腹膜为界。
3. 1%～7%。
4. 错。

参考文献

Siefker-Radtke AO, Gee J, Shen Y, et al: Multimodality management of urachal carcinoma: the M. D. Anderson Cancer Center experience, *J Urol* 169:1295–1298, 2003.

Thali-Schwab CM, Woodward PJ, Wagner BJ: Computed tomographic appearance of urachal adenocarcinomas: review of 25 cases, *Eur Radiol* 15:79–84, 2005.

相关参考文献

Zagoria RJ, *Genitourinary Radiology: THE REQUISITES*, 2nd ed, p 241.

点　评

　　脐尿管是连接膀胱尖和脐被覆上皮细胞的纤维索（脐正中韧带），它是胎儿膀胱和尿囊的胚胎连接残留物，在妊娠6个月中期自发闭锁。脐尿管癌在所有膀胱癌中所占比例小于0.5%，90%的患者病变起源于脐尿管近膀胱侧的腹膜外间隙。通常，任何起源于膀胱顶或接近膀胱顶的腺瘤均应考虑是脐尿管来源。2/3的患者为年龄在40～70岁的男性。在脐尿管癌中，85%是黏液腺癌，但鳞癌、移行细胞癌和肉瘤也有报道。因脐尿管癌在临床隐匿期可以长到很大，所以它的预后较膀胱癌差，5年生存率约为10%。无痛性血尿为最常见的症状。

　　通常建议应用CT诊断脐尿管癌，在CT中表现为起源近膀胱上部的中线软组织肿块，向前上的脐尿管延伸。肿块通常较大（直径6cm），在72%的病例可见钙化。约50%的患者在发现原发病的同时已经转移。脐尿管癌有向腹壁、腹膜或小肠侵犯的倾向。治疗包括手术治疗和转移后的化疗。

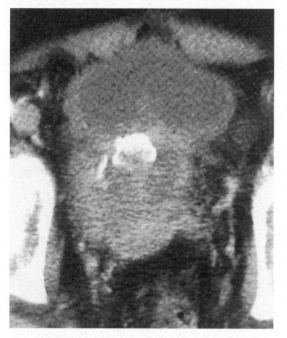 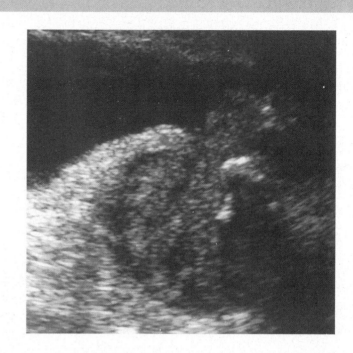

1. 解释膀胱的外形异常。
2. 世界范围内，引起膀胱壁钙化的最常见原因是什么？
3. 什么是碱性沉着性膀胱炎？
4. 本病例最可能的诊断是什么？

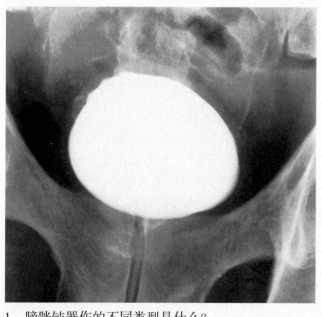 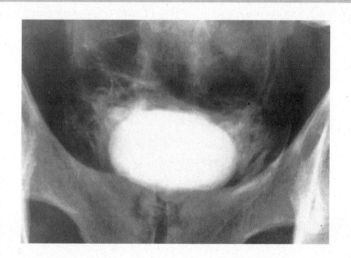

1. 膀胱钝器伤的不同类型是什么？
2. 骨盆环前部外伤引起膀胱损伤的百分比是多少？
3. 什么原因引起膀胱自发破裂？
4. 本病例中患者有慢性肾衰竭，行移植术前评价。诊断是什么？

病例 195

膀胱：膀胱憩室癌

1. 这是一个大的膀胱憩室。
2. 血吸虫性膀胱炎。
3. 一种膀胱炎，炎性或坏死的黏膜表面覆盖着磷酸钙和尿碱的沉积物。
4. 膀胱憩室癌。

参考文献

Dondalski M, White EM, Ghahremani GG, Patel SK: Carcinoma arising in urinary bladder diverticula: imaging findings in six patients, *Am J Roentgenol* 161:817–820, 1993.

相关参考文献

Zagoria RJ, *Genitourinary Radiology: THE REQUISITES*, 2nd ed, pp 177, 229.

点 评

本病例中，移行细胞癌（TCC）生长在膀胱憩室的侧壁上，憩室颈部位于膀胱后壁。超声显示TCC乳头样改变，穿过憩室颈部，进入膀胱腔内。

尿液滞留或长期感染可以刺激膀胱憩室黏膜炎性改变，发展为肿瘤的几率为2%～7%。80%的病例肿瘤的组织学类型为TCC，但鳞癌、腺癌和混合癌也有报道。由于起源于膀胱憩室的癌可有早期的透壁扩散，故较源自膀胱自身的肿瘤预后要差。本病例中，憩室侧壁增厚，可见膀胱周围脂肪内条带状影，这意味着透壁的扩散（C或T3b期）。

膀胱造影和横断面成像评价膀胱憩室的并发症比排泄性尿路造影和膀胱镜更为可靠。膀胱镜是诊断黏膜性膀胱肿瘤的可靠方法，但膀胱镜可能不能到达膀胱憩室内。憩室内的新生物可以表现为腔内的充盈缺损、肿块或局灶性的黏膜不规则。其他征象包括造影剂不能完全填充憩室或不能充盈之前显示的憩室。

病例 196

膀胱：废用膀胱的尿外渗

1. 黏膜挫伤、膀胱部分撕裂和膀胱全层撕裂。全层撕裂可以引起向腹膜内、腹膜外或两者都有的破裂。
2. 7%～10%。
3. 使膀胱壁变得薄弱的病变、膀胱流出道梗阻、神经源性膀胱、膀胱炎、放疗、肿瘤和膀胱周围炎症。
4. 废用的膀胱腹膜外破裂。

参考文献

Caroline DF, Pollack HM, Banner MP, Schneck C: Self-limiting extravasation in the unused urinary bladder, *Radiology* 155:311–313, 1985.

相关参考文献

Zagoria RJ, *Genitourinary Radiology: THE REQUISITES*, 2nd ed, pp 231–234.

点 评

膀胱全层破裂最常见于骨盆外伤，通常伴有局部（疼痛、压痛和腹壁紧张度增高）和全身症状（发热和不适）。然而，膀胱破裂也可以是自发的或特发的。单纯的腹膜外破裂（发病率50%～85%）较单纯的腹膜内破裂（发病率15%～45%）和两者均有的破裂（发病率5%～10%）常见。80%～95%的膀胱腹膜外破裂伴发耻骨支骨折或耻骨联合分离，膀胱的腹膜内破裂较少，合并骨盆外伤。

尽管废用膀胱的膀胱尿道造影的并发症罕见，但有报道发生黏膜撕裂和自限性的造影剂外渗。久而久之，无功能的膀胱变得肌张力亢进，而顺应性降低。这些改变可能是由于废用逼尿肌自身感染、炎症、失神经支配和纤维化的特性决定的。废用膀胱检查可评价膀胱的容积、膀胱输尿管反流或尿道的解剖。在膀胱尿道造影过程中，膀胱急性扩张超出了它的正常容积，可能在黏膜上产生小裂缝。造影剂进入膀胱壁内，就可能显示为外渗改变。但它绝不会超出膀胱周围间隙的范围。

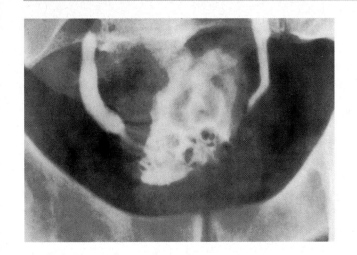
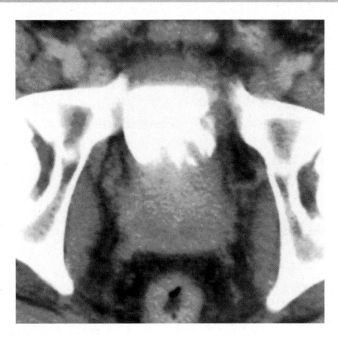

1. 临床病史为肉眼血尿，上图膀胱内病变的鉴别诊断是什么？
2. 列举三种类似于乳头状或侵袭性膀胱肿瘤的慢性增殖性膀胱炎。
3. 正确还是错误：软化斑的大多数患者是免疫缺陷患者。
4. 囊性膀胱炎、嗜酸性粒细胞膀胱炎和鳞癌可以伴发何种膀胱感染？

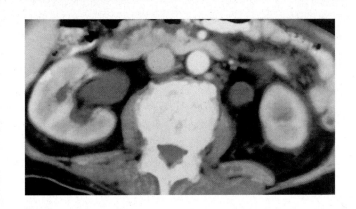
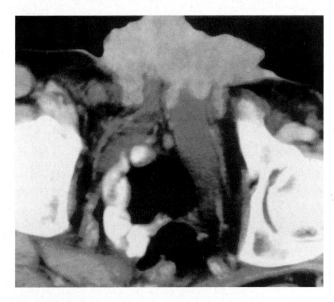

1. 患者有下尿路的先天异常。下腹壁内进入肿瘤内的液性结构是什么？
2. 伴发这种先天异常的耻骨异常是什么？
3. 这种畸形中，远段输尿管的异常外形类似于一种爱尔兰游戏中的棍棒形状。这个形态的名称是什么？
4. 图中所示畸形的并发症是什么？

病例 197

膀胱：腺性膀胱炎

1. 膀胱癌、局灶增生性膀胱炎和粘附的血块。
2. 囊性膀胱炎、腺性膀胱炎、软化斑、大疱性膀胱炎、滤泡性膀胱炎、Hunner溃疡和嗜酸性粒细胞性膀胱炎。
3. 正确。
4. 血吸虫病（埃及血吸虫膀胱感染）

参考文献

Hochberg DA, Motta J, Brodherson MS: Cystitis glandularis, *Urology* 51:112–113, 1998.

相关参考文献

Zagoria RJ, *Genitourinary Radiology: THE REQUISITES,* 2nd ed, p 212.

点　评

由于尿路上皮有复杂的胚胎衍生，所以仍旧保持形成多种上皮类型的潜能，例如可以衍生为产黏液的腺体上皮和鳞状上皮。在膀胱炎症初期，黏膜固有层内出现Brunn巢频率增加，这些巢为尿路上皮结节样增生长入黏膜下的改变。如果这些尿路上皮巢的中心退变，最后形成含液囊肿（囊性膀胱炎）。固有层内Brunn巢间质或阴道腺体化生，产生腺性膀胱炎（cystitis glandularis，CG）。附加说明的是，鳞状上皮化生可以是不同病变过程的结果，而不是Brunn巢发展形成的。滤泡性膀胱炎的典型特点是固有层内有反应性淋巴滤泡，常见于慢性泌尿道感染儿童。

CG中化生的黏膜下腺体可以增大，故而表现为多个孤立的结节、成簇的分叶状结节或孤立的乳头状肿块。然而，CG可能类似乳头状膀胱癌、大疱性膀胱炎或水肿，或者侵袭性前列腺或宫颈癌的膀胱侵犯。此种病变好发于膀胱颈和三角区，分泌黏液。

尽管10%～42%的患者中可出现腺癌，但仍然不清楚CG是否是癌前病变。据报道，与CG相关的腺癌仅出现于间质性CG，这种类型的变异并不是CG中最常见的。

病例 198

膀胱：膀胱外翻合并腺癌

1. 扩张的左侧输尿管。
2. 耻骨联合处分离超过1cm。在本病例中同时可见左侧耻骨外翻。
3. Hurley棒样改变。
4. 膀胱癌。

参考文献

Vik V, Gerharz EW, Woodhouse CRJ: Invasive carcinoma in bladder exstrophy with transitional, squamous and mucus-producing differentiation, *Br J Urol* 81:173–174, 1998.

相关参考文献

Zagoria RJ, *Genitourinary Radiology: THE REQUISITES,* 2nd ed, p 207.

点　评

膀胱外翻和尿道下裂是泄殖腔膜异常闭锁引起的腹壁异常的两种最后结果。膀胱外翻（意思是"内壁向外"）在存活婴儿的发病率为1/30000～1/40000，男婴多见，为女婴的2倍，发病率是尿道下裂的3倍。膀胱外翻包括膀胱前壁和残留膀胱外翻，从缺损的前下腹壁突出，伴阴茎短小、尿道下裂和痛性阴茎勃起。患病的女孩可有阴道狭窄或子宫阴道融合的müller管畸形，但子宫、输卵管和卵巢通常不受影响。耻骨的典型表现是耻骨联合分离，髂骨沿骶髂关节轴外旋，每侧的耻骨在髂骨和坐骨连接部外旋。

膀胱黏膜可以表现正常、化生和溃疡。膀胱尖部可以出现鳞状化生，膀胱底部出现腺状化生（腺性膀胱炎）。发展为膀胱癌的几率增加了200倍。报道的82例膀胱外翻合并膀胱癌的病例中，70例为腺癌。膀胱癌的不典型类型包括腺样化生、泄殖腔分裂的移位；直肠黏膜替代或未定型的上皮干细胞增生。

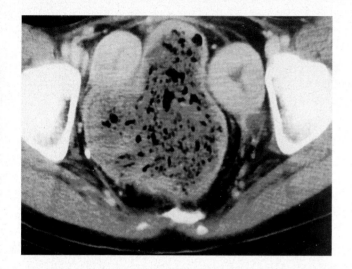
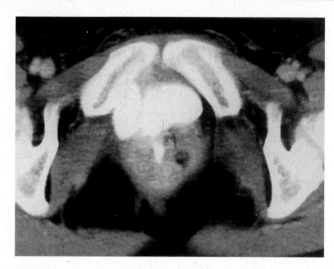
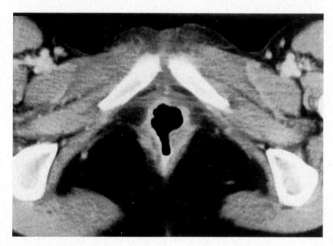

1．上图中的异常所见是什么？最可能的诊断是什么？

2．这种患者最常见的发病原因是什么？

3．初期的影像学检查是什么？

4．单词"cloaca"的意思是什么？

膀胱：泄殖腔

1. 重复子宫、直肠扩张和尿道、阴道和直肠融合为一共同的空腔。最可能的诊断是泄殖腔畸形。
2. 梗阻引起的肾衰竭、膀胱输尿管反流和慢性感染。
3. 透视下经会阴处开口注入水溶性造影剂。这种检查通常用于了解膀胱、尿道、阴道和直肠的解剖关系。因为解剖结构复杂而又多变，较少用横断面成像作初次影像学评价。
4. 拉丁语中的"下水道"。

参考文献

Jaramillo D, Lebowitz RL, Hendren WH: Cloacal malformation: radiologic findings and imaging recommendations, *Radiology* 177:441–448, 1990.

相关参考文献

Zagoria RJ, *Genitourinary Radiology: THE REQUISITES*, 2nd ed, p 202.

点 评

泄殖腔畸形是只发生于女性的先天性异常，是指尿道、生殖器和肠道的共用排空道开口于会阴的通道内，即泄殖腔。鱼、鸟和两栖动物有泄殖腔；人类在胚胎4周时也有泄殖腔存在。这种先天畸形是由于直肠和泌尿生殖窦间的泄殖腔隔未完全分隔。这种畸形由不同种类组成，因为膀胱、阴道和直肠之间的连接有各种各样的类型。直肠和阴道排空到输尿管内；输尿管和阴道可以引流到直肠内；输尿管和直肠排空到阴道。

泄殖腔畸形可以合并大量的并发症和畸形。有报道55%的患病女性合并重复子宫；46%合并重复阴道；40%合并骶骨发育不良；20%合并膀胱憩室。这种畸形的原发并发症是梗阻引起的肾衰竭、膀胱输尿管反流或两者都有，以及粪渣污染引起的反复泌尿道感染。

影像学的作用在于精确辨别下生殖器、尿道和胃肠道之间的复杂解剖关系，便于手术校正。

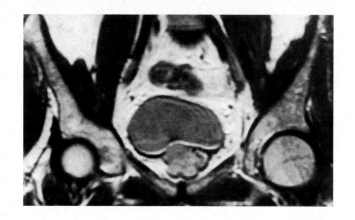
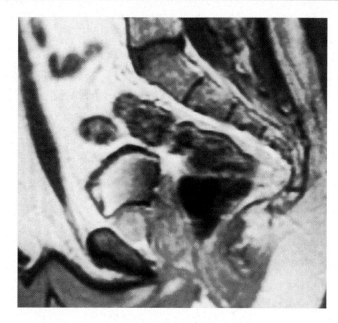

1. 矢状图像的脉冲序列是什么?
2. 患者主诉排尿时和排尿后出汗。该患者还有可能出现什么症状?
3. 这种肿瘤可以发生在其他什么位置?
4. 手术摘除之前应当注意什么?

病例 200

膀胱：膀胱神经节瘤（嗜铬细胞瘤）

1. 质子密度回波序列（脂肪是亮信号，膀胱内的尿液也是亮信号，而脑脊液是暗信号。）
2. 头痛、心悸和其他与肾上腺分泌相关的症状。
3. 肾上腺（约90%患者）、脊柱旁交感神经丛和主动脉旁神经节（位于肠系膜下动脉和髂动脉间下腹部主动脉旁的神经节细胞）。
4. 患者应行α肾上腺素阻滞剂（如盐酸酚苄明）的预治疗，预防高血压危象的发生。

参考文献

Atiyeh BA, Baraket AJ, Abumrad NN: Extra-adrenal pheochromocytoma, *J Nephrol* 10:25–29, 1997.

Elsayes KM, Narra VR, Leyendecker JR, et al: MRI of adrenal and extraadrenal pheochromocytoma, *Am J Roentgenol* 184:860–867, 2005.

相关参考文献

Zagoria RJ, *Genitourinary Radiology: THE REQUISITES*, 2nd ed, p 215.

点　评

　　图像显示邻近或起源膀胱底部的T2亮信号的肿块（嗜铬细胞瘤）。肾上腺外嗜铬细胞瘤起源于交感神经神经节的嗜铬细胞。这种异常最常见于肾上腺旁区域；其次是主动脉分叉处（主动脉旁神经节）；其他部位包括膀胱、纵隔和心脏。肾上腺外嗜铬细胞瘤的发生率在成人大于10%，在儿童为40%。这些病灶与肾上腺的相同病变比较，通常较大，更像是复发或肾上腺病变的转移。如怀疑嗜铬细胞瘤，需进行的检查包括测量尿内儿茶酚胺的水平和腹部、盆腔CT平扫。治疗方法为手术切除。放疗和化疗无效。切除术后的随诊包括每年测量尿内儿茶酚胺的水平，如有儿茶酚胺水平升高，行断层影像检查。如CT不能确诊，MRI和间碘苯甲胍[131]I肾上腺髓质显像可作为辅助检查。

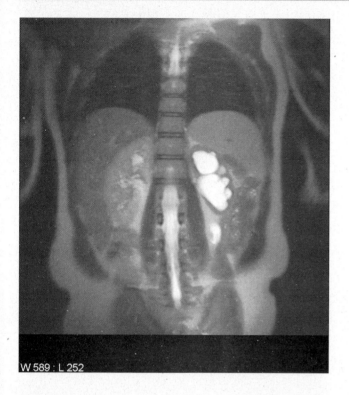

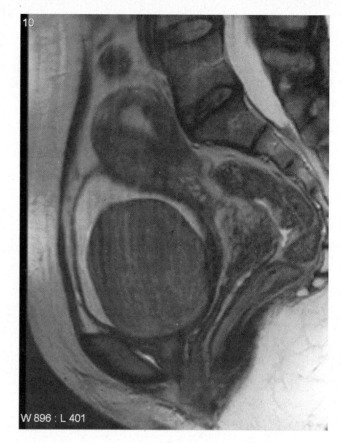

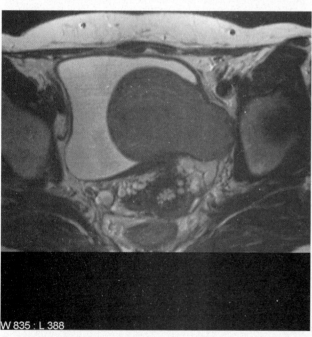

1. 这个肿块可能来源于什么部位?

2. 这种病变通常会恶变吗?

3. 膀胱壁肿瘤的鉴别诊断是什么?

4. 此病还可以累及泌尿道的哪些部分?

病例 201

膀胱：膀胱平滑肌瘤

1. 膀胱壁黏膜下。
2. 不会。
3. 移行细胞癌、平滑肌肉瘤、平滑肌瘤、嗜铬细胞瘤和错构瘤。
4. 可以生长在任意地方，但最常见的位置是肾包膜。

参考文献

Betts MT, Huo EJ, Miller FH: Pictorial essay: gastrointestinal and genitourinary smooth muscle tumors, *Am J Roentgenol* 181:1349–1354, 2003.

Cornella JL, Larson TR, Lee RA, et al: Leiomyoma of the female urethra and bladder: report of twenty-three patients and review of the literature, *Am J Obstet Gynecol* 176:1278–1285, 1997.

相关参考文献

Zagoria RJ, *Genitourinary Radiology: THE REQUISITES,* 2nd ed, p 205.

点　评

　　MRI显示膀胱内巨大肿瘤阻塞了左侧输尿管。肿块光滑、信号均匀，未向膀胱外侵犯，如此大的恶性肿瘤较少见。平滑肌瘤在膀胱肿瘤的比例小于1%，可以起源于泌尿道任何部位，包括肾包膜和尿道。病理上，由平滑肌和结缔组织组成，类似于子宫平滑肌瘤。它们最常见于膀胱内黏膜下，但也可见于壁间和膀胱外。膀胱内病灶可引起膀胱激惹症状、腰疼和血尿。大而带蒂的病灶可引起膀胱流出道阻塞和肾积水。双合诊盆腔检查时可以摸到包块。手术切除后，极少复发，无恶变可能的报道。

　　膀胱造影和排泄性尿路造影中，膀胱平滑肌瘤表现为边界清楚、光滑的壁间肿块，与膀胱壁之间形成锐角。超声中显示为回声均匀的光滑实性肿块。膀胱外平滑肌瘤与其他盆腔肿块很难鉴别，尤其是子宫平滑肌瘤。在MRI的T1和T2加权像中，平滑肌瘤的信号与膀胱壁信号相同。注射造影剂后，一些肿瘤表现为均匀的强化，另一些则显示为周边强化。平滑肌瘤和平滑肌肉瘤可表现相同，如果肿瘤内部信号不均一，更倾向诊断平滑肌肉瘤。肿瘤位于黏膜下，有助于平滑肌瘤和移行细胞癌的鉴别。膀胱壁间肿瘤的鉴别包括平滑肌瘤、平滑肌肉瘤、错构瘤和嗜铬细胞瘤。

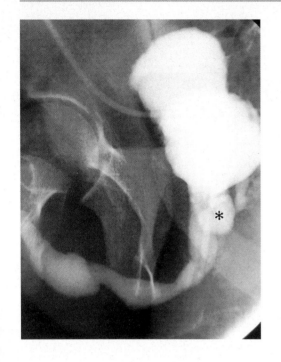 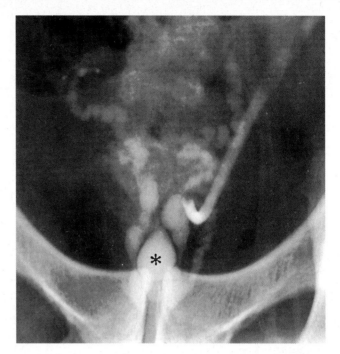

1. 上两图中，星号所指的结构最可能是什么？

2. 说出两种与此结构相关的先天异常。

3. 右图中显影的生殖器官是什么？

4. 上图中前尿道异常的最可能解释是什么？

病例 202

尿道：巨大的前列腺小囊

1. 前列腺小囊。
2. 尿道下裂、两性生殖器、隐睾和先天性尿道息肉。
3. 输精管、精囊腺和射精管。
4. 尿道下裂修补术后改变。

参考文献

Ikoma F, Shima H, Yabumoto H: Classification of enlarged prostatic utricle in patients with hypospadias, *Br J Urol* 57:334–337, 1985.

相关参考文献

Zagoria RJ, *Genitourinary Radiology: THE REQUISITES*, 2nd ed, pp 254, 336.

点　评

　　有尿道下裂的男童，在手术修复前后，常规不进行影像学评价。然而，如果怀疑有术后并发症（如尿道皮肤瘘或尿道梗阻），通常行注射造影剂的尿道造影检查。本病例中，患者在尿道下裂的前尿道修复术后，出现反复的附睾炎，因而进行尿道造影检查。

　　尽管所有男性都有小的前列腺小囊（前列腺囊），但只有在尿道下裂、两性生殖器、隐睾和先天性尿道息肉的患者才可在膀胱尿道造影中显示。先天性巨大前列腺小囊分为四个类型，从0到Ⅲ级分级。0、Ⅰ和Ⅱ级的前列腺小囊开口于精阜的中央。0级前列腺小囊不向上延伸；Ⅰ级前列腺小囊向上延伸至精阜上方，但位于膀胱颈下方；Ⅱ级小囊延伸至膀胱颈上方；Ⅲ级先天性巨大前列腺小囊起源于尿道球部。本病例为Ⅰ级前列腺小囊与射精管相通，这就说明患者为什么有反复发作的附睾炎。前列腺小囊的其他并发症包括结石形成和反复的感染。同时，可以注意到，前列腺小囊有一个半球形底部。在憩室底部的充盈缺损提示前列腺囊（即宫颈或子宫附着处）。

　　尿道下裂的患者，前列腺小囊可以如本病例中一样巨大。前列腺小囊的分级与尿道下裂的严重程度相关。如阴茎型尿道下裂通常是0和Ⅰ级的前列腺小囊；而会阴型尿道下裂通常是Ⅲ级的前列腺小囊。

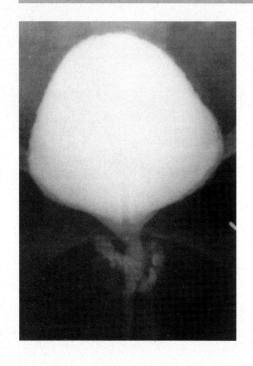
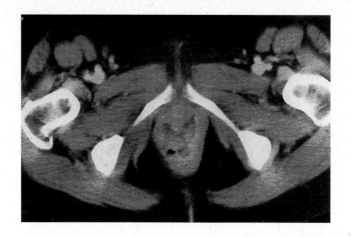

1. 图中的影像学方法是什么?
2. 尿道异常的鉴别诊断是什么?
3. 为了进一步评价影像学所见,下一步推荐采取什么措施?
4. 说出三种尿道憩室的并发症。

尿道：尿道憩室腺癌

1. 排泄性膀胱尿道造影和CT。
2. 肿瘤、脓肿和尿道撕裂引起的造影剂外渗。
3. 取决于临床症状。如果摸到包块，建议针吸或穿刺活检。
4. 感染、形成结石和肿瘤。

参考文献

Rajan N, Tucci P, Mallouh C, Choudhury M: Carcinoma in female urethral diverticulum: case reports and review of management, *J Urol* 150:1911–1914, 1993.

Seballos RM, Rich RR: Clear cell adenocarcinoma arising from a urethral diverticulum, *J Urol* 153:1914–1915, 1995.

相关参考文献

Zagoria RJ, *Genitourinary Radiology: THE REQUISITES*, 2nd ed, pp 250, 254.

点　评

　　尿道憩室可以合并感染和结石形成，也有良性和恶性肿瘤并发的报道。尿道憩室内的恶性肿瘤罕见。有报道的病例小于100例。诊断时平均年龄为40岁，出现血尿和排尿时有激惹症状，促使患者前来就医。无并发症的女性尿道憩室患者中，性交困难较常见，但男性患者中仅5%报道有此症状。体检中，可能触及一个质软的尿道下肿块。进一步评价的方法包括尿道镜、MRI、膀胱尿道造影或双气囊尿道造影。尿道造影可以显示尿道旁肿瘤推挤尿道或憩室内的不规则充盈缺损，如本病例所示。

　　尽管最常见的尿道恶性肿瘤是鳞癌，但腺癌和移行细胞癌占尿道憩室恶性肿瘤的2/3。此种所见与尿道憩室缘于尿道旁腺炎症后阻塞的理论一致。移行细胞癌常见的发病部位为尿道的近段1/3。

　　这些肿瘤的预后较差，局部和全身均可出现衰竭。单纯的憩室切除是不够的，推荐全尿道前部切除术，加上睾丸鞘膜壁的广泛切除及术后放疗。

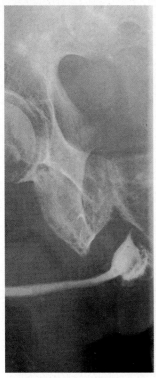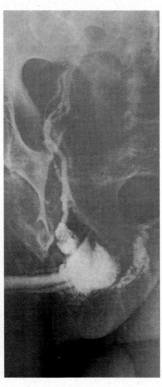

1. 上图逆行性尿道造影中，第二幅图像盆腔内垂直的管状结构是什么？
2. 显影的尿道是哪一部分，前尿道还是后尿道？
3. 通常这种类型的损伤是由外伤引起，还是医源性的？
4. 此病理改变相关的典型症状是什么？

尿道：前尿道撕裂

1. 引流阴茎的盆腔静脉。
2. 只有前尿道。
3. 通常是医源性的。
4. 肉眼血尿。

参考文献

Pierce JM: Disruptions of the anterior urethra, *Urol Clin North Am* 16:329–340, 1989.

相关参考文献

Zagoria RJ, *Genitourinary Radiology: THE REQUISITES,* 2nd ed, p 247.

点　评

　　两幅逆行性尿道造影图像显示仅尿道前部显影和造影剂外渗。外渗的造影剂引流入盆腔静脉内，这是前尿道撕裂的典型表现。造影剂流入尿道旁的阴茎海绵体，然后引流到盆腔的静脉内。在前尿道撕裂时，造影剂很难克服外括约肌的张力，充盈后尿道，而静脉通路的阻力较低。这种撕裂可见于直接外力钝伤，最常见的是骑跨伤，或者更多见为医源性损伤。在院内，这种损伤多是导管插入所致。前尿道撕裂时，不可避免地会出现肉眼血尿。即使影像学改变很显著，但治疗方法仅需仔细地经尿道插入导尿管，通常撕裂就会自愈，而不留后遗症。

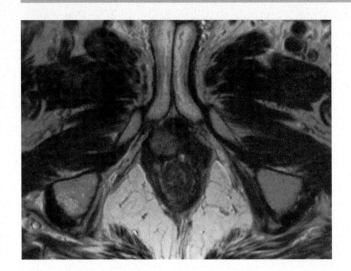

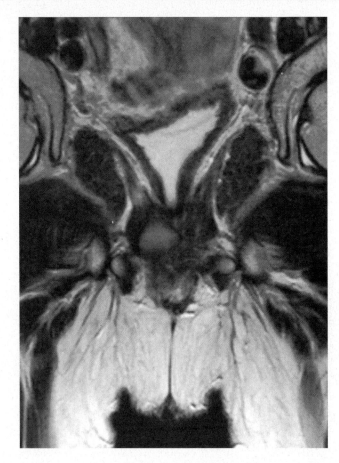

1. 尿道旁肿块的鉴别诊断是什么？
2. 上图诊断尿道憩室不典型之处是什么？
3. 在尿道旁注射胶原是治疗哪种异常的有效方法？
4. 可注射胶原的最常见并发症是什么？

病例 205

尿道：尿道旁胶原填充

1. 尿道旁填充剂、尿道憩室、尿道周围感染或肿瘤。
2. 信号强度和位置。
3. 尿道内括约肌功能不良所致的压力性尿失禁。
4. 向其他部位移位。

参考文献

Bridges M, Petrou S, Lightner D: Urethral bulking agents, *Am J Roentgenol* 185:257–264, 2005.

Hahn W, Israel G, Lee V: MRI of female urethral and periurethral disorders, *Am J Roentgenol* 182:677–682, 2004.

相关参考文献

Zagoria RJ, *Genitourinary Radiology: THE REQUISITES*, 2nd ed, pp 244–246.

点 评

尿道填充剂的临床应用不断扩展。尽管临床常规应用尿道填充剂治疗女性因内括约肌功能不良导致的压力性尿失禁，但在前列腺切除术后男性也可应用尿道旁填充剂治疗术后尿失禁。要求放射科医师识别这些不同种类尿道填充剂的影像学改变，并且能同其他尿道旁病变进行鉴别。

目前最常用的填充剂包括牛交联胶原（Contigen，Bard）和碳涂层珠（Durashphere，Carbon Medical Technology）。在CT中，胶原的密度和软组织密度相似，在增强扫描中，软组织可以强化，所以可进行鉴别。如果是近期注入的胶原，在T2加权像上显示为高信号，类似于尿道憩室。如胶原发生变性，在T2加权像上显示为等信号，类似于实性病变。增强T1加权像可以区别这种状况，因为填充剂不能吸收钆类造影剂。碳涂层微珠和近期出现的石炭涂层微球均无活动质子，故在T1和T2加权像都是低信号。

位置对于鉴别填充剂和尿道旁病变也有一定的价值。尿道旁填充剂填充于紧贴膀胱底部和尿道交界部位的软组织内。尿道憩室一般位于尿道中部耻骨联合水平，通常在后外方。尿道旁囊性肿物位置更靠远侧，接近尿道外口，更可能是囊肿或Skene腺脓肿。

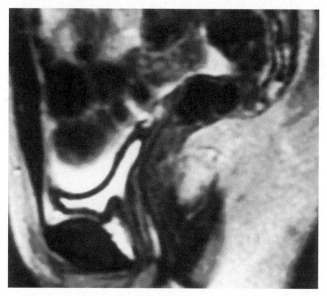
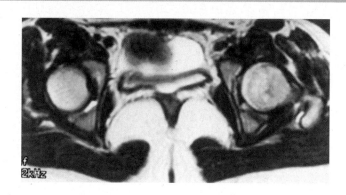

1. 导致原发性闭经的最常见原因是什么?

2. 在选择合适的手术方法方面，影像学的作用是什么?

3. Mayer-Rokitansky-Kuster-Hauser综合征患者的肾畸形是什么?

4. 正确还是错误：Mayer-Rokitansky- Kuster-Hauser综合征的患者有卵巢。

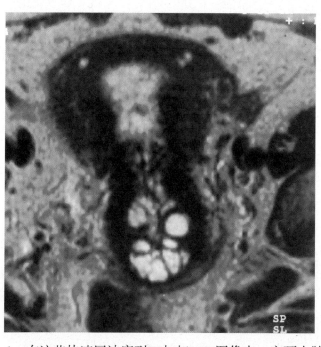
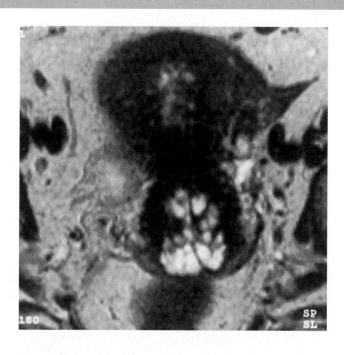

1. 在这些快速回波序列T2加权MRI图像中，宫颈内肿物的鉴别诊断是什么?

2. 这种罕见肿瘤的典型临床症状是什么?

3. 这种病变可以合并其他两种疾病。说出其中一个。

4. 正确还是错误：这是一种良性表现的恶性肿瘤，预后良好。

病例 206

产科 / 妇科学：阴道闭锁

1. 阴道发育不良。
2. 了解是否有正常的宫颈和子宫内膜腔是否存在。
3. 骨盆肾和肾发育不良。
4. 正确。

参考文献

Reinhold C, Hricak H, Forstner R, et al: Primary amen-orrhea: evaluation with MR imaging, *Radiology* 203: 383–390, 1997.

相关参考文献

Zagoria RJ, *Genitourinary Radiology: THE REQUISITES*, 2nd ed, pp 261–266.

点　评

原发性闭经的定义是：16岁依旧无月经来潮。最常见的原因为先天性阴道缺如，发生率约为1/4000～1/5000。其他原发性闭经的原因包括müller管异常、先天性性分化障碍、卵巢功能不良或衰竭和下丘脑或垂体病变引起激素分泌异常。Mayer-Rokitansky-Kuster-Hauser综合征的患者阴道发育不良或缺如，有正常的输卵管和卵巢。它可以合并各种子宫、泌尿道和骨骼肌肉系统的畸形，但这些患者内分泌正常，外形为女性，生殖器官发育完全。

经会阴超声和MRI可以有效地评价阴道的发育异常。这些患者的影像学作用是评价闭锁段的长度和是否存在子宫内膜腔和宫颈。阴道发育不良时子宫和宫颈功能正常，可以通过阴道成形术治疗。发育不良的阴道段和入口间的距离决定阴道成形术的类型（一期吻合手术 vs 表皮移植）。如无宫颈，但存在有功能的子宫内膜组织，通常采取子宫切除手术，因为手术建立的子宫阴道瘘或人工宫颈经常会闭合，且不能生育。闭合的子宫阴道瘘会导致子宫内膜异位。

病例 207

产科 / 妇科学：恶性腺瘤

1. 囊性子宫内膜增生、深部纳博特囊肿和恶性腺瘤。
2. 大量的水样阴道分泌物。
3. Peutz-Jeghers综合征或卵巢的黏液肿瘤。
4. 很不幸，这个判断是错误的。

参考文献

Doi T, Yamashita Y, Yasunaga T, et al: Adenoma malignum: MR imaging and pathologic study, *Radiology* 204:39–42, 1997.

相关参考文献

Zagoria RJ, *Genitourinary Radiology: THE REQUISITES*, 2nd ed, pp 308–309.

点　评

宫颈癌中腺癌占所有病例的10%左右。宫颈恶性腺瘤或微分化腺癌占宫颈腺癌的3%。据报道，这种恶性肿瘤可并发Peutz-Jeghers综合征，或合并卵巢黏液肿瘤。水样的宫颈分泌物为最常见症状，阴道出血少见。

肉眼观察，肿瘤是多囊性肿块，囊肿的直径范围从显微镜下可见到几个厘米。在MRI上实性和强化区域是由水肿宫颈组织内的微小囊肿构成。这些囊肿由分泌黏液的单层柱状上皮排列而成，类似正常宫颈腺体。对于病理学医师来说，由于肿瘤细胞分化非常好，诊断恶性较困难。尽管有困难，但恶性腺瘤的临床过程具有恶性的典型表现，其早期播散，对治疗反应差和远期预后不良。

恶性腺瘤的鉴别诊断包括囊性内膜增生、深部的纳博特囊肿。增强扫描可见实性组织，这在深部的纳博特囊肿不可见，而基质受累不会出现在囊性内膜增生病变中。

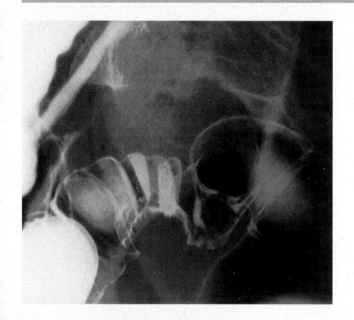

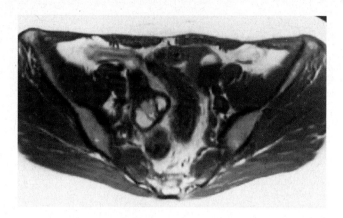

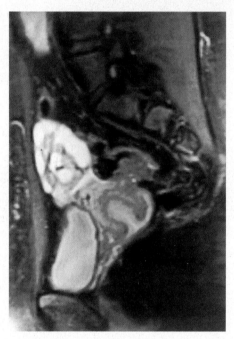

1. 上图气-钡灌肠的异常所见的鉴别诊断是什么？
2. MRI的异常改变是什么？
3. 并发结肠浆膜转移的原发性恶性肿瘤是什么？
4. 本病例可通过结肠镜活检诊断吗？

病例 208

产科／妇科学：乙状结肠的子宫内膜异位

1. 息肉或其他黏膜下肿瘤。
2. T1加权和压脂T2加权像显示右侧性腺肿块；压脂T2加权像显示信号与子宫肌层相似的肿块，累及乙状结肠。
3. 卵巢癌和黑色素瘤。
4. 可能不能；因黏膜看起来是完整的。

参考文献

Weed JC, Ray JE: Endometriosis of the bowel, *Obstet Gynecol* 69:727–730, 1987.

相关参考文献

Zagoria RJ, *Genitourinary Radiology: THE REQUISITES*, 2nd ed, pp 267–270.

点　评

子宫内膜异位最常累及卵巢、骶子宫韧带、Douglas窝、子宫浆膜面和输卵管。然而，据估计，50%的严重子宫内膜异位有一定程度的肠道受累。胃肠道和下尿路的进展性子宫内膜异位可以形成纤维化肿块，类似浆膜或黏膜下肿瘤或术后及炎症后粘连。

消化道的子宫内膜异位最常累及的部位为乙状结肠、回肠或阑尾。尽管报道的症状有多种（腹泻、便秘、直肠出血、腹胀、部分或完全肠梗阻），但所有症状都有周期性，与月经周期一致。因为首先累及浆膜，钡灌肠通常可见狭窄性病变或偏心性的黏膜充盈缺损。一些病例中，子宫内膜异位环绕肠道生长，类似"苹果核"癌。穿透深部的子宫内膜异位甚至可以破坏黏膜，但这种改变不常见。同乙状结肠的子宫内膜异位不同的是，结肠癌通常是无痛的间歇性出血，而非周期性出血。肠道的子宫内膜异位如果药物治疗（即醋酸甲羟孕酮、雌激素和黄体激素的复方口服避孕药、雄激素派生物或促性腺激素释放激素激动剂）无效的话，可能需行灌注或肠切除治疗。

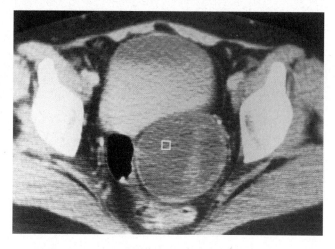
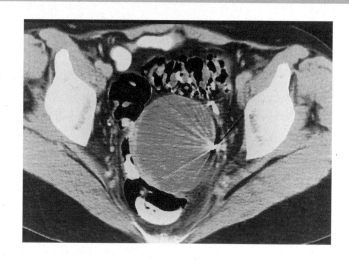

1. 最常见的四种卵巢癌组织学类型是什么？
2. 左侧的CT图像是在右侧CT图像15年前拍摄的。这个时间过程表明这是一种特殊类型的卵巢肿瘤吗？
3. 产生激素是哪种病理类型的卵巢肿瘤特征？
4. 说出分泌激素的卵巢肿瘤的几种临床症状。

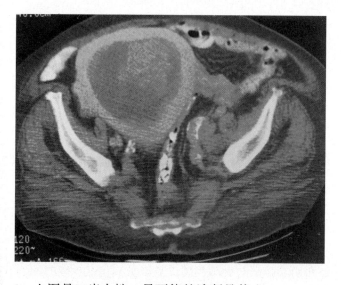
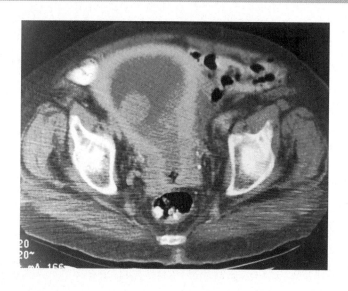

1. 上图是81岁女性，最可能的诊断是什么？
2. 正确还是错误：过量雌激素与子宫内膜癌的高危因素相关。
3. 正确还是错误：平滑肌肉瘤是最常见的非上皮内膜恶性肿瘤。
4. 正确还是错误：之前的盆腔放疗与子宫内膜肉瘤发生有关。

病例 209

产科／妇科学：卵巢间质肿瘤（颗粒细胞瘤）

1. 上皮细胞、生殖细胞、性索间质和转移瘤。
2. 是的。是一种良性实性肿瘤，例如间质肿瘤或良性生殖细胞瘤。
3. 间质型。
4. 月经周期异常、性早熟、阴道出血（雌激素作用）和女性男性化或妇女多毛症（雄激素作用）。

参考文献

Hines JF, Khalifa MA, Moore JL, et al: Recurrent granulosa cell tumor of the ovary 37 years after initial diagnosis: a case report and review of the literature, *Gynecol Oncol* 60:484–488, 1996.

MacSweeney JE, King DM: Computed tomography, diagnosis, staging and follow-up of pure granulosa cell tumor of the ovary, *Clin Radiol* 49:241–245, 1994.

相关参考文献

Zagoria RJ, *Genitourinary Radiology: THE REQUISITES*, 2nd ed, pp 287–288.

点 评

卵巢肿瘤有四种主要的组织学类型，每类又有许多种亚型。上皮来源的卵巢肿瘤最为常见，占卵巢恶性肿瘤的65%。约65%上皮来源的卵巢肿瘤是良性。

不常见的两种卵巢肿瘤是性索–间质肿瘤和卵巢转移瘤。每种类型约占卵巢肿瘤的5%。性索–间质肿瘤有三种亚型：纤维–泡膜细胞瘤、颗粒细胞瘤和Sertoli-Leydig支持细胞瘤（以发病率的降序排列）。纤维–泡膜细胞瘤是一种良性的纤维性肿瘤，可以伴发腹水和右侧胸腔积液或Meigs综合征。颗粒细胞瘤起源于卵巢的基质，可分泌雌激素，66%患者为绝经后的妇女，可引起子宫内膜增生和子宫内膜癌，表现为绝经后阴道出血。在年轻患者，雌激素分泌可引起性早熟。本病例是典型的颗粒细胞瘤，基于这一点，此肿瘤手术治疗效果良好，但术后20年后依然可以复发。这种肿瘤患者预后良好，10年生存率大于85%。

病例 210

产科/妇科学：子宫恶性müller管混合瘤

1. 子宫内膜癌。
2. 正确。
3. 错。
4. 正确。

参考文献

Costa MJ, Khan R, Judd R: Carcinosarcoma (malignant mixed müllerian [mesodermal] tumor) of the uterus and ovary: correlation of clinical, pathologic, and immuno-histochemical features in 29 cases, *Arch Pathol Lab Med* 115:583–590, 1991.

相关参考文献

Zagoria RJ, *Genitourinary Radiology: THE REQUISITES*, 2nd ed, pp 298–301.

点 评

子宫癌中仅3%为肉瘤，但在肉瘤中恶性müller管混合瘤（MMMT或3MT）最为常见。这些肿瘤被认为是女性生殖道双相性肿瘤，因为肿瘤内既有癌成分，又有肉瘤成分（癌肉瘤）。回顾胚胎学，中肾旁管由尿生殖嵴的间充质形成，内衬体腔上皮。MMMT的上皮成分是典型的子宫内膜样腺癌，最常见的间质成分是纤维肉瘤和内膜基质肉瘤。

由于MMMT不常见，临床和影像学表现不特异，穿刺前的诊断是个难题。这些肿瘤患者有盆腔放疗病史。一项研究中，9.5%的患者有放疗病史，放疗和诊断MMMT之间的时间中位数是16年。MMMT有非常显著的临床侵袭性过程，预后差。即使是一期病变，5年生存率也不超过35%。随诊第2年，85%的患者出现复发和转移。预后因素同子宫内膜癌相似，与子宫肌层侵犯的厚度（如果肿瘤局限于子宫内）、病变分期和切除肿瘤的大小相关。有半数病例在诊断时即为晚期病变（III期或IV期）。

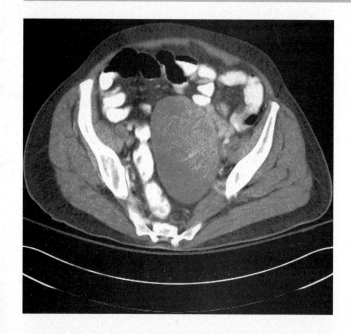

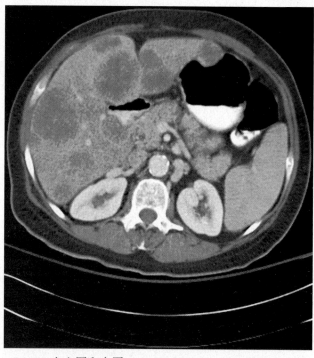

左上图和右图：reprinted with permission from Lee JKT, Sagel SS, Stanley RJ, Heiken P, *Computed Body Tomography with MRI Correlation*, ed 4, Philadelphia: Lippincott Williams and Wilkins, 2006.

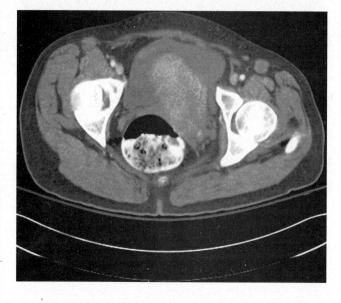

1. 假定第一幅图像中的病变起源于子宫，那么上图所见的鉴别诊断什么？

2. 影像学方法是否可以判断这个子宫肿块是良性，还是恶性的？

3. 如果是恶性病变，最常见的远处转移部位是哪里？

4. 正确还是错误：所有子宫平滑肌肉瘤都源自退变的平滑肌瘤恶变。

产科/妇科学：子宫平滑肌肉瘤

1. 退变的平滑肌瘤和不相关的肝转移或平滑肌肉瘤并发肝转移。
2. 由于细胞性和退变的平滑肌瘤内部不均匀，与典型的平滑肌肉瘤表现类似，因此以影像学为基础对两者进行鉴别不可靠。
3. 除了局部侵犯外，最常见的远处转移部位是肝和肺。
4. 错。子宫平滑肌肉瘤可以直接起源于子宫的肌层。

参考文献

Kido A, Togashi K, Koyama T, et al: Diffusely enlarged uterus: evaluation with MR imaging, *Radiographics* 23:1423, 2003.

Sahdev A, Sohaib SA, Jacobs I, et al: MR imaging of uterine sarcomas, *Am J Roentgenol* 177:1307–1311, 2001.

相关参考文献

Zagoria RJ, *Genitourinary Radiology: THE REQUISITES,* 2nd ed, pp 276–282.

点　评

子宫平滑肌肉瘤是罕见的恶性肿瘤，既可以直接来源于子宫肌层的平滑肌细胞，也可来源于子宫的平滑肌瘤恶性变。尽管子宫平滑肌瘤是最常见的子宫良性肿瘤（30岁以上年龄的女性发病率为20%），但肉瘤样变的几率极小，仅0.1%～0.8%。

平滑肌肉瘤最常见的表现是巨大的子宫肿块，MRI的特征最具典型性。典型的良性非退变性平滑肌瘤是边界清楚、信号均匀的T2低信号改变，与此相反，平滑肌肉瘤的信号极其不均匀。通常MRI显示的T2高信号区域是局灶性囊变区。强化前T1影像显示的高信号区域是出血坏死区。注射造影剂后实性部位强化是典型改变。

然而，需要强调的是，每种影像所见既可出现在良性细胞性平滑肌瘤，也可出现在良性退变的平滑肌瘤。迄今为止，影像学不能可靠地鉴别平滑肌瘤和平滑肌肉瘤。研究表明，快速增大和边界模糊可能是恶性征象，尽管这一点的可靠性并未得到证实。然而局部侵犯和绝经后妇女平滑肌瘤近期迅速增大这样的特征，依旧要高度怀疑恶变的可能。

病变播散的典型方式是侵犯局部的盆腔血管和淋巴。最常见的远处转移部位为肝和肺。

需要进行鉴别的肿瘤是细胞性或退变性平滑肌瘤。内膜基质肉瘤和恶性müller管混合瘤也可有相同的表现。肿瘤与子宫内膜癌或子宫腺肌症不能鉴别的情况极少。尽管原发的子宫淋巴瘤和转移瘤也可以表现为巨大的不均匀子宫肿块，但这两种肿瘤不常见。

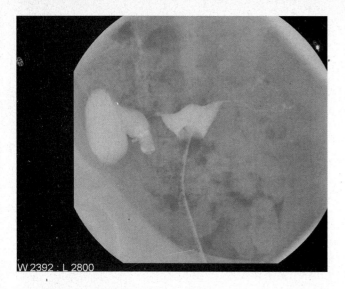

W 2392 : L 2800

1. 输卵管分哪四段?
2. 上图是输卵管的哪部分阻塞?
3. 输卵管梗阻的病因是什么?
4. 子宫输卵管造影后应当选择什么样的治疗?

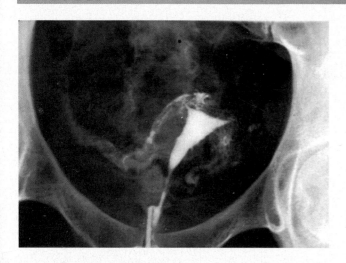

1. 上图最可能的诊断是什么?
2. 有类似影像学表现的其他病变有什么?
3. 子宫输卵管造影的危险因素是什么?
4. 子宫输卵管造影有什么样的改变时,表明有可能是病变复发?

病例 212

产科／妇科学：输卵管积水

1. 间质部、峡部、壶腹部和漏斗部。
2. 壶腹部。
3. 盆腔炎症的后遗症。
4. 口服抗生素。

参考文献

Thurmond AS: Imaging of female infertility, *Radiol Clin North Am* 41:757–767, 2002.

相关参考文献

Zagoria RJ, *Genitourinary Radiology: THE REQUISITES,* 2nd ed, pp 13–15.

点　评

　　输卵管是连接子宫和卵巢的管道，长约12cm，分为四部分：间质部、峡部、壶腹部和漏斗部。输卵管梗阻是女性不育的常见原因之一，输卵管是否通畅的最佳评价方法依旧是子宫输卵管造影。输卵管近段的梗阻——间质部和峡部——通常是由于碎屑阻塞、慢性感染、闭塞性纤维化和结节性输卵管峡炎引起。输卵管壶腹部和漏斗部扩张，无造影剂流入腹腔，即可诊断输卵管积水。输卵管积水通常是盆腔炎症的后遗症，炎症的来源可以是通过性活动传播的感染，也可以是肠道的炎性病变蔓延。输卵管也可以因下腹部的术后粘连引起梗阻。输卵管扩张的程度和粘连的程度并不相关。轻度扩张可能有显著的管壁增厚和僵硬，而不易手术切除或修复。有皱襞存在认为是手术修复预后良好的特征。一旦子宫输卵管造影显示有输卵管积水，患者应在造影后给予口服抗生素治疗几天，预防感染，一般常用多西环素。

病例 213

产科／妇科学：子宫输卵管造影的造影剂静脉反流

1. 子宫输卵管造影检查过程中造影剂静脉反流。
2. 反流到淋巴系统内。
3. 患者因子宫扩张引发绞痛，可以很严重。盆腔感染不常见，如果患者有输卵管积水，需要预防性抗生素治疗。子宫破裂和造影剂反应相当罕见。
4. 患者有近端输卵管梗阻时，造影剂注入后无其他出口流出。

参考文献

Dalfo AR, Ubeda B, Ubeda A, et al: Diagnostic value of hysterosalpingography in the detection of intrauterine abnormalities: a comparison with hysteroscopy, *Am J Roentgenol* 183:1405–1409, 2004.

相关参考文献

Zagoria RJ, *Genitourinary Radiology: THE REQUISITES,* 2nd ed, p 403.

点　评

　　子宫输卵管造影（hysterosalpingography，HSG）常规用于评价不育的夫妻。HSG的适应证还包括子宫和输卵管术后评价或有反复流产史患者的评价。这是一种微创的检查，显示宫腔和输卵管腔内情况，评价输卵管是否通畅。通常在患者末次月经后7～10天内（这时月经结束，但尚未排卵，因此不会怀孕）行hCG检查。应用阴道窥器，将5F导管插入宫颈腔内。可以应用球囊扩张宫颈管，这取决于放射科医师的喜好。注入水溶性造影剂的同时进行透视和点片，评价子宫和输卵管充盈的情况以及造影剂自由流入腹腔的情况。在作者工作的部门，常规情况下，不预防性给予抗生素，但如果患者有输卵管积水，则给予抗生素来预防扩张的输卵管感染。

　　淋巴管和静脉造影剂反流在检查中的发生率低于5%。好发因素包括输卵管病变或梗阻、子宫粘连和畸形。反流也可出现在注射压力过大或HSG导管头位置不恰当的情况下。一旦发生反流，水溶性造影剂很快消失。发生造影剂全身反应的情况极其罕见。

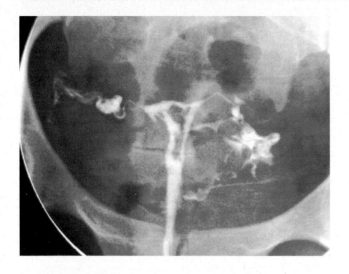
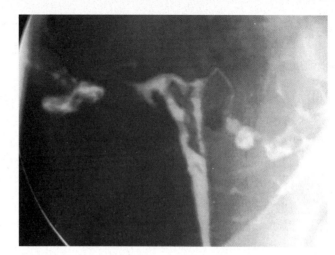

1. 如果患者不孕，上图最可能的诊断是什么？
2. 鉴别诊断是什么？
3. 其他什么影像学方法可以发现这种异常？
4. 在月经周期的哪个时间段可以进行子宫输卵管造影检查？

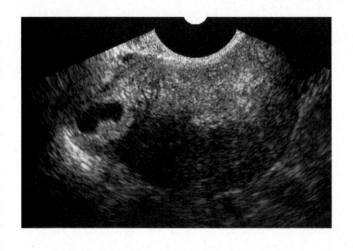
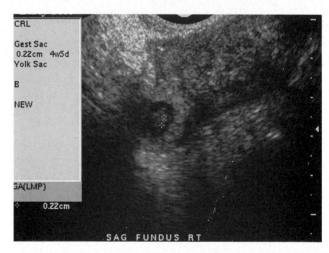

1. 上图最可能的诊断是什么？
2. 哪种实验室检查可以明确诊断？
3. 超声检查正常可以除外宫外孕吗？
4. 妊娠前3个月与妊娠相关的最常见死亡原因是什么？

病例 214

产科/妇科学：Asherman综合征（创伤性闭经综合征）

1. Asherman综合征。
2. 己烯雌酚接触史、生殖器结核。
3. MRI和子宫超声可发现这种异常。
4. 子宫输卵管造影应在月经后和排卵前进行，大约在月经周期的第7～10天。

参考文献

Dalfo AR, Ubeda B, Ubeda A, et al: Diagnostic value of hysterosalpingography in the detection of intrauterine abnormalities: a comparison with hysteroscopy, *Am J Roentgenol* 183:1405–1409, 2004.

相关参考文献

Zagoria RJ, *Genitourinary Radiology: THE REQUISITES*, 2nd ed, pp 265–266.

点　评

子宫输卵管造影（HSG）最常用于评价女性不孕。它是评价输卵管的最佳影像学方法，也可用于子宫腔的评价。子宫异常引起的不孕在女性中约占10%～15%。HSG在诊断宫腔病变中显示有高敏感性（60%～98%）和低特异性（15%～80%），表现为宫腔内的充盈缺损。宫腔内充盈缺损的鉴别诊断包括息肉、内膜增生、纤维瘤、粘连和分隔。气泡、黏液和血块可引起假阳性改变。

瘢痕组织引起宫腔粘连，也称为粘连。瘢痕可由子宫外伤或感染引起，但最常见原因是子宫扩张术和刮除术后改变。瘢痕组织引起宫腔闭合，导致不孕。Asherman综合征是指与子宫粘连相关的不孕。

在HSG上，粘连表现为边界清楚的线状不规则充盈缺损，可引起宫腔缩小或闭塞。采用宫腔镜下粘连松解术进行治疗。

病例 215

产科/妇科学：输卵管间质部异位妊娠

1. 右侧输卵管间质部的异位妊娠。
2. 血清β人绒毛膜促性腺激素水平。
3. 不能。
4. 宫外孕。

参考文献

Ackerman TE, Levi CS, Dashefsky SM, et al: Interstitial line: sonographic finding in interstitial (cornual) ectopic pregnancy, *Radiology* 189:83–87, 1993.

Tulandi T, Al-Jaroudi D: Interstitial pregnancy: results generated from the Society of Reproductive Surgeons Registry, *Obstet Gynecol* 103:47–50, 2004.

相关参考文献

Zagoria RJ, *Genitourinary Radiology: THE REQUISITES*, 2nd ed, p 259.

点　评

输卵管间质部为包含在子宫肌层的部分。妊娠在输卵管的这个部位被称作输卵管间质部妊娠。由于妊娠的部位较独特，故早期诊断较困难。经阴道超声是最有效的诊断方法，敏感性为80%，特异性为99%。超声诊断发现胎囊位于子宫的一侧，周围有薄的肌层环绕。

输卵管间质部妊娠与一侧输卵管切除、前期宫外孕以及体外受精病史相关。这是一种极少见的宫外孕，占所有宫外孕的2%～3%。然而，由它引发的死亡率是输卵管其他部位异位妊娠的2倍。它可能引起子宫破裂，导致灾难性的大出血。

常规治疗方法是开腹行子宫切除或子宫角切除。然而，注射甲氨蝶呤的保守治疗和腹腔镜也较常应用。尽管输卵管间质部妊娠术后子宫角变得薄弱，但之后的妊娠可能不合并并发症。

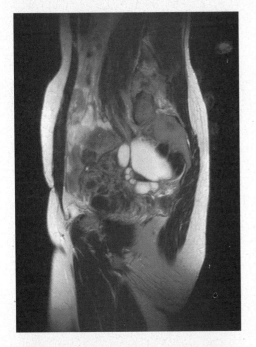

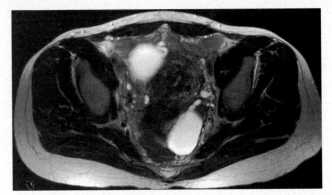

左上图和右图：reprinted with permission from
Lee JKT, Sagel SS, Stanley RJ, Heiken P, *Computed Body Tomography
with MRI Correlation*, ed 4, Philadelphia: Lippincott Williams and
Wilkins, 2006.

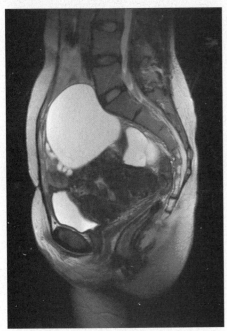

1．上图双侧附件肿块是什么？
2．这种病变最常见的原因是什么？
3．肿块在T1加权像中表现为什么信号？
4．这一肿块怎样与正常卵巢鉴别？

产科/妇科学：输卵管积水

1. 输卵管积水。
2. 盆腔感染性疾病。
3. 在本病例中为单纯的水信号，T1低信号。
4. 无滤泡。

参考文献

Outwater EK, Siegelman ES, Chiowanich P, et al Dilated fallopian tubes: MR imaging characteristics *Radiology* 208:463–469, 1998.

相关参考文献

Zagoria RJ, *Genitourinary Radiology: THE REQUISITES*, 2nd ed, p 272.

点　评

MRI的T2加权像显示盆腔内双侧囊性结构，与含滤泡的正常卵巢和有平滑肌瘤的子宫有分界。

输卵管积水或输卵管扩张是盆腔感染最常见的并发症。其他病因包括纤维瘤、宫腔内操作后遗瘢痕和放疗后改变。输卵管壶腹部最远端近伞部最大程度扩张，在子宫输卵管造影中，通常无造影剂流入腹腔内。

MRI中，输卵管积水表现为T1低信号和T2高信号的椭圆形肿块。必要时，应用三平面成像法显示肿块的管状结构，即可除外子宫内膜异位和出血性囊肿等卵巢的肿块，以明确诊断。输卵管近端峡部可以扩张或正常管径，这种情况下病变显示出迂曲样改变。扩张的输卵管内有碎屑或T1高信号改变，表明输卵管内积脓或出血。识别卵巢很重要，可以除外卵巢起源的肿瘤。所有生育期妇女的卵巢均表现为内含多个T1低信号T2高信号的滤泡的椭圆形软组织信号结构。扩张的输卵管可以类似肠管，但仔细评价病变起源以及其内缺乏环形皱襞，即可明确诊断。

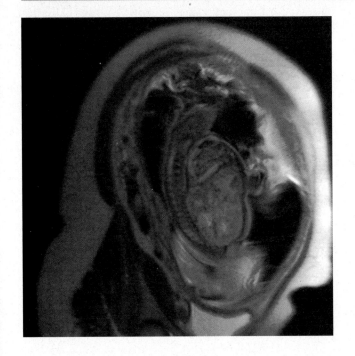 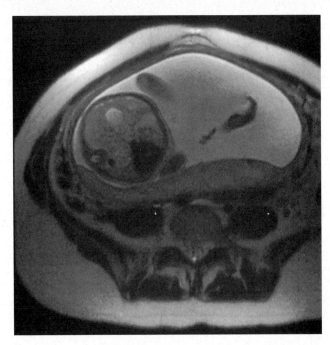

1. 左侧图像中，囊实性混合性肿块位于胎儿的哪个器官？
2. 正确还是错误：上图病变合并胎儿水肿，则预后不良。
3. 列举三个产前胎儿胸部肿块的鉴别诊断。
4. 上述病变最常见的新生儿并发症是什么？

产科 / 妇科学：输卵管积水

1. 右肺（假设心脏和降主动脉位于左侧）。
2. 正确。
3. 先天性膈疝、先天性囊性腺瘤样畸形和支气管肺隔离症。
4. 肺发育不全引起的呼吸衰竭。

参考文献

Barnes NA, Pilling PW: Bronchopulmonary foregut malformations: embryology, radiology and quandary, *Eur Radiol* 13:2659–2673, 2003.

Hubbard AM, Adzick NS, Crombleholme TM, et al: Congenital chest lesions: diagnosis and characterization with prenatal MR imaging, *Radiology* 212:43–48, 1999.

点　评

最常见的胎儿产前胸部肿块包括膈疝、先天性囊性腺瘤样畸形（CCAM）和肺隔离症。Hubbard等应用产前胎儿MRI检查，以胎儿脊柱正交平面的超快速T2加权技术显示并诊断胎儿胸部病变。

肺CCAM是罕见病变，特征改变为呼吸道远段异常分裂，取而代之的是囊实性混合肿块。病变通常与支气管树相通，由肺血管供血，与肺隔离症不同。CCAM分为三种类型：（1）直径大于2cm的囊肿周围包绕多个小囊肿；（2）多发的小囊肿，直径在0.5～2cm；（3）"微囊肿"的大肿块，囊肿均小于5mm，内可见细支气管和肺泡管结构。

MRI的T2加权影像，1型和2型CCAM病变显示为高信号，信号强度显著高于邻近肺组织，与羊水信号接近。3型CCAM病变在MRI的T2加权像的信号均匀，信号强度显著高于邻近肺组织，但低于羊水信号。膈肌破裂和异常的体循环供血分别是先天性膈疝和肺隔离症的特征，有助于对两者的识别。

产前胎儿CCAM的临床过程是可变的。较大的病变通常合并纵隔移位、肺发育不良、血管受累和胎儿水肿。合并水肿的胎儿预后不良。手术切除子宫内胎儿的巨大CCAM病变可以降低肺发育不良的发病率和由它引起的死亡率。巨大CCAM压迫食管可引起羊水过多。CCAM病灶可以在子宫内退化，认为是胸腔和肿块生长率不同引起的。CCAM在儿童和成年的并发症包括反复的肺部感染、气胸和恶变。起自CCAM的横纹肌肉瘤和支气管肺泡癌也有报道。尽管手术切除婴儿巨大（大于3cm）和有症状的CCAM病灶，效果良好，但手术治疗无症状和较小CCAM病灶仍有争议。

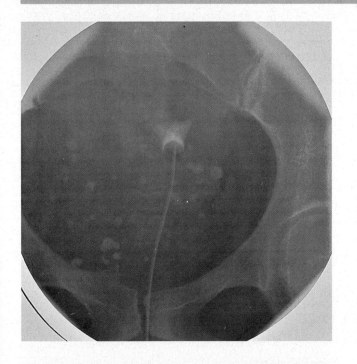

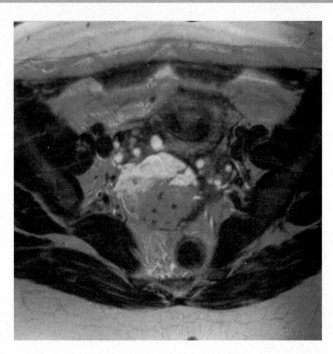

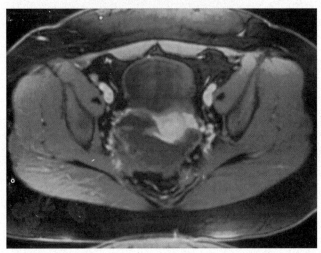

1. 造影剂注射前盆腔内是否有多发的圆形和不规则密度增高影？诊断是什么？
2. 这种病变的典型临床表现是什么？
3. 决定治疗方法的影响因素是什么？
4. 正确还是错误：这种情况通常可以妨碍怀孕。

病例 218

产科 / 妇科学：子宫的海绵状血管瘤和动静脉畸形

1. 是。这些多发的高密度影代表钙化。子宫的海绵状血管瘤。
2. 显著的阴道出血。
3. 怀孕的意愿、病变大小和动静脉畸形的类型。
4. 错。

参考文献

Hoffman MK, Meilstrup JW, Shackelford DP, Kaminski P: Arteriovenous malformations of the uterus: an uncommon cause of vaginal bleeding, *Obstet Gynecol Surv* 52:736–740, 1997.

Kobayashi T, Yamazaki T, Takahashi M, et al: Characteristic radiologic findings for cavernous hemangioma of the uterus, *Am J Roentgenol* 172:1147–1148, 1999.

相关参考文献

Zagoria RJ, *Genitourinary Radiology: THE REQUISITES*, 2nd ed, pp 257, 258.

点　评

海绵状血管瘤和动静脉畸形（AVM）是两种血管病变，需要显著的线索进行诊断。这两种病变罕见，但如果不能诊断，可能带来非常危险的后果。最常见的临床症状是异常增多的阴道出血，可以引起生命危险。通常，患者在有创性操作（如扩宫术和清宫术）后出现出血。充血性心衰罕见。患者通常的发病年龄为20～40岁，但发病年龄可以很宽泛。传统上，AVM分为先天性和获得性两种。获得性AVM与手术操作或恶性肿瘤引起的创伤相关，如癌和妊娠滋养层细胞病。有报道，这种病变还可以继发内膜/肌层的感染。Hoffman等报道怀孕期间激素水平升高，可能导致先天性AVM病变体积增大。

影像所见多变，取决于病变的类型。子宫输卵管造影中所见（如多发的静脉石）可提示海绵状血管瘤，多普勒超声显示低回声区域可见血流增加或涡流。海绵状血管瘤在多普勒超声中显示少量血流，但在MRI表现为子宫增大，典型的可见到流空的血管畸形。MRI中海绵状血管瘤中的钙化可以类似血管流空。

血管造影能明确诊断，但这是一种有创的检查方法。获得性AVM通常仅一条异常的动静脉通路，但先天性AVM常显示多个异常的动静脉通路，同时病变范围较广。

随经皮介入技术的改进，有时可以尝试采用栓塞治疗以保存生育功能。治疗方法的选择取决于病变的大小和出血的严重程度。最常用的治疗方法是子宫切除。有报道栓塞治疗后，患者成功怀孕。

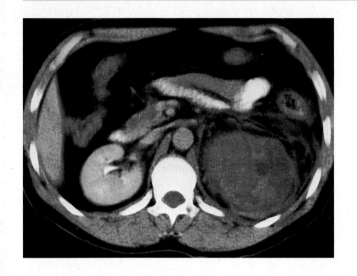 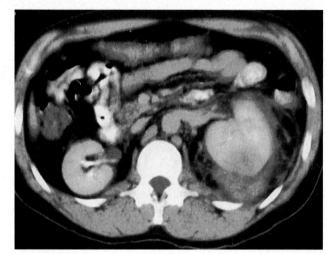

1. 上图中病变起源的器官是什么?
2. 鉴别诊断是什么?
3. 诊断时病变合并转移的百分比是多少?
4. 影像引导的活检对患者的治疗起什么作用?

病例 219

肾上腺：肾上腺皮质癌

1. 左肾上腺，或者可能是左肾上极。
2. 主要鉴别诊断是肾上腺癌和外生性肾细胞癌；可能性较小的鉴别诊断包括肾上腺转移和出血（假设病变较大、密度低，而且无其他病灶。）
3. 高达50%。
4. 只有在患者有已知原发病灶或其他部位的病变时，行穿刺活检。如果仅一个病变，同时患者无原发肿瘤，可能无需穿刺活检，应选择手术切除。

参考文献

Mayo-Smith WW, Boland GW, Noto RB, Lee MJ: State of the art adrenal imaging, 21:995–1012, 2001.

Szolar DH, Korobkin M, Reittner P, et al: Adrenocortical carcinomas and adrenal pheochromocytomas: mass and enhancement loss evaluation at delayed contrast-enhanced CT, *Radiology* 234:479–485, 2005.

Wooten MD, King DK: Adrenal cortical carcinoma: epidemiology and treatment with mitotane and a review of the literature, *Cancer* 72:3145–3155, 1993.

相关参考文献

Zagoria RJ, *Genitourinary Radiology: THE REQUISITES*, 2nd ed, pp 365–366.

点　评

　　肾上腺皮质癌是较为罕见的原发性肾上腺肿瘤；在英文文献中仅约2000例的病例报道。病变有双极性的年龄分布，发病高峰为1～10岁和40～50岁。略好发于女性（59%），68%的肿瘤为晚期，不能手术切除。功能亢进的肿瘤较多见于儿童，85%的儿童和15%的成人肾上腺皮质癌是功能亢进的。功能亢进的肿瘤分期较无功能肿瘤分期早，功能亢进最敏感的生化检查方法是测量尿中17-酮类固醇的水平。功能性肿瘤最常见的症状是Cushing综合征，而无功能性腺癌的疼痛症状是由于肿瘤的局部侵犯和占位效应所致。转移部位包括肺、肝、局部淋巴结、骨和肾上腺静脉或下腔静脉扩散。

　　肾上腺皮质癌的影像改变无特异性，大多数的无功能肿瘤直径可以超过6cm。增强CT扫描可以显示出血、坏死和不均匀强化，肿瘤的边界通常不规则，如本病例所示。30%的肾上腺皮质癌可以钙化。MRI上肿瘤的特征和肾上腺转移和慢性出血有相似之处。因病理诊断相当困难，而且非转移性病变先要手术切除治疗，所以经皮穿刺活检的作用有限。

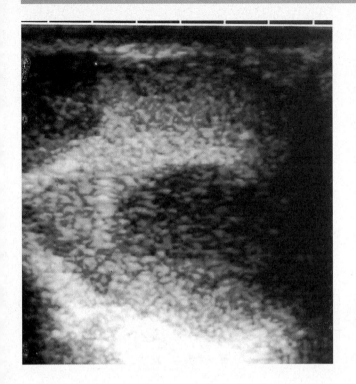

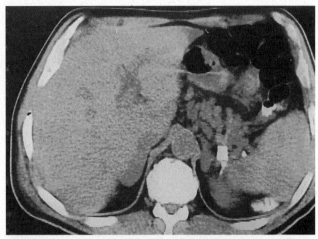

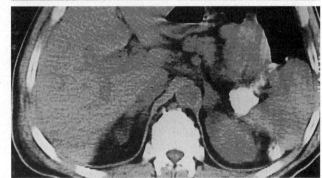

1. 上图所示为57岁老年男性睾丸的超声矢状位图像和腹部CT图像。最可能的诊断是什么？

2. 双侧肾上腺肿瘤的鉴别诊断是什么？

3. 假如有支气管肺癌的临床化疗病史，那么双侧肾上腺肿瘤的最常见原因是什么？

4. 正确还是错误：肾上腺功能不全是本病的常见症状。

肾上腺：肾上腺淋巴瘤

1. 淋巴瘤或白血病（主要基于睾丸所见）。
2. 多发腺瘤、转移瘤（包括淋巴瘤）、出血、结核和组织胞浆菌病。
3. 双侧腺瘤。
4. 错。

参考文献

Iwamizu-Watanabe S, Asai T, Mori N: Bilateral adrenal lymphoma with hypercalcemia: an autopsy case report with review of the literature, *J Clin Exp Hematopathol* 43:29–34, 2003.

Wang J, Sun NCJ, Rensio R, et al: Clinically silent primary adrenal lymphoma: a case report and review of the literature, *Am J Hematol* 58:130–136, 1998.

相关参考文献

Zagoria RJ, *Genitourinary Radiology: THE REQUISITES*, 2nd ed, pp 367–368.

点　评

　　肾上腺受累约占大范围淋巴瘤播散总病例的25%。淋巴瘤引起的肾上腺功能不全通常见于腹膜后或同侧肾淋巴瘤。非霍奇金淋巴瘤累及肾上腺较霍奇金淋巴瘤常见。

　　由于肾上腺腺瘤较为常见（据估计人群发病率高达1.5%），肺癌患者一侧肾上腺占位腺癌发生的几率要高于转移。肺癌患者合并双侧肾上腺肿瘤，既可以是双侧的腺瘤，也可以是转移的。在这种情况下，可进一步行影像学检查（PET、CT或MRI）或影像引导下穿刺活检来明确诊断。

　　肾上腺原发淋巴瘤（PLA）的定义是指起源于自身造血组织的肿瘤，极其罕见，有报道的病例仅70例。病变易累及老年人，免疫缺陷患者和其他肿瘤患者的发病率增高。弥漫性大B细胞非霍奇金淋巴瘤是最常见的组织学类型。可以化疗或手术切除治疗，但PLA患者预后差，大多数患者在1年内死于肿瘤、复发或感染。

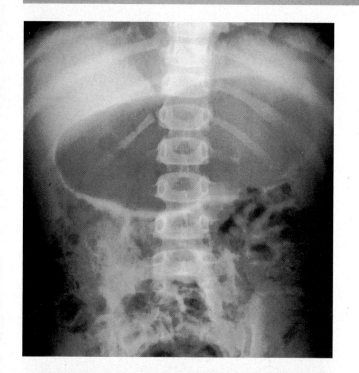

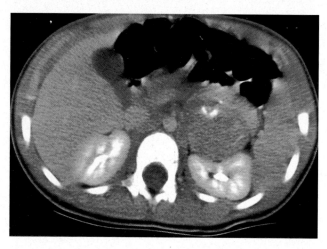

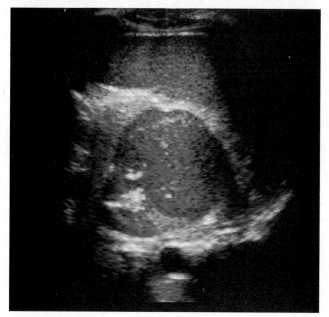

1. 儿童肾上腺肿瘤的鉴别诊断是什么？
2. 哪种肾上腺肿瘤可以合并激素异常？
3. 肾上腺肿瘤向外侵犯可以累及什么血管结构？
4. 儿童的肾上腺肿瘤如何治疗？

肾上腺：儿童的肾上腺皮质肿瘤

1. 肾上腺出血、神经母细胞瘤。肾上腺皮质肿瘤和嗜铬细胞瘤。
2. 肾上腺皮质肿瘤（腺瘤和肾上腺皮质腺癌）
3. 肾上腺静脉、下腔静脉，甚至右房。
4. 手术切除。在儿童患者，即使是偶然发现的肿瘤，也应行手术切除。

参考文献

Agrons GA, Lonergan GJ, Dickey GE, Perez-Monte JE: From the archives of the AFIP: adrenocortical neoplasms in children, *Radiographics* 19:989–1008, 1999.

Masiakos PT, Gerstle JT, Cheang T, et al: Is surgery necessary for incidentally discovered adrenal masses in children? *J Pediatr Surg* 39:754–758, 2004.

Wieneke JA, Thompson LD, Heffess CS: Adrenal cortical neoplasms in the pediatric population: a clinicopathologic and immunophenotypic analysis of 83 patients, *Am J Surg Pathol* 27:867–881, 2003.

相关参考文献

Zagoria RJ, *Genitourinary Radiology: THE REQUISITES*, 2nd ed, pp 355–369, 379.

点 评

儿童肾上腺肿瘤的鉴别诊断因儿童的年龄不同而不同。在新生儿期，肾上腺出血和神经母细胞瘤最为常见。由于出血随时间吸收，神经母细胞瘤增大，通常应用超声随诊即可对两者进行鉴别。神经母细胞瘤的平均诊断年龄为2岁。

儿童患者中，腺瘤和皮质腺癌在病理上很难鉴别，通常用皮质腺的肿瘤涵括这两种病变。腺瘤有包膜，直径小于10cm，重量低于50g，显微镜下每高倍视野有丝分裂小于15。如果完全切除，预后良好。皮质腺肿瘤最常见于幼童，女孩稍多见，可以合并偏身肥大、Beckwith-Wiedemann综合征和Li Fraumeni综合征。

儿童的皮质腺肿瘤常有激素分泌，而在成年人较罕见。儿童可以出现男性化改变。血管侵犯可包括肾上腺静脉、下腔静脉和右房，最好用增强CT和MRI进行评价。如果侵犯胸部，需胸腹入路手术。

嗜铬细胞瘤是最罕见的儿童肾上腺肿瘤，在PET和MIBG显像中显示核素浓聚。即使是偶然发现的肾上腺肿瘤，也应手术切除，因为其恶性几率为30%。本例患儿是2岁女孩，和她的双胞胎兄弟比较有显著的男性特征。她的生化检查曲线异常，在平片、超声和CT中显示肿块。肿瘤被切除，病理是肾上腺皮质腺肿瘤。肿瘤切除后，患儿恢复正常。

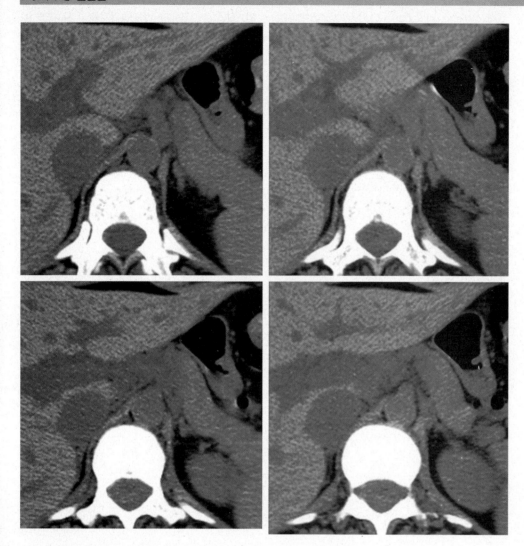

1. 上图最可能的诊断是什么？
2. 怎样进行诊断？
3. 常见的影像学改变是什么？
4. 怎样治疗？

肾上腺：Addison病

1. 单纯依赖CT而无病史的情况下，取得诊断可能较困难，但如果患者近期诊断为肾上腺功能不全（Addison病），肾上腺可能显示缩小。

2. 促肾上腺皮质激素刺激实验。

3. 如果肾上腺皮质功能不良继发于自身免疫性疾病（这是最常见的病因，也本病例的病因），双侧肾上腺显示缩小。如果继发于其他病因，例如结核或肾上腺被肿瘤取代，肾上腺体积则增大。

4. 糖皮质激素替代治疗，纠正代谢和电解质异常和纠正血容量过低。

参考文献

Mayo-Smith WW, Boland GW, Noto RB, Lee MJ: State-of-the-art adrenal imaging, *Radiographics* 21:995–1012, 2001.

Ten S, New M, Maclaren N: Clinical review 130: Addison's disease 2001 [Review], *J Clin Endocrinol Metab* 86: 2909–2922, 2001.

相关参考文献

Zagoria RJ, *Genitourinary Radiology: THE REQUISITES*, 2nd ed, pp 377–379.

点 评

Addison病或原发性肾上腺皮质功能不全是导致皮质醇和醛固酮分泌减少的肾上腺皮质功能低下。在肾上腺功能不良出现症状前，约90%以上的肾上腺受累。原发性肾上腺皮质功能不良可以继发于自身免疫原因、肉芽肿性病变（如结核、球孢子菌病和组织包浆菌病）或肾上腺被肿瘤、出血替代以及感染。诊断依靠临床和生化检查，影像学诊断不可靠。诊断建立于促肾上腺皮质激素（ACTH）刺激试验的基础上：正常反应是注入ACTH后，血清和尿中的皮质醇水平升高；如果血清中皮质醇未升高，则是异常反应。如果肾上腺皮质功能不全继发于自身免疫性疾病，那么在横断面影像上双侧肾上腺显示缩小（如本例所示）；如果继发于其他原因（如结核或肿瘤替代），肾上腺体积增大。肾上腺功能不良的症状和体征包括体重减低、食欲降低、肌无力、疲劳、低血压和色素沉着。醛固酮缺乏可能导致低血钠。尽管这种疾病在150年前就有描述，但现在仍无明确的诊断标准，很有可能是因为这种病变的症状不典型。治疗方法包括糖皮质激素替代治疗、纠正代谢和电解质异常和纠正血容量过低。

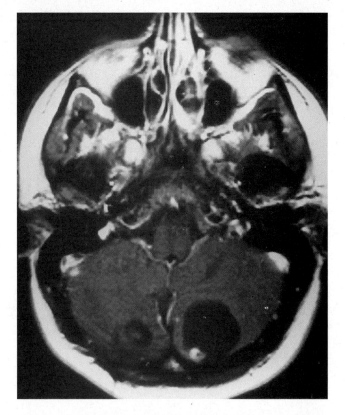
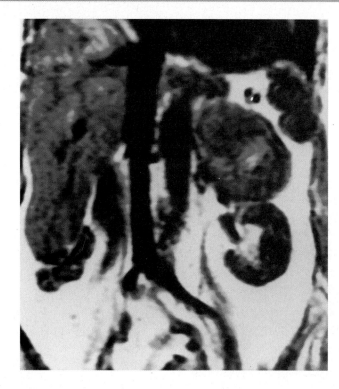
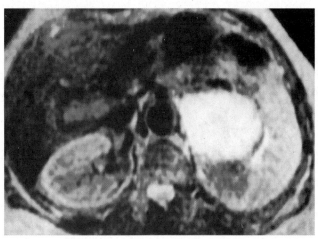

1. von Hipple-Lindau综合征患者中，伴发嗜铬细胞瘤的最常见胰腺病变是什么？
2. von Hipple-Lindau综合征患者中，多发或双侧嗜铬细胞瘤的发病率是多少？
3. 多发内分泌肿瘤综合征患者中，什么样的肾上腺髓质病理改变可以发展为嗜铬细胞瘤？
4. 说出两种合并嗜铬细胞瘤的综合征或疾病的名称。

肾上腺：von Hipple-Lindau综合征中的嗜铬细胞瘤

1. 胰岛细胞瘤。
2. 50%～80%（而散发性嗜铬细胞瘤的几率为10%）。
3. 肾上腺髓质增生。
4. Sturge-weber综合征、结节硬化和Carney综合征（肺软骨瘤和胃间质肿瘤）。

参考文献

Choyke PL, Glenn GM, Walter MM, et al: Von Hippel-Lindau disease: genetic, clinical, and imaging features, *Radiology* 194:629–642, 1995.

Couch V, Lindor NM, Karnes PS, Michels VV: Von Hippel-Lindau disease [Review], *Mayo Clin Proc* 75:265–272, 2000.

相关参考文献

Zagoria RJ, *Genitourinary Radiology: THE REQUISITES,* 2nd ed, pp 358–365.

点　评

　　嗜铬细胞瘤可以并发许多综合征和疾病。甲状腺髓质癌和嗜铬细胞瘤可伴发多发内分泌肿瘤综合征ⅡA（Sipple综合征）和ⅡB、Ⅲ（多发性黏膜神经瘤）。约10%的嗜铬细胞瘤具有遗传性；大部分遗传方式是常染色体显性遗传；约1%的神经纤维瘤病患者可伴发嗜铬细胞瘤。

　　本病例是von Hipple-Lindau综合征（VHL）合并的嗜铬细胞瘤。VHL是常染色显性遗传的"肿瘤好发综合征"，以良、恶性肿瘤并发为特征。最常累及的器官和好发肿瘤是视网膜血管瘤、小脑和脊髓的血管母细胞瘤和肾细胞癌。较少见的肿瘤是肾、胰腺和附睾的囊性肿瘤以及肾上腺的嗜铬细胞瘤。

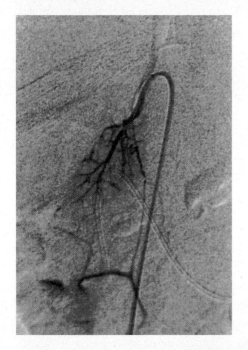
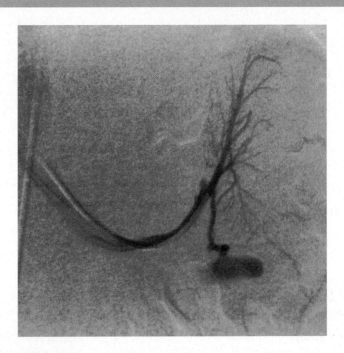

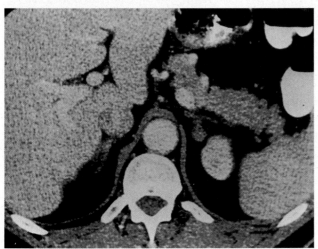

1. 原发性醛固酮增多症的最常见原因是什么？
2. 为什么不同病因的鉴别十分重要？
3. 什么时候仅应用CT就可以诊断？
4. 肾上腺静脉造影和静脉取样的并发症是什么？

肾上腺：原发性醛固酮增多症

1. 自主性肾上腺皮质腺瘤（80%）；肾上腺增生（20%）和肾上腺皮质癌（少于1%）。

2. 单侧肾上腺切除术可以治愈高功能腺瘤，而增生只需药物治疗。

3. 一侧肾上腺是低密度肿瘤，肿瘤小于4cm，而对侧肾上腺正常或萎缩，即可诊断。

4. 肾上腺静脉外渗的发病率约为4%，通常会引起肾上腺功能丧失。它是对侧肾上腺静脉造影和肾上腺静脉采血的绝对禁忌证。

参考文献

Al Fehaily M, Duh QY: Clinical manifestation of aldosteronoma, *Surg Clin North Am* 84:887–905, 2004.

Doppman JL, Gill JR: Hyperaldosteronism: sampling the adrenal veins, *Radiology* 198:309–312, 1996.

Hokotate H, Inoue H, Baba Y, et al: Aldosteronomas: experience with superselective adrenal arterial embolization in 33 cases, *Radiology* 227:401–406, 2003.

Mayo-Smith WW, Dupuy DE: Adrenal neoplasms: CT-guided radiofrequency ablation—preliminary results, *Radiology* 231:225–230, 2004.

相关参考文献

Zagoria RJ, *Genitourinary Radiology: THE REQUISITES*, 2nd ed, pp 376–377.

点　评

约1%的高血压患者有原发性醛固酮增多症。临床上，患者可有多尿、收缩期高血压、高血钠、低血钾以及血清醛固酮水平升高。最佳诊断方法是血清醛固酮的浓度和血清肾素活性的比值。

原发性醛固酮增多症中，肾上腺因自身病变刺激引起分泌增多，而继发的醛固酮增多症是由于肾上腺外的病变刺激引发肾上腺的分泌增多（通过肾素-血管紧张素系统）。引起原发性醛固酮增多症的病因中，单侧的肾上腺腺瘤占80%；而双侧的肾上腺增生占20%。鉴别这些病因学改变对于治疗非常关键，因为单侧的腺瘤需手术切除；而双侧的肾上腺增生予以药物治疗即可。放射科医师的任务就是发现病因，指导治疗。薄层CT（层厚2～3mm）为首选的影像学方法。

CT发现直径大于1cm的结节的敏感性是98%。然而，在CT上很难鉴别微小的肾上腺腺瘤和肾上腺增生。因此，CT显示肾上腺正常、双侧肾上腺增生改变或肾上腺结节合并对侧肾上腺增生时，由于有大量病人可以有单侧微小醛固酮瘤，因此必须应用^{131}I 6β–碘甲基–19–去甲胆固醇（NP–59）核素扫描或肾上腺静脉采血对肾上腺功能进行评价。

尽管选择性肾上腺静脉采血的诊断准确率接近100%，因右侧肾上腺静脉采血失败的几率为30%，故不常用这种检查方法。然而，可以选用次选择的静脉采血方法，通过醛固酮/皮质醇来校正由于稀释带来的误差。促肾上腺皮质激素刺激后，醛固酮/皮质醇增加有重要意义，如果增高的倍数是对侧肾上腺的5倍，即可诊断为醛固酮瘤。醛固酮水平的降低以及对侧肾上腺对促肾上腺皮质激素刺激反应迟缓，是同侧肾上腺切除术成功的最好预测方法。治疗单侧醛固酮瘤的方法是手术切除，动脉栓塞和肿瘤消融术作为新的治疗方法也有报道。

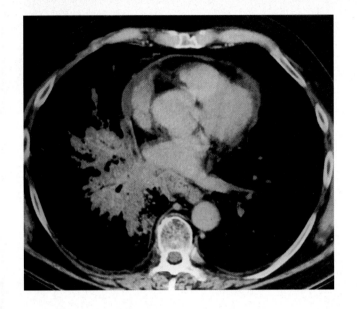

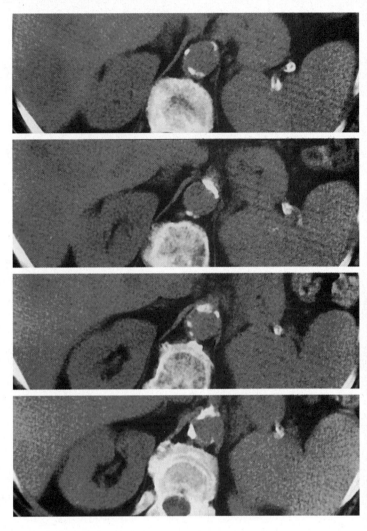

1. 上图为Cushing综合征的CT扫描。引起患者内分泌病变的最可能病因是什么？
2. 异位的促肾上腺皮质激素综合征的最常见病因是什么？
3. 非依赖性肾上腺皮质激素的Cushing综合征的最常见原因是什么？
4. 说出Cushing综合征的其他常见原因。

肾上腺：Cushing综合征：异位的促肾上腺皮质激素综合征

1. 小细胞肺癌。
2. 支气管类癌。
3. 肾上腺皮质肿瘤以及较少见的结节状肾上腺增生。
4. 患者采取了外源性激素治疗。

参考文献

Orth DN: Cushing's syndrome, *N Engl J Med* 332: 791–803, 1995.

Lindsay JR, Nieman LK: Differential diagnosis and imaging in Cushing's syndrome, *Endocrinol Metab Clin North Am* 34:403–421, 2005.

相关参考文献

Zagoria RJ, *Genitourinary Radiology: THE REQUISITES*, 2nd ed, pp 374–376.

点　评

　　Cushing综合征是由肾上腺产生皮质醇过多所致。20%的患者由肾上腺原发肿瘤引起；而80%的患者是由于促肾上腺皮质激素刺激肾上腺引起，而促肾上腺皮质激素通常来源于垂体。有一些肿瘤也可以产生异位的促肾上腺皮质激素，导致双侧的肾上腺增生。75%的急性异位促肾上腺皮质激素综合征患者继发于小细胞肺癌，表现为高血压、水肿、低血钾和糖耐量异常。慢性异位促肾上腺皮质激素综合征由各种内分泌肿瘤引起，包括支气管、胸腺的类癌和甲状腺或胰腺的髓质癌，临床上很难与Cushing综合征鉴别。这些肿瘤也可以通过产生过量的促肾上腺皮质激素释放激素（CRH），引起Cushing综合征。CRH通常由下丘脑合成，是腺垂体分泌促肾上腺皮质激素的潜在调节器。如果除外外源性皮质激素注入体内，肾上腺肿瘤引起皮质醇或皮质醇前体分泌增多是非依赖性肾上腺皮质激素Cushing综合征的主要原因。

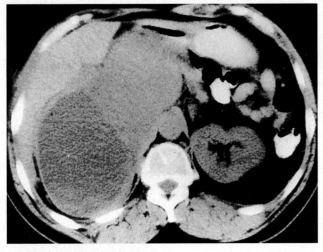

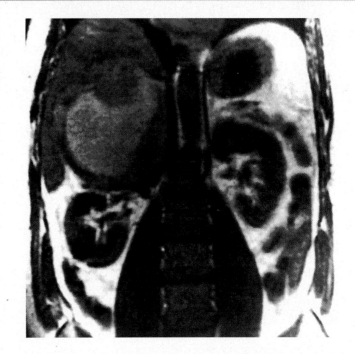

1. 图中所示右侧肾上腺肿瘤的鉴别诊断是什么？
2. 核医学检查所见是什么？注入何种类型的放射性药物？
3. 正确还是错误：下一步推荐采取囊肿抽吸术。
4. 正确还是错误：大多数肾上腺皮质腺癌通常直径大于6cm，其内可见囊性坏死区域，可有灶性钙化。

肾上腺：囊性嗜铬细胞瘤

1. 慢性血肿（假性囊肿）、坏死性转移灶、囊性嗜铬细胞瘤、肾上腺皮质腺癌、肾上腺囊肿和寄生虫性囊肿。
2. ^{123}I–间碘苯甲胍（MIBG）冠状前后位成像显示右侧肾上腺区核素浓聚的肿瘤。
3. 错。
4. 正确。

参考文献

Belden CJ, Powers C, Ros PR: MR demonstration of a cystic pheochromocytoma, *J Magn Reson Imaging* 5:778–780, 1995.

Blake MA, Kalra MK, Maher MM, et al: Pheochromocytoma: an imaging chameleon, *Radiographics* 24(Suppl):87–99, 2004.

McCorkell SJ, Niles NL: Fine-needle aspiration of catecholamine-producing adrenal masses: a possibly fatal mistake, *Am J Roentgenol* 145:113–114, 1985.

相关参考文献

Zagoria RJ, *Genitourinary Radiology: THE REQUISITES,* 2nd ed, pp 358–365, 374.

点　评

嗜铬细胞瘤由于肿瘤中央坏死，表现为巨大的囊性肾上腺肿块，这种情况较罕见。应当在对单发的肾上腺肿瘤行针吸和活检术前进行生化筛查（测量24小时尿液中未结合儿茶酚胺和香草基扁桃酸水平），可以除外嗜铬细胞瘤。如果生化检查提示为嗜铬细胞瘤，应手术切除。如果筛查嗜铬细胞瘤的生化结果显示阴性，且无已知恶性肿瘤的病史，同时胸部、腹部和盆腔CT检查是阴性，本病例的可疑诊断应是坏死性肾上腺皮质癌，应实施手术切除。

嗜铬细胞瘤的经皮针吸和活检可能导致潜在的致命并发症。有报道在肾上腺血管造影中，高达半数的嗜铬细胞瘤患者儿茶酚胺大量分泌，导致高血压危象，估计细针活检时也有类似风险。

应用间碘苯甲胍（MIBG），一种去甲肾上腺素的类似物，可进行交感神经节瘤成像。^{123}I–MIBG成像可以全身显像，用于发现肾上腺外和转移的嗜铬细胞瘤。这种成像方法也可用于肾上腺切除术后嗜铬细胞瘤复发的诊断，因为手术后有金属夹或解剖结构的变形可能降低CT或MRI的诊断准确性。许多药物可以干扰MIBG的浓聚。三环类抗抑郁药、拉贝洛尔以及可卡因只是减低交感神经节组织吸收MIBG的药物中的几种。

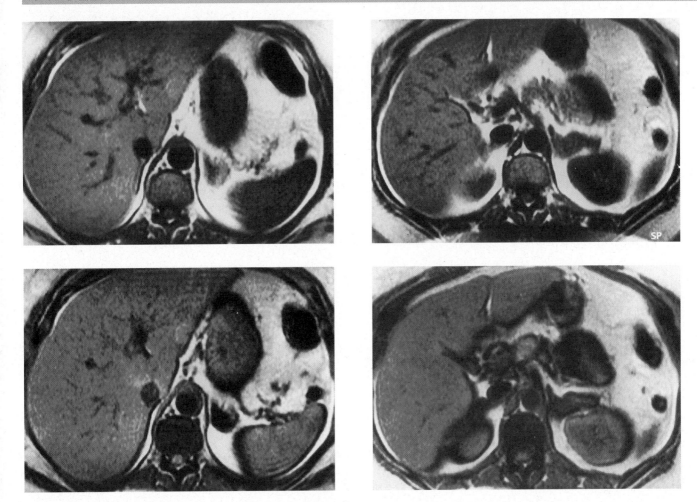

1. 上面两幅图像是连续的轴位MRI图像。下面两幅图像是相同层面的连续轴位MRI图像。这些成对的图像是什么扫描序列？

2. 什么是碰撞瘤？

3. 肾上腺碰撞瘤中最常见的两种组织学类型是什么？

4. 肾上腺碰撞瘤活检指征是什么？

肾上腺：肾上腺碰撞瘤

1. 左侧肾上腺肿块T1加权梯度回波影像的正相位和反相位。

2. 一个肿块内包含两种独立但共存的肿瘤，组织病理上也没有混合。在这个病例中，肿瘤内侧圆形的部分是腺瘤（在下面的图像，反相位图像中信号减低）；外侧波浪形成分无信号减低，为转移病灶。

3. 腺瘤和转移瘤。

4. 应当穿刺肿瘤中可能是恶性的成分。

参考文献

Mayo-Smith WW, Boland GW, Noto RB, Lee MJ: State-of-the-art adrenal imaging, 21:995–1012, 2001.

Otal P, Escourrou G, Mazerolles C, et al: Imaging features of uncommon adrenal masses with histopathologic correlation, *Radiographics* 19:569–581, 1999.

Schwartz LH, Macari M, Huvos AG, Panicek DM: Collision tumors of the adrenal gland: demonstration and characterization at MR imaging, *Radiology* 201:757–760, 1996.

相关参考文献

Zagoria RJ, *Genitourinary Radiology: THE REQUISITES*, 2nd ed, pp 355–358.

点 评

肾上腺肿块由一种以上的组织型构成，这种情况很罕见。肾上腺腺瘤非常常见（在尸检中占1.5%以上），同时肾上腺也是转移的常见位置。由于此原因，转移可以出现在之前已有腺瘤的肾上腺中。当这种情况发生时，即称为碰撞瘤。

有报道肾上腺的碰撞瘤由腺瘤和转移瘤组成。如本例图中所示，T1加权梯度回波影像的正相位和反相位图像中显示肿瘤的局部区域在反相位图像上有信号的减低（表明是含脂质的腺瘤），而肿瘤的另一部分却无这种信号减低（更可疑是转移）。根据Schwartz等的建议，当（1）已知的肾上腺腺瘤增大；（2）肾上腺的两个邻近病灶在MRI的信号特征显著不同，就应当怀疑碰撞瘤。此外，在CT中肾上腺增大，有密度不同的两部分，一部分密度低（腺瘤），一部分密度高（转移），也应怀疑碰撞瘤。这种表现与肾上腺髓质脂肪瘤不同，髓质脂肪瘤是一个肿块内有不同的密度。应当考虑针刺活检肿块中的可疑部分（即在T1加权梯度回波的反相位中无信号减低的肿块或CT中密度较高的部分）。

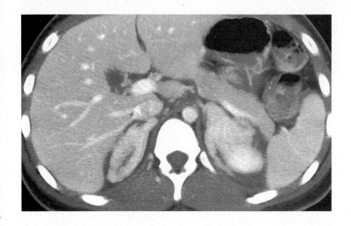

1. 肾上腺的正常厚度是多少?
2. 成年人中, 什么病变可以引起双侧肾上腺的弥漫性肿大?
3. 引起上图中改变的两个最常见原因是什么?
4. 与这种表现相关联的综合征有什么?

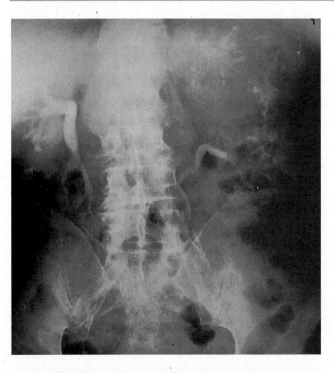 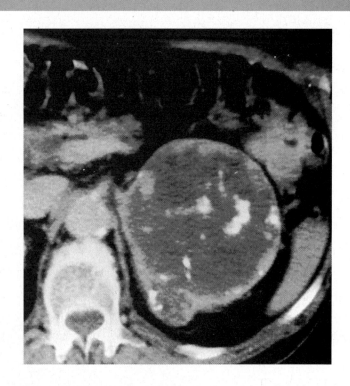

1. 上图左侧肾上的巨大肿块的鉴别诊断是什么?
2. 为明确治疗, 有无必要了解肾上腺功能亢进?
3. 这些肿块和肾上腺功能改变有关吗?
4. 什么是静脉石?

病例 228

肾上腺：肾上腺增生

1. 正常肾上腺每肢厚度范围在4～9mm。
2. 肾上腺增生。
3. 肾上腺增生可为原发性（特发性）或由肾上腺皮质激素过度分泌引起。外形光滑的肾上腺弥漫性肿大也可由急性感染和淋巴瘤引起。
4. 肾上腺增生可见于Cushing综合征、Conn综合征和肾上腺性腺综合征。

参考文献

Lockhart ME, Smith JK, Kenney PJ: Imaging of adrenal masses, *Eur J Radiol* 41:95–112, 2002.

相关参考文献

Zagoria RJ, *Genitourinary Radiology: THE REQUISITES*, 2nd ed, pp 352–380.

点 评

增强CT显示双侧肾上腺显著增大、外形光滑。这是肾上腺增生的典型改变，尽管本图中有些夸大。肾上腺增生可表现为结节状，显示为遍及双侧肾上腺的多发小结节，这种情况较少见。肾上腺增生是指肾上腺皮质细胞数量增多，可以单侧发病，但最多见于双侧发病。肾上腺增生的最常见原因是促肾上腺皮质激素（ACTH）分泌增加，主要是由垂体和下丘脑的病变引起，或是异位的ACTH分泌所致。异位的ACTH分泌通常见于支气管类癌和支气管肺癌等肿瘤病变。肾上腺增生可引起Cushing综合征，较少引起伴有高血压和低血钾的Conn综合征。青少年可有先天性肾上腺增生。

影像中，双侧肾上腺增生可以类似于淋巴瘤累及双侧肾上腺或感染的急性和亚急性期肾上腺炎症改变。这种炎症改变通常由肉芽肿性感染引起，炎症消退后肾上腺萎缩，并可伴有钙化。

病例 229

肾上腺：肾上腺血管瘤

1. 慢性肾上腺出血、嗜铬细胞瘤、转移、肾上腺皮质腺瘤和间质肿瘤。
2. 是。
3. 无。
4. Dorland医学词典定义静脉石为静脉内的钙化或结石；静脉内石头。

参考文献

Otal P, Escourrou G, Mazerolles C, et al: Imaging features of uncommon adrenal masses with histopathologic correlation, *Radiographics* 19:569–581, 1999.
Sabanegh E Jr, Harris MJ, Grider D: Cavernous adrenal hemangioma, *Urology* 42:327–330, 1993.

相关参考文献

Zagoria RJ, *Genitourinary Radiology: THE REQUISITES*, 2nd ed, pp 368–373.

点 评

血管瘤可发生于几乎所有器官，有报道的来源于肾上腺间质的良性肿瘤大约有30例。肾上腺血管瘤通常见于50～70岁患者，男性和女性的发病率比为2：1。由于血管瘤通常无继发功能改变，也无症状，故常为偶然发现的巨大肿瘤（直径大于10cm）。血管瘤通常累及肾上腺皮质，有包膜。文献报道显示2/3的病例可伴发钙化，钙化形态为退行性成簇或新月形改变，也可为典型的静脉石，或两者都有：静脉石是诊断的一个重要线索。当血管瘤体积较大时，其内可有纤维化、坏死、血栓或出血改变。超声表现无特异性。在CT上显示肿块外周结节状强化。MRI有诊断价值：肾上腺血管瘤通常表现为T2高信号，其内可见局灶性出血改变。

应用超声和增强CT评价肿瘤的大小和内部不均匀性改变后，即可切除肿瘤。上述第二和第三个问题提问的目的是提醒放射科医师，应首先除外嗜铬细胞瘤，避免因穿刺和手术引起的危险。

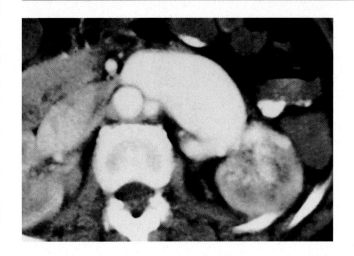 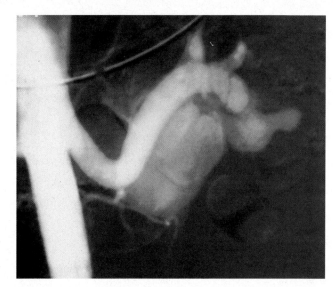

1. 上图患者有肉眼血尿，最可能的诊断是什么？
2. 动脉和静脉间异常通路的CT扫描特征是什么？
3. 这种异常引起的临床症状是什么？
4. 这种异常的常见病因是什么？

血管和介入：肾动静脉畸形

1. 动静脉畸形。
2. 左肾静脉显著扩张，肾静脉和主动脉及肠系膜上动脉同期强化。
3. 肉眼血尿和高输出量性心力衰竭。
4. 先天畸形和其他综合征并发的动静脉畸形，如先天性毛细血管扩张症（Osler-Weber-Rendu 综合征）。

参考文献

Tarkington MA, Matsumoto AH, Dejter SW, Regan JB: Spectrum of renal vascular malformation, *Urology* 4:297–300, 1991.

相关参考文献

Zagoria RJ, *Genitourinary Radiology: THE REQUISITES,* 2nd ed, p 409.

点 评

大多数肾动静脉畸形（AVM）是先天性的。通常在出现肉眼血尿后诊断，但如果动静脉间有大量短路血管，即可引起心力衰竭。这种异常通常在患者年轻时即已诊断。由于AVM通路的阻力较低，正常的肾可能显示为低灌注改变，如本例所示。CT扫描中显示显著扩张的引流左肾静脉，即可诊断为AVM。一些病例可采用选择性的畸形血管栓塞治疗。但是，当动静脉间的短路直径较大，血流较快时，单纯应用栓子栓塞畸形而保留肾灌注功能，可能不易实现。

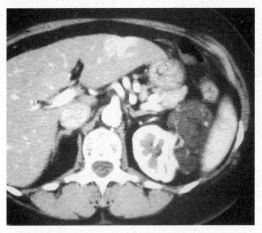
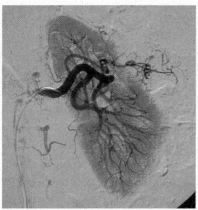
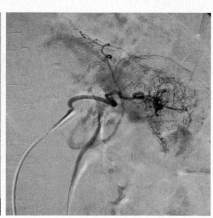

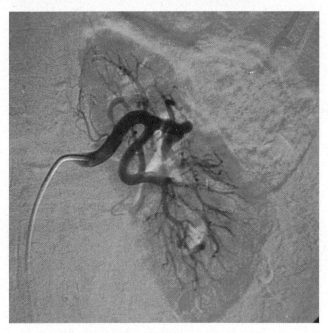

1. 第一幅CT图像中显示的异常是什么？

2. 该肿瘤相关危险是什么？

3. 治疗这种肿瘤宜采用什么方法？

4. 如果采取栓塞治疗，应用什么栓塞剂？

病例 231

血管和介入：肾血管平滑肌脂肪瘤的栓塞治疗

1. 左肾的外生性肿瘤，因肿瘤内含脂肪，故而诊断为肾的血管平滑肌脂肪瘤（AML）。
2. AML内可见异常的动脉，可能引起自发性出血。
3. 大于4cm的AML可以栓塞治疗或手术切除。
4. 乙醇或小颗粒物质。

参考文献

Kothary N, Soulen MC, Clark TWI, et al: Renal angiomyolipoma: long-term results after arterial embolization, *J Vasc Interv Radiol* 16:45–50, 2005.

Soulen MC, Faykus MH Jr, Shlansky-Goldberg RD, et al: Elective embolization for prevention of hemorrhage from renal angiomyolipomas, *J Vasc Interv Radiol* 5:587–591, 1994.

相关参考文献

Zagoria RJ, *Genitourinary Radiology: THE REQUISITES*, 2nd ed, pp 106–108, 396–399.

点 评

肾血管平滑肌脂肪瘤（AML）是最常见的肾良性肿瘤，由厚壁血管、平滑肌和成熟脂肪构成。80%的AML为散发；20%的AML并发于综合征（结节硬化和肺淋巴血管平滑肌瘤病）。CT中，肾AML显示为边界清楚的肾皮质肿块，可有脂肪和软组织密度混合。CT显示肿瘤内有肉眼可见的脂肪（CT值小于−20HU）即可诊断。

尽管AML为良性，但其内可有异常的动脉血管，引起自发性出血。小于4cm的肿瘤出血可能性不大，因此，小的AML可采取影像随诊。一旦肿瘤大于4cm，就很有可能出血，应当采取预防性治疗。治疗方法包括栓塞和肾局部切除。本病例中栓塞的作用是使肿瘤坏死和防止再次出血。应当采取超选择性的动脉血管栓塞，尽可能多地保留正常的肾。可用直径为250～500μm的小颗粒物质和无水乙醇作为栓塞剂。第二幅图像是左肾动脉的选择性造影，显示轻度充血的偏心性肾肿瘤，可见显著的供血动脉和实质期肿瘤染色。第二幅图像的第二部分是栓塞前超选择性的插管至供血动脉中，可明确AML供血动脉的这种不典型改变。应用聚乙烯醇颗粒栓塞后，无残留血流到达肿瘤，肾动脉的主要分支显示良好（第三幅图像）。

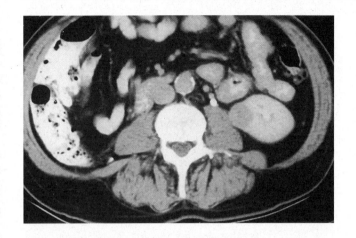

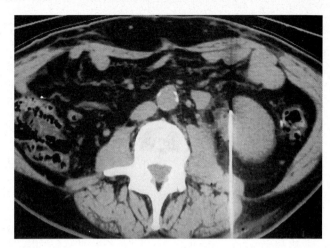

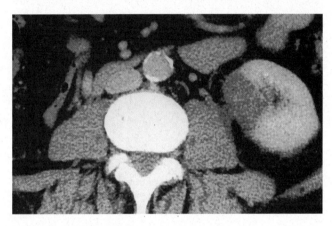

1. 上面第一幅图像的重要所见是什么?
2. 患者已因右肾肾细胞癌而切除右肾。这对治疗选择有何影响?
3. 说出两种治疗本病的方法。
4. 射频消融的机制是什么?

血管和介入：肾细胞肾癌的射频消融治疗

1. 左肾实性肿块和右肾全切。
2. 因为患者有肿瘤病史，如果切除左肾通常不采取肾移植手术治疗，因此，需长期透析治疗。
3. 肾部分切除或者经皮肿瘤的冷冻治疗或射频（RF）消融治疗。
4. 射频能量蓄积在肿瘤内，导致局部肿瘤组织加热，致使肿瘤细胞死亡。

参考文献

Gervais DA, McGovern FJ, Arellano RS, et al: Radiofrequency ablation of renal cell carcinoma: part 1, indications, results, and role in patient management over a 6-year period and ablation of 100 tumors, *Am J Roentgenol* 185:64–71, 2005.

Zagoria RJ: Imaging-guided radiofrequency ablation of renal masses, *Radiographics* 24(Suppl):59–71, 2004.

相关参考文献

Zagoria RJ, *Genitourinary Radiology: THE REQUISITES,* 2nd ed, pp 402–403.

点 评

第二幅图像显示射频探头定位于左肾小的实性肿瘤内。第三幅图像是12周后拍摄的，显示局部组织坏死，无残留的肿瘤，未治疗的肾实质强化正常。

局灶肾细胞癌的首选治疗方法是肾切除手术。在恰当选择的患者中，肾局部切除或者保留肾单位手术同全肾切除有相同的效果。然而，这种手术方法的技术难度较大，同肾全切术一样，有一定的死亡率。

新型经皮技术的发展，可以治疗原发和继发性腹部肿瘤这种技术包括冷冻技术和射频消融技术。射频范围内的交流电使得局部离子振动，摩擦产热。因此，间质内的温度超过50℃即可产生凝固性坏死。有屏蔽的探头和不同大小的电极的设计，使得射频能量可以局限在不同体积的组织内。早期研究显示肾肿瘤射频消融全辐射的发生率高。

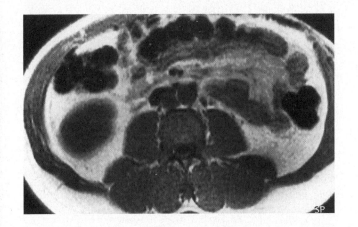
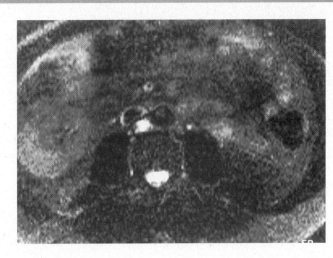
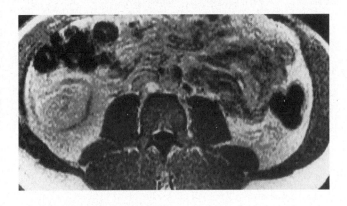

1. 描述上图的MRI图像。
2. 识别上图中异常所见的部位。
3. Zuckerkandl器是什么？部位在哪？
4. 为什么嗜铬细胞瘤有时候被称为"10%"肿瘤？

病例 233

腹膜后：肾上腺外嗜铬细胞瘤复发

1. 第一幅图像是轴位的T1加权图像；第二幅图像是脂肪抑制的T2加权图像；第三幅图像是增强的T1加权图像。

2. 在主动脉和下腔静脉之间可见一个小肿块。肿块是T1低信号，T2高信号，注入钆螯合物造影剂后肿块强化。

3. 起源于肠系膜下动脉和主动脉分叉之间的交感神经节总体。

4. 约10%的嗜铬细胞瘤发生于肾上腺外；10%的嗜铬细胞瘤发生于双侧肾上腺；10%的嗜铬细胞瘤是恶性的；约10%的von Hippel-Lindau病患者并发嗜铬细胞瘤；10%的嗜铬细胞瘤是遗传的（绝大多数为常染色体显性遗传）。

参考文献

Blake MA, Kalra MK, Maher MM, et al: Pheochromocytoma: an imaging chameleon, *Radiographics* 24(Suppl): 87–99, 2004.

Mayo-Smith WW, Boland GW, Noto RB, Lee MJ: State-of-the-art adrenal imaging, *Radiographics* 21:995–1012, 2001.

相关参考文献

Zagoria RJ, *Genitourinary Radiology: THE REQUISITES*, 2nd ed, pp 358–365, 374.

点　评

嗜铬细胞瘤起源于交感神经系统的嗜铬细胞，仍保留着产生和分泌儿茶酚胺的能力。肾上腺素和去甲肾上腺素的释放可以引起典型的"危象"症状，或五"P"症状：疼痛（头疼、胸痛或腹痛）、高血压、心悸、出汗和焦虑（译者注：英文首字母均为"P"）。测量24小时尿液中未结合儿茶酚胺（去甲肾上腺素较肾上腺素更敏感）或其代谢产物（香草基扁桃酸）的水平是最常用的生化筛查方法。

嗜铬细胞瘤可以来源于从颅底到膀胱的任何交感神经节细胞，但98%的病变见于腹部和盆腔。CT是肿瘤定位最常用的方法。在CT中，嗜铬细胞瘤最常表现为、直径大于2cm的单发实性肾上腺肿块。然而，肾上腺嗜铬细胞瘤可以显著囊变或并发出血。MRI用于可疑嗜铬细胞瘤的明确诊断，在高磁场MRI中，嗜铬细胞瘤在T1加权像上为等信号或低信号改变，大约50%病变在T2加权像为高信号。由于嗜铬细胞瘤是高血供肿瘤，MRI显示为快速而又持久的强化。肾上腺外嗜铬细胞瘤最常用的名称为肾上腺外神经节瘤。应用间碘苯甲胍–[123]I（一种胍乙啶衍生物）和（或）奥曲肽–[111]铟（一种生长抑素受体激动剂）放射核素扫描可以成功地定位肿瘤。PET影像对可疑和复发嗜铬细胞瘤的诊断有重要作用，但这种方法的精确性还不确定。

本例患者之前有肾上腺嗜铬细胞瘤切除史，但1年后出现了复发症状。MRI显示复发病变（转移）位于腹膜后。复发病变切除后，患者症状解除。

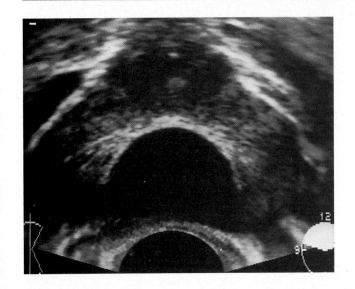
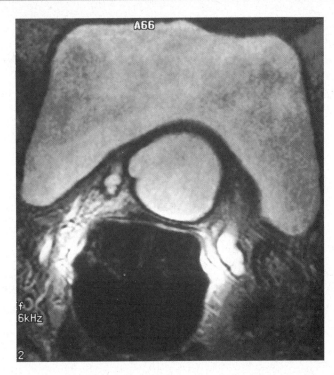

1. 轴位的经直肠超声图像和T2加权MRI图像分别来自不同患者，但诊断相同。前列腺中线囊肿的常见原因是什么？
2. 引起前列腺囊肿的最常见原因是什么？
3. 哪种前列腺囊肿可以并发尿道下裂和隐睾？
4. 正确还是错误：起源于残留müller管的囊肿内可含有精子。

前列腺和精囊腺：前列腺中线囊肿

1. 最常见的是前列腺小囊囊肿和müller管囊肿。
2. 良性前列腺增生。
3. 小囊囊肿。
4. 正确。

参考文献

McDermott VG, Meakem TJ III, Stolpen AH, Schnall MD: Prostatic and periprostatic cysts: findings on MR imaging, *Am J Roentgenol* 164:123–127, 1995.

相关参考文献

Zagoria RJ, *Genitourinary Radiology: THE REQUISITES*, 2nd ed, pp 335–336.

点　评

前列腺囊肿可以依据胚胎学来源和位置进行分类。对于放射科医师而言，近期分类中常用中线、旁正中线和侧方对前列腺囊肿进行分类。中线囊肿包括前列腺小囊囊肿和müller管囊肿。旁正中线囊肿包括与前列腺增生相关的囊肿和射精管囊肿。先天性囊肿和潴留囊肿位于前列腺侧方，而精囊腺囊肿是前列腺外的侧方囊肿。其他前列腺囊性肿块包括脓肿、寄生虫性囊肿和罕见的前列腺癌囊变。

最常见的前列腺中线囊肿为小囊囊肿和müller管囊肿，起源于残留中肾旁管（müller管）。男性中，这个管的唯一衍生物是müller结节，发育为前列腺小囊和附睾。除胚胎发育和位置相同外，这两种囊肿的其他相似处包括可以并发罕见的肾发育不全和前列腺癌。值得注意的是，约3%的此类囊肿可以并发前列腺的子宫内膜癌、透明细胞癌和鳞形细胞癌。这两种囊肿有几点不同。小囊囊肿和后尿道相连，可以伴发其他生殖器畸形。müller囊肿可以很大，有时向前列腺头侧生长，而小囊囊肿位于前列腺内部。müller管囊肿内可以有结石形成，但在小囊囊肿不可见结石。最后，小囊囊肿内可以有精子，但从müller管内抽取的液体内不含精子。

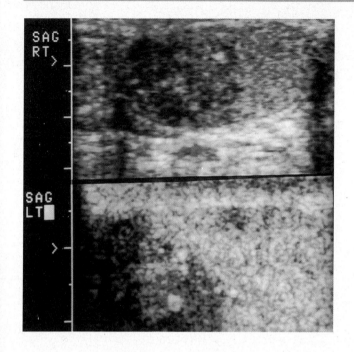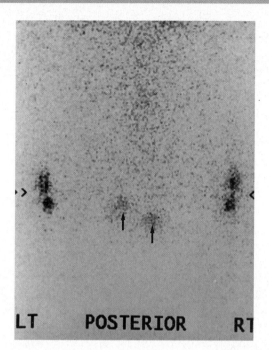

1. 上图为阴囊的超声和肾上腺皮质的核素扫描图像。箭头所指是睾丸内核素浓聚。在肾上腺皮质核素扫描应用什么放射核素药物？

2. 这个睾丸病变的最可能诊断是什么？

3. 何种激素水平升高可以引起睾丸的这种病变？

4. 这种睾丸病变的最常见并发疾病是什么？

阴囊：睾丸内肾上腺残留并发先天性肾上腺增生

1. NP-59（^{131}I-6β-碘甲基-19-去甲胆固醇）。
2. 肾上腺残留。
3. 肾上腺皮质激素或促肾上腺皮质激素。
4. 先天性肾上腺增生（肾上腺生殖综合征）。

参考文献

Avila NA, Premkumar A, Shawker TH, et al: Testicular adrenal rest tissue in congenital adrenal hyperplasia: findings at gray-scale and color Doppler US, *Radiology* 198:99–104, 1996.

Avila NA, Shawker TS, Jones JV, et al: Testicular adrenal rest tissue in congenital adrenal hyperplasia: serial sonographic and clinical findings, *Am J Roentgenol* 172:1235–1238, 1999.

相关参考文献

Zagoria RJ, *Genitourinary Radiology: THE REQUISITES,* 2nd ed, pp 322–325.

点　评

　　血清中促肾上腺皮质激素水平升高可引起睾丸、腹腔神经丛区域、阔韧带或胎儿卵巢组织中肾上腺残留组织生长。肾上腺残留最常并发于先天性肾上腺增生（CAH），但有报道也可见于Adisson病和Cushing综合征患者。CAH是常染色体隐性遗传引起的肾上腺皮质酶缺乏，最常见的是21-羟化酶缺乏。肾上腺皮质激素的升高使得肾上腺残留组织（即增生的肾上腺皮质）生长。CAH患者如果无充足的糖皮质激素替代治疗，肾上腺残留组织就会增生；当注入大剂量糖皮质激素后，就会萎缩。大多数肾上腺残留见于CAH患者，但18%患者直到睾丸增大，出现肾上腺生殖综合征时才被发现。

　　在75%的病例中，肾上腺残留是双侧发病的，可被误诊为睾丸的淋巴瘤、白血病或转移。单侧肾上腺残留很难与原发的睾丸肿瘤相鉴别。超声中，肾上腺残留见于睾丸的外周，生殖器轮廓有变形。睾丸的肾上腺残留不同于睾丸内的其他肿瘤病变，睾丸纵隔的高回声线或多普勒超声中实质内的血管可以穿过肾上腺残留组织而不中断。大多数睾丸肾上腺残留是低回声的，但可有高回声的环或灶性钙化，如本例所示。超声中，大的低回声肾上腺残留可有显著的回声衰减。如果诊断存在疑问，可通过肾上腺皮质核素扫描或睾丸静脉采血明确有无功能性肾上腺存在。

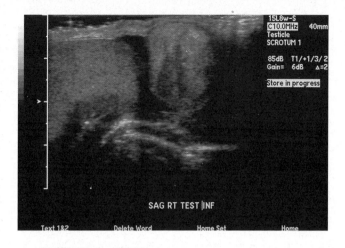

1. 阴囊肿物位于哪里？
2. 最可能的起源器官是什么？
3. 该病变是良性的，还是恶性的？
4. 假如是肿瘤性病变，鉴别诊断是什么？

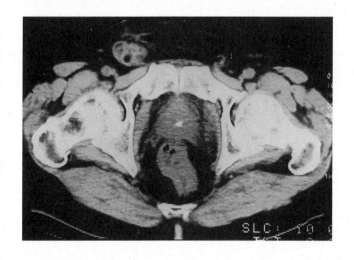 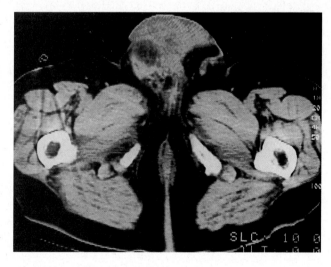

1. 对于可触及的阴囊肿物，阴囊超声的主要作用是什么？为什么这种区别很重要？
2. 附睾最常见的肿瘤是什么？
3. 正确还是错误：最常见的睾丸外恶性肿瘤是腹膜转移。
4. 起源于隐睾的最常见肿瘤是什么？

病例 236

阴囊：附睾的腺瘤样瘤

1. 睾丸下方的睾丸外间隙。
2. 附睾头部。
3. 附睾的腺瘤样瘤是良性肿瘤。
4. 附睾平滑肌瘤和睾丸鞘膜的纤维瘤。

参考文献

Woodward PF, Schwab CM, Seserhenn IA: Extratesticular scrotal masses, *Radiographics* 23:215–240, 2003.

相关参考文献

Zagoria RJ, *Genitourinary Radiology: THE REQUISITES*, 2nd ed, p 319.

点　评

　　腺瘤样瘤是起源于睾丸外间隙和附睾的最常见良性肿瘤，占睾丸旁肿瘤的大多数，常见于20～50岁年龄的男性，表现为无痛肿块。触诊时肿块光滑、圆形，可与睾丸分离。腺瘤样瘤的大小从几毫米到5cm不等。最常见的发病部位是附睾的尾部，但也可起源于附睾、精索和鞘膜的任何部位。如果肿瘤起源于鞘膜，可向睾丸内侵犯。鉴别诊断包括起源于鞘膜的纤维瘤或附睾来源的平滑肌瘤。

　　超声所见包括边界清楚的球形实性肿块，回声同邻近的睾丸相同或略高。必须应用多平面成像法确定肿瘤位于睾丸外间隙。多普勒超声显示其内有与睾丸内相同的血流。治疗方法通常为保守治疗。

病例 237

阴囊：精索脂肪肉瘤

1. 鉴别肿物是位于睾丸内，还是睾丸外。实性睾丸内肿物常为恶性，但实性睾丸外肿物极少为恶性。
2. 腺瘤样瘤。
3. 错。
4. 精原细胞瘤。

参考文献

Frates MC, Benson CB, DiSalvo DN, et al: Solid extratesticular masses evaluated with sonography: pathologic correlation, *Radiology* 204:43–46, 1997.

相关参考文献

Zagoria RJ, *Genitourinary Radiology: THE REQUISITES*, 2nd ed, pp. 327–329.

点　评

　　恶性肿瘤在实性睾丸外肿瘤中仅占3%，而90%～95%的睾丸内实性肿瘤是恶性的。超声可以准确鉴别95%～100%的睾丸内和睾丸外肿瘤，因此，通常用于早期评价可触及的阴囊肿物。然而，根据超声的特征不能准确鉴别睾丸外肿瘤的良恶性。Frates等报道的19例实性睾丸外肿瘤中，16例为良性，包括附睾的腺瘤样瘤、脂肪瘤结节病（双侧）、精子肉芽肿、平滑肌瘤、良性炎性结节和纤维瘤。3个恶性肿瘤中有2个来源于精索。

　　精索起自腹股沟环，经腹股沟管降至睾丸，其内包含睾丸动脉和静脉、提睾肌和输精管血管以及淋巴管。此外，腹壁组织混入精索中，包括内、外侧精索筋膜和提睾肌筋膜。精索以中胚层成分为主，这可以解释为什么来源于精索的恶性肿瘤以肉瘤为主。

　　精索肉瘤是睾丸外实性肿瘤的罕见肿瘤。成年人中，有报道的肉瘤有脂肪肉瘤、平滑肌肉瘤和恶性纤维组织细胞瘤，而婴儿和儿童中，横纹肌肉瘤是最常见的肿瘤类型。有报道低分化肿瘤中有1/3以上有淋巴系统播散（主动脉旁淋巴结肿大）。

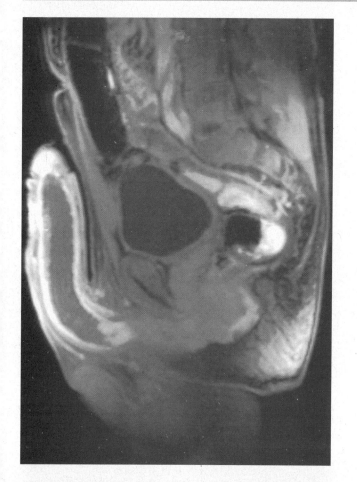

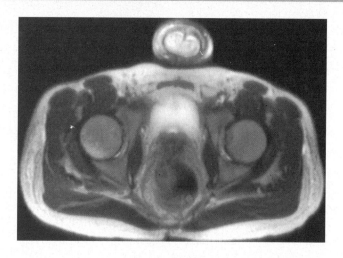

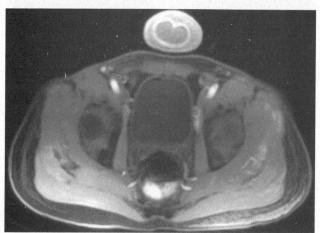

1. 上图中，T2加权像中阴茎内的高信号结构是什么？
2. 增强矢状和轴位图像中血流中的低信号是什么？
3. 这种病变的临床易患因素是什么？
4. 在MRI扫描中，如何摆放阴茎最佳？

阴茎：低流量型阴茎异常勃起

1. 成对的阴茎海绵体。
2. 阴茎海绵体内血栓形成。
3. 镰刀细胞性贫血、白血病和肿瘤。
4. 贴近前腹壁。

参考文献

Engin G, Tunaci M, Acunas B: High-flow priapism due to cavernous artery pseudoaneurysm: color Doppler sonography and magnetic resonance imaging findings, *Eur Radiol* 9:1698–1699, 1999.

Vossough A, Pretorius ES, Siegelman ES, et al: Magnetic resonance imaging of the penis, *Abdom Imaging* 27:640–659, 2002.

相关参考文献

Zagoria RJ, *Genitourinary Radiology: THE REQUISITES,* 2nd ed, p 346.

点 评

男性尿道由两个可勃起的阴茎海绵体和中央的尿道海绵体组成，尿道海绵体内有尿道通过。海绵体有三层包膜包绕：鞘膜、阴茎深筋膜（Buck筋膜）和阴茎浅筋膜（Colle筋膜）。血管和神经支配来源于阴部干，主要通过阴茎背静脉引流静脉血。MRI扫描时阴茎应贴近前腹壁，扫描序列包括T2加权图像和长轴和短轴的增强图像。

阴茎异常勃起是指在无任何性刺激的情况下阴茎持续勃起。有两种类型：高流量型和低流量型。低流量型阴茎异常勃起是由于阴茎背静脉或阴茎海绵体内血栓形成。注射造影剂后，海绵体不强化。易患因素包括镰刀细胞性贫血、盆腔肿瘤、白血病和感染。高血流型阴茎异常勃起通常是由于阴茎海绵体骨折引起的持续性阴茎血肿所致。通常，临床上可以鉴别两种阴茎异常勃起。当怀疑有血肿形成时，MRI通常用于显示T2高信号血肿的位置和伴发的假性动脉瘤。低血流型阴茎异常勃起常可通过血管造影术和溶栓治疗。

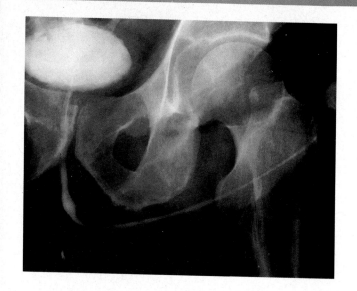

1. 上图是何种类型的检查方法？
2. 异常所见是什么？
3. 鉴别诊断是什么？
4. 正确还是错误：这种病变的病因之一与尿道肉瘤相关。

阴茎：干燥性闭塞性龟头炎

1. 膀胱尿道造影。
2. 尿道海绵体部弥漫性狭窄。
3. 感染后尿道炎、长期尿管插入、化学性尿道炎（罕见）和干燥性闭塞性龟头炎（罕见）。
4. 错（阴茎鳞状细胞癌）

参考文献

Staff WG: Urethral involvement in balanitis xerotica obliterans, *Br J Urol* 47:234–237, 1970.

相关参考文献

Zagoria RJ, *Genitourinary Radiology: THE REQUISITES*, 2nd ed, pp 243–255.

点　评

　　对于正确诊断本病为干燥性闭塞性龟头炎（balanitis xerotica obliterans，BXO），无需担忧，本病是尿道炎性疾病中的"斑点状斑马"（意味着及其罕见）。BXO是一种病因不明的硬化性萎缩性苔藓样皮炎的局部变异，引起龟头、阴茎、包皮和尿道口出现白色增厚的斑块，可引起包茎或尿道口狭窄。前尿道和舟状窝通常不受累，本病例中尿道造影显示前尿道不同长度的光滑狭窄。

　　BXO的重要意义是其为一种癌前病变。BXO应用激素乳膏局部治疗较长时间后，可出现鳞状细胞癌，如果药物治疗无效，则行局部切除。令人感兴趣的是，75%的阴茎鳞状细胞癌患者合并包茎，也是此□患者最常见的并发病变。因此，认为闭合的包皮腔□于包皮垢（包皮内面的脱屑细胞碎片）内致癌物□□导致阴茎癌的发生。

　　□所示最常见诊断（也是最可能的）是感染后□□感染（可为淋菌性，也可为非淋菌性）后的□□多发性，累及几厘米长的尿道。由于长期炎□□导致的整个前尿道狭窄较罕见。